药学综合知识与实践

刘静静　曲远均　徐　君　王海凌　徐扶扶　主　编

中国出版集团有限公司
世界图书出版公司
广州·北京·上海·西安

图书在版编目（CIP）数据

药学综合知识与实践 / 刘静静等主编 .-- 广州 : 世界图书出版广东有限公司 , 2025. 7. -- ISBN 978-7-5232-2340-6

Ⅰ. R9

中国国家版本馆 CIP 数据核字第 2025Z11J62 号

书　　名	药学综合知识与实践 YAOXUE ZONGHE ZHISHI YU SHIJIAN
主　　编	刘静静　曲远均　徐　君　王海凌　徐扶扶
责任编辑	曹桔方
出版发行	世界图书出版有限公司　　世界图书出版广东有限公司
地　　址	广州市珠海区新港西路大江冲 25 号
邮　　编	510300
电　　话	020-84460408
网　　址	http：//www.gdst.com.cn
邮　　箱	wpc_gdst@163.com
经　　销	各地新华书店
印　　刷	广州小明数码印刷有限公司
开　　本	787 × 1092　1/16
印　　张	19.75
字　　数	396 千字
版　　次	2025 年 7 月第 1 版　2025 年 7 月第 1 次印刷
国际书号	ISBN 978-7-5232-2340-6
定　　价	80.00 元

咨询、投稿：020-84460408　　gdstcjf@126.com

编委会

主　编	刘静静	山东中医药大学附属医院
	曲远均	山东中医药大学附属医院
	徐　君	山东中医药大学附属医院
	王海凌	山东中医药大学附属医院
	徐扶扶	济南市槐荫人民医院
副主编（按姓氏笔画排序）	王　溯	山东中医药大学附属医院
	王少静	山东中医药大学附属医院
	宁　杰	山东中医药大学附属医院
	刘玲雪	山东中医药大学附属医院
	李晓黎	山东中医药大学附属医院
	张　进	山东中医药大学附属医院
	范子祎	山东中医药大学附属医院
	周生军	山东中医药大学附属医院
	赵金娟	山东中医药大学附属医院
	陶琳璐	山东中医药大学附属医院
	董秀娟	济南市民族医院
	谢显功	平度市人民医院
编　委（按姓氏笔画排序）	王　超	山东中医药大学附属医院
	王　翠	山东中医药大学附属医院
	王　懿	山东中医药大学附属医院
	吕明月	山东中医药大学附属医院
	刘　晓	山东中医药大学附属医院
	安晓蕾	山东中医药大学附属医院
	许昊明	山东中医药大学附属医院
	孙　乐	山东中医药大学附属医院
	李　敏	山东中医药大学附属医院
	吴锦润	山东中医药大学附属医院
	张　妮	山东中医药大学附属医院
	聂金娥	山东中医药大学附属医院
	钱芳芳	山东中医药大学附属医院
	董　娜	山东中医药大学附属医院
	綦亚贤	山东中医药大学附属医院

前言

随着全球化的不断深入，医学领域正在经历着前所未有的融合与创新。在这一背景下，本书为读者提供了一个全面了解西药与中药的窗口，探索这两类药的精髓与实践应用。

本书涵盖了中药与西药的相关药物理论，详细阐述了临床常用药物的基本药理、药物临床治疗及药物不良反应与毒理作用，并按系统分门别类介绍了不同药品在人体各系统中的作用规律和作用机制。随着现代中西医结合治疗理念的不断发展，本书将中西药相关理论融合阐述，希望充分发挥两类药物的优势，在临床治疗中实现优势互补。本书在编写时参考大量文献资料，总结临床实践经验，结合国内外临床情况，研究创新药物与最新临床试验成果，为临床药物治疗与防治不良反应提供理论依据。

编者以严谨、求实的态度编写本书，但由于水平有限，书中可能存在不足之处，希望广大读者能够提出宝贵意见，以便我们进一步完善和改进。

编　者

2025 年 2 月

目录

第一篇 药物基础理论

第二篇　西药药理与应用

第三篇　中药药理与应用

第一篇 药物基础理论

第一章 药物的跨膜转运

第一节 生物膜的结构与性质

动物细胞的表面包围着一层极薄的膜，称为细胞膜（cell membrane），又称质膜（plasma membrane）。除质膜外，真核细胞中还有构成各种细胞器的膜，称为细胞内膜（intracellular membrane）。细胞膜和细胞内膜统称为生物膜（biological membrane）。

物质通过生物膜的现象称为膜转运（membrane transport）。膜转运对药物的吸收、分布、代谢和排泄过程来说十分重要，是不可缺少的重要生命现象之一。

一、生物膜的结构

生物膜是细胞的重要组成部分。不同的生物膜有着不同的生物功能，但在结构上有着明显的共性：形态上，生物膜呈薄片结构，厚度只有 6 ～ 10 nm；化学组成上，生物膜主要由膜脂（membrane lipid）和膜蛋白（membrane protein）借助非共价键结合而形成。

膜脂主要包括磷脂、糖脂和胆固醇三种类型。胆固醇含量一般不超过膜脂的 1/3，其功能是提高脂质分子层的稳定性，调节双分子层流动性，降低水溶性物质的渗透性。膜蛋白以质量计，蛋白质占较大的比例；以分子数计，脂质分子要比蛋白质多 100 倍以上。

二、生物膜的性质

生物膜有三个显著的特点，即膜的流动性、不对称性和选择透过性。其与物质转运、细胞表面受体功能、细胞融合和细胞分裂等密切相关。

（一）膜的流动性

在相变温度以上时，膜脂处于流动状态，膜脂分子具有不同的运动形式，膜蛋白也处于运动状态。磷脂分子的运动方式包括侧向扩散、旋转运动、翻转运动、摆动运动、伸缩振荡运动，以及异构化运动等；膜蛋白也可发生侧向扩散和旋转运动。影响膜脂质流动性的因素主要包括膜的组成及环境因素（如温度、pH、离子强度、药物）等。磷脂脂肪酸链不饱和键可降低膜脂分子间排列的有序性，从而增加膜的流动性。例如，卵磷脂脂肪酸链不饱和程度比鞘磷脂高，相变温度较低。磷脂脂肪酸长链可使膜的流动性降低。胆固醇对膜的流动性有调节作用：在相变温度以上，它可使磷脂的脂肪酸链末端的甲基运动减小，限制膜的流动性；在相变温度以下，则能增加脂肪酸链的运动，增强膜的流动性。

（二）膜的不对称性

细胞膜内外两侧的组成部分和功能有明显的差异，称为膜的不对称性。膜脂和膜蛋白在膜上均呈不对称分布，且每种膜蛋白在细胞膜上都有明确的方向性和特定的分布区域，导致膜功能的不对称性和方向性，使物质转运有一定方向，信号的接收和传递也有一定方向。例如，糖脂和糖蛋白只分布于细胞膜的外表面，是细胞表面受体（cell surface receptor）和抗原的主要组成部分。

根据在脂质双分子层的不同位置，膜蛋白可分为外在膜蛋白（peripheral protein）和内在膜蛋白（integral protein，又称镶嵌蛋白、整合蛋白）。外在膜蛋白为水溶性蛋白，通过较弱的非共价键结合于脂质双分子层表面，可增加膜的强度，或作为酶催化特定的反应，或参与信号分子的识别和信号转导。内在膜蛋白占膜蛋白总量的 70% ～ 80%，部分或全部贯穿整个脂质双分子层，其疏水部分结合于脂质双分子层的疏水尾，亲水部分暴露于膜的一侧或两侧表面。生物膜上运输物质的蛋白根据作用方式分成通道蛋白（channel protein）、转运体（transporter）和离子泵（ion pump）三类。其中，转运体和离子泵统称为载体蛋白（carrier protein），能够与特异性溶质结合，并通过自身构象的变化，将结合的溶质转移到膜的另一侧，主要参与协助扩散和主动转运。通道蛋白允许与自身通道的直径和形状相匹配、大小和电荷相适宜的分子或离子通过，且分子或离子通过通道蛋白时，不需要与通道蛋白结合，主要参与通道介导的单纯扩散。

（三）膜的选择透过性

细胞膜具有选择透过性，可以让水分子自由透过，选择吸收的离子和小分子也可以通过，而其他的离子、小分子和大分子则不能通过。例如，膜的脂质结构特征，使得脂溶性强的药物较易透过而脂溶性很小的药物难以透过；膜上特异性表达的载体蛋白是某些药物选择性透过的载体。

第二节 药物跨膜转运的途径及机制

生物膜具有复杂的分子结构和生理功能，因而药物的跨膜转运机制呈多样性，可分为三大类，即被动转运（passive transport，又称被动运输）、主动转运（active transport，又称主动运输）和膜动转运（membrane-mobile transport）。药物跨膜转运途径、机制及其特点见表 1-1-1。

表 1-1-1 药物跨膜转运途径、机制及特点

转运途径	转运机制	转运形式	膜蛋白	能量	膜变形
细胞间途径	被动转运	单纯扩散（膜孔转运）	无	不需要	无
跨细胞转运	被动转运	单纯扩散（脂质转运）	无	不需要	无
		单纯扩散（通道介导）	通道蛋白	不需要	无
		促进扩散	载体蛋白	不需要	无
	主动转运	主动转运	载体蛋白	需要	无
	膜动转运	胞饮作用	（受体）	需要	有
		吞噬作用	（受体）	需要	有

一、被动转运

被动转运是指不需要消耗能量，生物膜两侧的药物由高浓度侧向低浓度侧（顺浓度梯度）转运的过程。被动转运分为单纯扩散 [simple diffusion，又称被动扩散（passive diffusion）] 和促进扩散（facilitated diffusion，又称易化扩散）。

（一）单纯扩散

单纯扩散是指药物仅在其浓度梯度的驱动下由高浓度侧向低浓度侧跨膜转运的过程。单纯扩散途径包括跨细胞脂质途径、细胞间膜孔转运途径和通道介导的亲水通道转运途径等。

1. 跨细胞脂质途径 跨细胞脂质途径是单纯扩散的主要途径。药物从水相穿越细胞膜的单纯扩散可以用细胞膜性质和物理化学定律进行描述。膜本身不参与转运过程，只是充当扩散屏障。由于细胞膜为脂质双分子层，小分子脂溶性药物可溶于液态脂质膜中，因而较易扩散透过细胞膜。

2. 细胞间膜孔转运途径 膜孔转运（membrane pore transport）是指物质通过细胞间微孔按单纯扩散机制转运的过程。紧密连接的存在，使得胃和肠道具有很大的跨上皮阻力。在胃肠道上皮上有直径为 0.4 ～ 0.8 nm 的微孔，这些微孔贯穿上皮且充满水，亲水性小分

子，如水、乙醇、尿素等，可通过此途径按单纯扩散的机制吸收。由于细胞间途径只占整个上皮表面积的极小部分，因此，经由该途径的药物吸收非常有限。

3. 通道介导的亲水通道转运途径　通道介导转运（channel mediated transport）是指物质借助细胞膜上通道蛋白形成的亲水通道按单纯扩散机制转运的过程。通道蛋白是一类内在膜蛋白，可形成跨膜的亲水通道，水和水溶性小分子、离子等能经单纯扩散通过。通道蛋白不与被转运物质结合，不移动，不消耗能量。通道蛋白有两种形式：一种是水通道蛋白，带电荷的亲水区形成简单的水通道，水及一些水溶性小分子可通过单纯扩散从膜的一侧到达另一侧。另一种是离子通道蛋白，细胞膜上大部分的通道蛋白就是这一种。它与简单的水通道不同的是，离子通道存在门开关，仅在特定刺激发生时瞬时开放，且对通过的离子有高度的选择性；大部分离子通道的功能简单，选择的无机离子主要是 Na^+、K^+、Ca^{2+} 和 Cl^-，在通道门开放时离子按电化学梯度快速扩散，每个通道每秒钟能通过百万个以上的离子，比载体蛋白最大转运速率高 1 000 倍。

（二）促进扩散

促进扩散是指某些药物在细胞膜上的转运体的帮助下，由高浓度侧向低浓度侧跨细胞膜转运的过程。有些药物虽然水溶性不好、脂溶性也较差，但也能被较好地透膜吸收，这是因为膜结构中的一些特殊转运体参与了药物转运。一般认为，促进扩散的转运机制是细胞膜上的转运体在膜外侧与药物结合后，通过转运体的自动旋转或变构将药物转运到细胞膜内侧。

与单纯扩散相同，促进扩散也服从顺浓度梯度扩散、不消耗能量原则。促进扩散不同于单纯扩散的特点有以下 5 个：①促进扩散速率快、效率高。某些高极性药物的促进扩散转运速度更快。②促进扩散有选择性。一种转运体只能识别并转运某种结构的药物，例如，在同样的浓度梯度下，右旋葡萄糖的跨膜通量明显大于左旋葡萄糖，这就是转运体易与右旋葡萄糖结合所致。③促进扩散有饱和现象。因需要转运体参与，但转运体数量、与药物结合位点数量有限，药物浓度超过该限度时转运速率不再增加。④促进扩散有部位特异性。转运体在各个器官或同一器官的不同部位的表达水平不同，因而其药物底物在不同部位的转运存在差异。⑤促进扩散有竞争性抑制现象。两种药物依赖同一种转运体进行转运时，可相互竞争转运体结合位点，从而产生转运的相互抑制现象。

二、主动转运

主动转运是指生物膜两侧的药物借助载体蛋白的帮助由低浓度侧向高浓度侧（逆浓度梯度）转运并消耗能量的过程。与促进扩散一样，主动转运也需要生物膜上的载体蛋白参与，因而促进扩散与主动转运属于载体介导转运（carrier-mediated transport）。主动转运可分为ATP驱动泵和协同转运两种。

（一）ATP驱动泵

以ATP水解释放的能量为直接能源进行主动转运的载体蛋白家族称为ATP驱动泵（ATP-powered pump）。这类载体蛋白是一种ATP酶，能催化ATP水解提供能量。此类由ATP水解直接供能的逆浓度差转运方式称为原发性主动转运（primary active transport）。

（二）协同转运

协同转运（cotransport）是一类靠间接提供能量完成的主动运输方式。物质跨膜运动所需要的能量来自膜两侧离子的电化学浓度梯度，而维持这种电化学势的是钠钾泵（分布在动物细胞表面）或质子泵（分布在植物细胞、细菌以及真菌表面）。在动物细胞中，参与协同运输的离子主要是Na^+，参与协同转运的载体蛋白被称为钠离子依赖型载体蛋白。在转运过程中，载体蛋白不直接利用ATP水解的能量，而是借助膜上相邻钠钾泵排出Na^+所产生的势能贮备（Na^+电化学梯度）。由于此类主动转运所需的能量间接来自钠钾泵活动时消耗的ATP，因此，此类转运方式称为继发性主动转运（secondary active transport）。

根据物质转运方向与离子沿浓度梯度的转移方向相同与否，协同转运又可分为同向协同（symport）转运与反向协同（antiport）转运。例如，小肠上皮细胞和肾小管上皮细胞摄取葡萄糖或各种氨基酸，是伴随着Na^+从细胞外流入细胞内而完成的，属于同向协同转运。小肠上皮细胞从肠腔中摄取葡萄糖时，虽然肠腔中的葡萄糖浓度很低，但仍能从肠腔中吸收葡萄糖，这是因为在小肠上皮细胞的肠腔面侧分布着Na^+-葡萄糖转运体，包含两个结合位点，可分别与肠腔中的Na^+和葡萄糖相结合。这种协同转运发生时需要两个重要条件：①存在浓度梯度，Na^+是顺浓度梯度，而葡萄糖分子是逆浓度梯度；②被转运物质与载体的亲和力随载体构象的变化而产生差异，即Na^+和葡萄糖分子在膜外与载体蛋白的结合位点的亲和力强，当两者与载体蛋白结合后，载体蛋白的构象发生改变，这种亲和力就会变弱，从而导致两种物质进入细胞。而Na^+/H^+交换载体则属于反向协同转运，即伴随Na^+进入细胞而将H^+输出细胞，以调节细胞内pH。

综上，主动转运的特点有以下7个：①逆浓度梯度转运。②需要消耗能量。能量来源是ATP水解。③需要载体蛋白参与。载体蛋白通常对药物结构具有特异性，一种载体蛋白只转运一种或一类底物。④转运速率和转运量与载体蛋白数量及其活性有关。当药物浓度较高时，载体蛋白数量饱和，药物转运速率慢。⑤可发生竞争性抑制。结构类似物能竞争载体蛋白结合位点，抑制药物的转运。⑥代谢抑制剂可影响主动转运过程。⑦有部位特异性。例如，小肠中参与维生素 B_2 或胆酸吸收的载体蛋白均属于钠离子依赖型且主要分布在小肠上端，因而其主动转运仅在小肠上端进行。

三、膜动转运

膜动转运是指通过细胞膜的主动变形将物质摄入细胞内或从细胞内释放到细胞外的转运过程，包括物质向内摄入的入胞作用（endocytosis）和向外释放的出胞作用（exocytosis）。膜动转运是细胞摄取物质的一种转运形式，与生物膜的流动性特征有关。

（一）入胞作用

物质借助与细胞膜上某些蛋白质的特殊亲和力而附着于细胞膜上，通过细胞膜的内陷形成小泡（vesicle），包裹物质的小泡逐渐与细胞膜表面断离，从而将物质摄入细胞内。这个转运过程称为入胞作用。转运的物质为溶解物或液体时，此过程称为胞饮（pinocytosis）。转运的物质为大分子或颗粒状物时，此过程称为吞噬（phagocytosis）。一些大分子物质或颗粒可以通过入胞作用被吸收，如蛋白质、多肽类、脂溶性维生素、三酰甘油、内因子-维生素 B_{12} 复合物、重金属等，但对小分子药物吸收的意义不大。入胞作用有部位特异性，如蛋白质和脂肪颗粒在小肠下端的吸收较为明显。

（二）出胞作用

与入胞作用的方向相反，某些大分子物质通过形成小泡从细胞内部移至细胞膜内表面，小泡的膜与细胞膜融合，从而将物质排出细胞外。这个转运过程称为出胞作用，又称胞吐。腺细胞分泌胰岛素的过程是典型的出胞作用。胰岛素分子被包裹在胰腺细胞的小泡内，通过与细胞膜的融合而将胰岛素释放到胰腺细胞外。细胞内不能消化的物质以及合成的分泌蛋白均通过这种途径排出细胞。

总之，药物转运是一个非常复杂的过程。药物以何种机制被转运吸收，与药物性质、吸收部位生理特征等密切相关。某种药物可以通过一种特定的转运机制被吸收，也可以通过多种转运机制被吸收。

四、药物膜转运的影响因素

药物在体内吸收、分布、代谢及排泄的过程中，必须跨越多层生物膜，进行多次跨膜转运。影响药物膜转运的因素较多，包括药物的理化性质、生物膜的理化性质、能量和载体蛋白等。

（一）被动转运的影响因素

被动转运是物质或离子顺着浓度梯度或电位梯度跨过细胞膜的扩散过程，特点是不需要细胞提供能量。被动转运是药物转运中一种最常见、最重要的转运方式，主要受药物的解离度、脂溶性、分子量和电荷，以及生物膜面积和膜两侧的浓度差的影响。通常，分子量较低、脂溶性好的物质较易通过脂质双分子层。

1. 药物的解离度 绝大多数药物属于弱酸性或弱碱性的分子，在体液中会发生不同程度的解离。因此，药物在体内通常以非解离型（分子型）和解离型（离子型）两种形式存在。其中，非解离型药物极性小、脂溶性较大，易通过生物膜；而解离型药物极性大、脂溶性小，不易通过生物膜。

2. 药物的脂溶性 细胞膜为类脂膜，因此，药物分子必须具有合适的脂溶性才能通过被动扩散进入细胞。评价药物脂溶性大小的参数是油 / 水分配系数（KO/W）。药物穿越细胞的能力与其 KO/W 存在相关性：在一定范围内，药物的 KO/W 大，说明该药物的脂溶性较好，更易跨过生物膜；但如果 KO/W 过大，药物与类脂膜的亲和力过强，就会导致药物滞留在细胞膜上，不利于跨膜转运。

3. 药物的分子量和电荷 一些水溶性的小分子可以利用细胞间的水性通道进行膜孔扩散。一般地，分子量低、荷正电的物质较易通过水性通道。人体不同部位的膜孔扩散的渗透性有较大的差别，肺部和鼻腔的膜孔扩散渗透性要强于肠道，因此，它们是较好的生物大分子药物给药的部位。

4. 膜面积和膜两侧的浓度差 药物的跨膜转运速率会受到膜面积和膜两侧的浓度差的影响：药物与膜接触的面积越大，扩散越快；膜两侧的药物浓度差越大，扩散速度也越快，膜两侧药物浓度相同时扩散停止。

（二）主动转运的影响因素

由药物主动转运的特点可知，主动转运速率受能量和载体蛋白等因素的影响。

1. 能量 凡能够影响细胞内能量产生的因素，通常都会对主动转运产生影响。如氧浓度和代谢抑制剂等因素。

（1）氧浓度：当氧浓度为零时，细胞通过无氧呼吸提供能量，但能量产生较少，故物质运输速率较低。随着氧浓度升高，物质运输速率不断增大，但当氧浓度升高到某恒定值时，物质运输速率达到最大值，此后继续升高氧浓度，物质运输速率几乎维持恒定。

（2）代谢抑制剂：主动转运会受到代谢抑制剂的影响。例如，抑制细胞代谢的 2- 硝基苯酚、氟化物等物质均可影响主动转运。

2. 载体蛋白　药物的主动转运需要载体蛋白的参与，因此，载体蛋白本身的特性也会影响药物的主动转运。

（1）特异性：载体蛋白具有底物特异性。通常，一种载体蛋白在进行物质运输时只能相应地转运一种物质或性质相近的一类物质。此外，载体蛋白的分布表达也存在特异性，不同细胞膜上载体蛋白的种类和数目也不同。

（2）饱和现象：载体蛋白存在饱和现象。当生物膜上的载体蛋白全部参与物质的运输时，底物的跨膜转运速度会达到峰值。

（3）竞争性抑制：主动转运可发生竞争性抑制。结构类似物会与载体蛋白竞争其结合位点，从而抑制药物转运。

（4）温度：当温度由低温逐渐升高至最适温度时，载体蛋白的活性逐渐增强，其转运速率也逐渐加快。

第三节　药物转运体

转运体是一类镶嵌型膜蛋白，又称膜转运体（membrane transporter），能识别并转运其生理学底物（physiological substrate）或内源性底物（endogenous substrate）（如转运糖、氨基酸、寡肽、核苷酸和维生素等营养物质进出细胞），或者保护机体免受食物或环境中毒素的侵害。转运体还能识别与其生理学底物结构相似的外源性物质，如药物。因此，可将转运药物的转运体称为药物转运体（drug transporter）。

药物转运体在药物的吸收、分布、代谢和排泄等过程均扮演着重要角色，决定着药物的体内命运、治疗效果与毒副作用。此外，对非靶部位和靶部位转运体的系统研究，可为靶向型药物和制剂的设计提供参考。

一、药物转运体的转运机制

转运体既参与物质的被动转运，也参与物质的主动转运。根据其转运机制的不同，转运体可分为被动转运体（passive transporter）和主动转运体（active transporter）。被动转运体，也称为易化转运体（facilitated transporter），可帮助分子顺浓度梯度穿越细胞膜，此过程不需要 ATP 提供能量。转运体具有高度的特异性，其上有结合位点，只能与某一种物质进行暂时性、可逆的结合和分离。一个特定的转运体可能只转运一种类型的物质，甚至只是一种分子或离子。转运体与底物分子或离子特异性结合，然后通过自身的构象变化或移动完成物质的跨膜转运过程。转运体与底物分子的特异性结合位点可被竞争性抑制剂占据，而非竞争性抑制剂亦可与转运体在结合点之外结合，从而改变其构象，阻断转运进程。

转运体转运物质的动力学曲线具有“膜结合酶”的特征，转运速度在一定浓度时达到饱和，但转运体不是酶，不与底物分子发生共价结合。与单纯扩散相比，转运体参与的转运过程不仅可以加快转运速度，还能够增大物质透过质膜的量。

转运体与通道蛋白有明显的不同。通道蛋白是跨膜亲水性通道，允许适当大小的分子或离子顺浓度梯度自由扩散通过。通道蛋白介导的物质转运可能涉及构象改变，但它只是调控通道处于“开”或“关”状态。通道蛋白以极高的转运速度转运物质，其转运速度比转运体高几个数量级。

二、药物转运体的分类

（一）溶质载体转运体与 ATP- 结合盒转运体

根据基因代码（gene symbol）的不同，药物转运体可分为溶质载体转运体（solute carrier transporter，SLC 转运体）与 ATP- 结合盒转运体（ATP-binding cassette transporter，ABC 转运体）。

ABC 转运体家族对底物的跨膜转运，需要 ATP 水解提供能量，因此，ABC 转运体属于原发性主动转运体（primary active transporter）。ABC 转运体上因发现有 ATP 结合域而得名。被研究得最多的 ABC 转运体有多药耐药蛋白（multidrug resistance protein，MDR）、多药耐药相关蛋白（multidrug resistance-associated protein，MRP）和乳腺癌耐药蛋白质（breast cancer resistance protein，BCRP）等。

与 ABC 转运体不同的是，SLC 转运体无 ATP 结合域。一些 SLC 转运体顺电化学势能梯度转运其底物，因此，这些 SLC 转运体属于易化转运体。而另一些 SLC 转运体利用离子梯度（如钠离子或氢离子梯度，由原发性主动转运体产生）逆电化学梯度转运其底物，这些 SLC 转运体属于继发性主动转运体。大多数药物转运体属于 SLC 转运体家族。典型的 SLC 转运体有有机阳离子转运体（organic cation transporter，OCT）、有机阳离子 / 肉毒碱转运体（organic cation/camitine transporter，OCTN）、有机阴离子转运体（organic anion transporter，OAT）、有机阴离子转运多肽（organic anion transporting polypeptide，OATP）、肽转运体（peptide transporter，PepT）、单羧酸转运体（monocarboxylic transporter，MCT）、钠 / 葡萄糖协同转运体（sodium/glucose cotransporter，SGLT）、葡萄糖转运体（glucose transporter，GLUT）、L 型氨基酸转运体（L-type amino acid transporter，LAT）、Na^+ 依赖浓缩型核苷转运体（Na^+-dependent concentrative nucleoside transporter，CNT）、非 Na^+ 依赖平衡型核苷转运体（Na^+-independent equilibrative nucleoside transporter，ENT）、胆酸转运体（bile acid transporter）等。

（二）内流转运体和外排转运体

根据转运底物穿越细胞膜方向的不同，药物转运体可分为内流转运体（influx transporter）与外排转运体（efflux transporter），在细胞水平研究药物转运时通常采用这种分类方式。根据这种分类方式，将底物转运进入细胞的转运体称为内流转运体，而将底物泵出细胞的转运体称为外排转运体。

1. 药物内流转运体　药物的脂溶性是影响药物通过单纯扩散机制透过细胞膜的主要因素，脂溶性强的药物往往更容易透过细胞膜。但是，很多脂溶性不强的药物也可以通过转运体参与的转运机制透过细胞膜。这些药物包括多肽及其类似物、核苷、氨基酸、糖、单羧酸及类似物、胆酸、有机阳离子和部分有机阴离子、磷酸盐和水溶性维生素等。利用药物内流转运体提高药物的跨膜转运和口服生物利用度，以及以这些转运体为靶点的新药设计，已成为药物传递系统和新药研究的热点。

（1）核苷转运体：核苷转运体中的 ENT 主要表达在细胞基底膜上，分布广泛，底物类别丰富；CNT 主要分布于小肠组织细胞，底物的特异性较强。核苷转运体可转运天然核苷底物，如腺苷、鸟苷、肌苷、尿苷、胞苷和胸苷，还可转运核苷类抗肿瘤药物（如扎西他滨、氟达拉滨、阿糖胞苷、吉西他滨）和抗病毒药物（如齐多夫定）。

（2）肽转运体：肽转运体主要分布于小肠、肺、肾等器官的上皮细胞，主要生理功能是摄取消化道或体液中的寡肽，或介导寡肽和肽类似结构药物的转运。PepT1 是目前被研究最深入、应用最广泛的肽转运体之一，是低亲和力 / 高容量的药物转运体。PepT1 表达于小肠上皮细胞顶侧膜，在小肠近端至远端方向的表达水平逐渐升高，因此，其药物底物的肠道吸收有部位依赖性。PepT1 的底物为二肽或三肽，它对具有肽类似结构的 β- 内酰胺类抗生素、血管紧张素转化酶抑制剂、肾素抑制剂、凝血酶抑制剂和氨肽酶抑制剂等药物的口服吸收产生重要的作用。PepT1 具有立体选择性，对含有 L- 氨基酸残基的肽类的亲和力高于含有 D- 氨基酸残基的肽类。将药物接上 L- 氨基酸残基就可能成为 PepT1 的底物，从而提高生物利用度，如抗病毒核苷类药物阿昔洛韦、更昔洛韦、齐多夫定的 L- 缬氨酸酯前药的设计均基于这个原理。

（3）葡萄糖转运体：被消化的碳水化合物的最终产物大多是通过葡萄糖转运体由小肠吸收的。葡萄糖转运体分为 SGLT 和 GLUT 两类：SGLT 是钠离子依赖的继发性主动转运体；GLUT 是非钠离子依赖的促进扩散转运体。

葡萄糖等单糖通过 SGLT 转运入小肠细胞后，还需借助 GLUT 转运至体循环。此时涉及的 GLUT 转运体主要为 GLUT2 和 GLUT5。其中，GLUT2 分布于基底膜侧，参与葡萄糖和果糖的外排，GLUT5 分布在小肠管腔膜侧，优先转运果糖至小肠细胞。

（4）其他转运体：OCT 主要表达于肾脏、肝脏和小肠，底物非常丰富，临床应用的药物大约有 50% 是有机阳离子药物，包括抗心律失常药物、抗组胺药物、β 受体拮抗剂、骨骼肌松弛剂，以及其他内源性物质（如胆碱、多巴胺和组胺等）。

OATP 是肝脏中重要的内流转运体。OATP 与肝脏代谢酶的协同作用是目前药物相互作用研究的重要领域。OATP 底物种类很多，包括四溴酚酞磺酸钠、牛磺胆酸、甘胆酸盐、雌酮硫酸盐、利福平、白三烯 C_4、奎尼丁、脑啡肽和地高辛等。

氨基酸转运体是介导氨基酸跨膜转运的膜蛋白。大多数氨基酸由于其亲水性，难以直接通过生物膜扩散。氨基酸转运体作为氨基酸从胞外进入胞内的通道，在氨基酸营养机体细胞和神经调节过程中起着重要作用。氨基酸转运体对底物具有高度选择性，有些氨基酸类似物也被认为是通过氨基酸转运体吸收的，如左旋多巴（L- 多巴）、甲基多巴和加巴喷丁等。

维生素转运体主要转运不同类别的水溶性维生素。这些维生素包括维生素 C、维生素 B_1、维生素 B_2、维生素 B_5、维生素 B_6、维生素 B_{12}、烟酸、叶酸、肌醇和维生素 H 等，对脂溶性维生素无效果。目前，研究较多的有两种钠离子依赖型维生素 C 转运体（sodium-dependent vitamin C transporter，SVCT），分别命名为 SVCT1 和 SVCT2，前者主要分布于小肠、肝和肾上皮组织，后者主要表达于小肠、脑、眼等器官。这两个转运体对维生素底物的立体构型选择性很高。此外，还有叶酸转运体，分布于人原淋巴细胞、胎盘、小肠、肝脏和肾脏，主要转运还原型叶酸及维生素 B_1。

胆酸转运体参与胆酸的肝肠循环，包括位于肝细胞基侧膜的钠离子依赖型牛磺胆酸共转运多肽（Na^+-dependent taurocholate co-transporting polypeptide，NTCP）和 ATP 依赖型胆盐外排泵（ATP-dependent bile salt excretory pump，BSEP）等。NTCP 参与很多胆盐的吸收，如牛磺胆酸、胆酸盐、甘胆酸盐、牛磺鹅去氧胆酸钠、牛磺熊去氧胆酸钠以及雌酮 -3- 硫酸盐等。胆酸转运体也参与胆固醇类化合物（如类固醇及其共轭物）、环肽类，以及其他一些药物的吸收。

2. 药物外排转运体 除了上述内流转运体外，外排转运体（大多属于 ABC 转运体）在药物的口服吸收及体内代谢中也具有很重要的作用。ABC 转运体不仅在小肠、肝、肾、血 - 脑屏障、胎盘等组织中分布广泛，而且可在肿瘤细胞中过度表达。外排转运体对抗肿瘤药物（如多柔比星、紫杉醇、长春碱等）的外排作用会导致肿瘤细胞内药量减少，从而对肿瘤细胞杀伤作用下降，这种现象称为“多药耐药”。ABC 转运体不仅对药物的体内吸收和处置过程（absorption，distribution，metabolism and excretion，ADME）有直接作用，而且因其底物广泛、具有饱和性、可致竞争性抑制或诱导而可能产生毒副作用。另外，通过抑制小肠外排转运体的作用，也可能提高某些药物的口服生物利用度。

（1）P 糖蛋白：P 糖蛋白（P-glycoprotein，P-gp）于 1976 年被发现，是多药耐药蛋白的重要成员，即 MDR1。P-gp 由 1 280 个氨基酸组成，由于糖化程度的差异，分子量为 130 ～ 190 kD。P-gp 分子包括 N 端和 C 端两个同源片段，每个片段各自有 6 个疏水性跨膜区（transmembrane domain，TMD）和 1 个亲水性的 ATP 结合区（nucleotide binding domain，NBD）。ATP 结合区在细胞内部，具有 ATP 酶的活性，通过水解 ATP 提供外排药物所需能量。1 个药物分子的外排需要消耗 2 分子的 ATP。

P-gp 广泛存在于人体各组织细胞中，如肠上皮细胞、肾小管上皮细胞、脑组织等。肠上皮细胞刷状缘膜中的 P-gp 能将药物从细胞中排入肠腔，这是一个与吸收方向相反的主动过程，其结果可导致药物透膜吸收减少，血药浓度降低。P-gp 与其他外排转运体的最大差别是它的底物众多，能识别并外排化学结构、理化性质和药理学特性等方面差异很大的亲脂性药物、有机阳离子或中性化合物。如多柔比星、柔红霉素、环孢素、长春新碱、紫杉醇、表鬼臼毒素、西罗莫司、维拉帕米、尼群地平、尼卡地平、非洛地平、三氟拉嗪、氯丙嗪、黄体酮、地高辛、氢化可的松、地塞米松、伊曲康唑、环丙沙星、依诺沙星、诺氟沙星、β 受体拮抗剂等，均是 P-gp 的底物。

需要指出的是，P-gp 外排作用对不同药物吸收或生物利用度的影响程度不尽为 60% ～ 80%。维拉帕米既是 P-gp 底物，又是典型的 P-gp 外排抑制剂，该药物在小肠可吸收完全（＞ 90%），但生物利用度仅为 30%，其不只是因为 P-gp 的外排作用，还因为维拉帕米同时也是代谢酶细胞色素 P450（cytochrome P450，CYP450）3A4 的底物，肠道 I 相代谢酶与外排转运体协同工作而导致药物的生物利用度大幅度降低。

（2）多药耐药相关蛋白：MRP 是另外一大类 ABC 转运体。迄今为止发现的 MRP 转运体有 MRP1 ～ 9，其中对 MRP1 ～ 3 的研究较为深入。在所有 MRP 中，MRP2 的分布较为独特，它位于组织器官细胞的顶侧膜，而其他 MRP 均位于细胞的底侧膜。MRP2 不仅分布于许多肿瘤细胞中，而且还在正常组织（如肝、小肠、肾、脑）中均有表达，在人小肠上段表达较高而在结肠段表达很低。在肾癌、肺癌、胃癌、结肠直肠癌、卵巢癌、乳腺癌以及肝癌的癌组织中，MRP2 都呈阳性表达，在低分化的癌组织中的表达最高。

因此，有学者认为 MRP2 在肿瘤组织中的阳性表达以及高表达可能是肿瘤组织对化疗药物耐药的一个重要因素。MRP2 除了参与谷胱甘肽、葡糖醛酸盐、硫酸盐等结合物和肿瘤化疗药物的转运外，还参与促尿酸排泄药、抗生素、白介素和重金属的转运。在 MRP2

基因稳定转染的细胞中，MRP2 的过度表达可导致细胞对甲氨蝶呤、顺铂、依托泊苷、柔红霉素、表柔比星和米托蒽醌等药物耐药。

（3）乳腺癌耐药蛋白：BCRP 由 655 个氨基酸组成，分子量为 72 kD。大多数 ABC 转运蛋白（包括 P-gp 和 MRP2）都含有 2 个 ATP 结合区和 2 个跨膜区，但 BCRP 在氨基末端只有 1 个 ATP 结合区，在羧基末端仅有 1 个跨膜区，所以 BCRP 又被称为半转运方式的转运蛋白。BCRP 除了在乳腺癌细胞里面有较高的表达外，在胎盘、小肠、肝、肾和脑中都有分布。BCRP 在人肠道中的分布以空肠的表达量最多，从空肠到结肠顺次递减。

BCRP 是具有高结合能力的外排转运体，其底物可以是带正电的或带负电的分子、有机阴离子、葡糖醛酸结合物或硫酸结合物等，与 P-gp 和 MRP2 的底物存在交叉。BCRP 的转运底物广泛而复杂，包括以下几类。①蒽环类：柔红霉素、多柔比星、表柔比星、米托蒽醌、蒽吡唑；②喜树碱类似物：9- 氨基喜树碱、7- 乙基 -10- 羟喜树碱（SN38）、伊立替康、拓扑替康、甲氨蝶呤；③核苷类似物：齐多夫定、拉米夫定；④荧光基团：若丹明等；⑤共轭化合物：三硫酸雌酮等；⑥其他：哌唑嗪、拓扑异构酶 I 抑制剂、酪氨酸激酶抑制剂、丝氨酸磷脂、脱镁叶绿酸甲酯等。

（三）吸收型转运体和分泌型转运体

根据体内药物动力学行为的不同，药物转运体可分为吸收型转运体（absorptive transporter）与分泌型转运体（secretory transporter）。根据这种分类方式，将底物转运进入全身血液循环的转运体称为吸收型转运体，而将底物从血液循环转运进入胆汁、尿液或肠道管腔的转运体称为分泌型转运体。但是，在讨论血 - 脑屏障和胎盘上的吸收型转运体和分泌型转运体时，此定义需要做适当的修改。大脑和胎儿历来被视为人体内两个“孤立”的房室。在药物治疗的实践中，已经有许多方法可用于增加或减少药物渗透进入这两个房室。通常，转运药物渗透进入大脑或胎儿的转运体也称为吸收型转运体。

吸收型转运体并不一定意味着它将底物内流转运进入细胞，同样地，分泌型转运体也并不一定是外排泵。例如，位于肾近端小管上皮基底侧膜上的 OAT1，它将药物从血液转运进入肾小管上皮细胞，因此，属于典型的内流型转运体。但是，考虑到其整体作用，它将药物从血液循环消除进入尿液，因此，OAT1 也属于分泌型转运体。又如，肠道内表达的 OATP-A 位于小肠上皮细胞的顶膜侧，可以摄取口服药物（即内流）进入小肠上皮细胞，随后穿越基底侧膜进入血液循环，故 OATP-A 可被认为是吸收型转运体。因此，一个内流型转运体究竟是属于吸收型转运体还是分泌型转运体，取决于表达该转运体的组织和膜的具体位置。

三、药物转运体的分布

药物转运体在小肠、肝、肾、肺、脑和胎盘等许多重要处置器官与组织的上皮细胞膜上均有表达，人体内的药物转运体可转运一种或一类药物底物，因此在决定药物的药动学行为方面扮演着重要角色。例如，药物转运体通过影响药物的吸收、分布、消除以及在靶部位的浓度等，最终决定药物的总体药理效应。在上皮组织中表达的大多数药物转运体具有屏障功能，且这些部位的上皮细胞通常是极化的。在大多数情况下，药物转运体的表达被高度限制在极化细胞的某一侧（即顶侧或基底侧）。转运体的这种极化的表达对保证药物向同一方向进行协同转运非常重要。

四、药物转运体的多态性

目前，药物转运体的基因多态性（polymorphism）是一个发展迅速的研究领域，并正受到越来越多的关注。基因多态性是指在一个生物群体中，出现两种或多种不连续的变异型或基因型或等位基因（allele），亦称遗传多态性（genetic polymorphism）。基因多态性来源于基因组中重复序列拷贝数的不同，也来源于单拷贝序列的变异，以及双等位基因的转换或替换。基因变异有些是正常突变，是有益的，而有些是有害的。生物体所具有的遗传性状称为表现型（phenotype）或表型，生物体所具有的特异基因成分称为基因型（genotype）。表现型是基因型与环境因素相互作用的结果。

药物转运体的基因多态性与其结构和功能密切相关，影响其底物药物的体内过程和临床疗效。例如，药物转运体 OATP1B1 的基因位点 521T ＞ C 会导致其底物药物的体内药动学存在差异，研究发现中国人体内瑞舒伐他汀药代动力学特征在 OATP1B1 基因位点突变组与野生组之间存在着显著的差异。与 OATP1B1 野生组相比，瑞舒伐他汀在 OATP1B1 基因突变组人体内的吸收程度增加、清除率下降，提高了血药浓度 - 时间曲线下面积（area under curve，AUC），因此，在临床应用中应参考 OATP1B1 基因位点 521T ＞ C 的突变情况来指导瑞舒伐他汀的合理用药。此外，药物转运体基因多态性对其转运体表达水平、底物药物体内动态的影响，以及对临床疗效的影响是未来临床个体化给药的一个重要的出发点，在临床药学的发展和应用中占据重要地位。

五、药物转运体对药物在体内过程的影响

（一）药物吸收

1. 吸收型药物转运体　吸收型药物转运体有利于改善药物的肠吸收，提高口服生物利用度。

（1）PepT1：小肠 PepT1 是目前研究最深入的转运体之一，也是药物学家提高药物经肠吸收的最重要靶点之一。鉴于 PepT1 的生理底物为二肽化合物和三肽化合物，因此，可以将一些吸收差的药物修饰成拟二肽或三肽的结构，以提高它们的口服生物利用度。L-多巴就是以 PepT1 为靶点进行药物设计的最经典例子。在 L- 多巴的结构中连上一个 L- 苯丙氨酸可得到前药 L- 多巴 -L- 苯丙氨酸。人结直肠腺癌细胞（Caco-2 细胞）研究发现，在顶端加入 L- 多巴 -L- 苯丙氨酸后，基底侧的 L- 多巴及其代谢产物多巴胺明显增多，前药的吸收比母体药物提高了 40 倍。

PepT1 的底物具有多专属性，一些不含肽键的药物也可由 PepT1 介导转运，如高度特异性氨基肽酶 B 抑制剂、4- 氨基苯乙酸、伐昔洛韦（阿昔洛韦缬氨酸酯）等。这为以 PepT1 为靶点的药物设计提供了更广阔的空间和新的切入点。伐昔洛韦是抗病毒药阿昔洛韦的前药，在吸收转运过程中可以被肠壁细胞、肝细胞以及血浆中的酯酶代谢为母体药物阿昔洛韦。阿昔洛韦口服很难被吸收，其平均口服生物利用度为 15% ～ 30%，但是它的前药伐昔洛韦的平均口服生物利用度可达到 54.2%。健康受试者的单剂量和多剂量研究揭示，伐昔洛韦的口服生物利用度相对于阿昔洛韦提高了 3 ～ 5 倍。在所有以 PepT1 为靶点的前药设计中，阿昔洛韦和更昔洛韦是目前最成功的案例，两种药物均已上市。

（2）OATP：OATP 分布于人的肠道，可介导多种底物药物的小肠吸收。利用它来提高药物吸收的最经典实例是抗组胺药非索非那定和高脂血症治疗药普伐他汀。非索非那定是 Oatp/OATP 的底物，同时服用葡萄汁、橘子汁和苹果汁能抑制 OATP 介导的非索非那定的肠细胞摄取。在健康受试者的临床Ⅰ期研究中，非索非那定与果汁（葡萄汁、橘子汁或苹果汁）同服是单独服用非索非那定的药 - 时曲线下面积（AUC）的 1/4 ～ 1/3，是最大血药浓度（C_{max}）的 1/2 左右，但非索非那定的尿排泄清除率没有发生改变。高脂血症治疗药物普伐他汀，在肝内发挥抑制 3- 羟基 -3- 甲基戊二酸单酰辅酶 A（3-hydroxy-3-methyl glutaryl coenzyme A，HMG-CoA）还原酶及胆固醇合成的作用。由于普伐他汀水溶性极好，因此其在胃肠道吸收较差。但是在对健康受试者的临床研究中发现，普伐他汀的口服生物利用度可达到 30%。究其原因，是 OATP2B1 转运体参与了普伐他汀的小肠主动吸收，且转运活性呈现 pH 依赖性，在酸性环境下要比中性和碱性环境下高。

（3）顶端 Na^+ 依赖型胆汁酸转运体（apical sodium-dependent bile acid transporter，ASBT）：ASBT 分布于人的肠道下半部，即回肠部，主要负责胆酸的肠吸收。将药物与胆酸结合后，可以被回肠部的 ASBT 所识别，进而提高其口服吸收。例如，阿昔洛韦口服吸收差，其平均口服生物利用度为 20%，以缬氨酸为连接分子，将其与鹅去氧胆酸结合，通过靶向回肠 ASBT 来促进阿昔洛韦的跨膜转运。胆酸前药口服后，将阿昔洛韦的生物利用度提高了近 1 倍。

2. 分泌型药物转运体　分泌型药物转运体能促进药物从体内分泌到肠腔，降低口服药物的生物利用度。

ABC 族转运体中与药物体内处置最相关的三种药物转运体为 P-gp、MRP2 和 BCRP，它们均在小肠中有分布，且都定位于肠上皮细胞的刷状缘膜侧，发挥防止外源性物质及有害代谢产物经肠吸收进入机体的重要作用，形成了药物经肠腔进入机体的屏障，即降低吸收，促进肠排泄。P-gp 的底物药物种类范围很广，因此，它在许多药物经肠道吸收过程中发挥着重要作用。例如，小肠中 P-gp 的表达水平和地高辛口服给药后的 AUC 值有明显相关性，这说明肠上皮细胞中的 P-gp 表达水平决定了地高辛口服给药后的血药浓度。

MRP2 可以转运谷胱甘肽结合物、葡糖醛酸结合物和非结合型有机阴离子化合物，在肠道分泌药物及其代谢产物的过程中发挥重要作用。例如，静脉注射 1- 氯 -2,4- 二硝基苯后，其体内主要代谢产物 2,4- 二硝基苯 -S- 谷胱甘肽结合物（DNP-SG）为 MRP2 的底物。DNP-SG 在 MRP2 功能缺损 EHBR 大鼠体内的肠和胆汁中的分泌要比正常大鼠显著低，这说明 DNP-SG 的肠分泌在很大程度上是由 MRP2 介导的。在临床上，BCRP 同样对一些重要药物的肠道分泌起着关键作用，如拓扑替康、伊立替康和其活性代谢产物 SN-38、米托蒽醌等。

（二）药物分布

1. 肝脏　目前已从啮齿类动物和人体的肝脏中克隆出 NTCP。NTCP 能转运胆酸（如牛磺胆酸和甘胆酸）以及某些阴离子化合物等（如硫酸脱氢异雄酮硫酸酯和四溴酚酞磺酸）。由于肝细胞能选择性摄取胆酸盐，所以有些药物可以借助 NTCP 向肝脏传递。

2. 脑部　血 - 脑屏障可将脑组织和体循环分开，是药物进入脑部的主要屏障。血 - 脑屏障为脂溶性的物理屏障，因此亲水性的营养成分如氨基酸、葡萄糖和核苷酸等，都需要通过转运体进入脑部。通常，脂溶性越高的药物越容易透过血 - 脑屏障，但是，脑毛细血管管腔侧膜上的 P-gp 高表达，可以将其跨过生物膜的底物药物外排到血液中，因此，P-gp 成为其底物药物向脑内转运的屏障。

P-gp 不仅积极参与调控其底物向脑内分布，也间接影响药物对中枢神经系统的作用。基于 P-gp 功能的抑制会显著增加其底物药物在脑部的分布，从而可能会导致严重的神经毒性，这种情况在临床上一定要谨慎。例如，止泻药洛哌丁胺是 P-gp 的底物，其起效部位是胃肠道的阿片受体，起止泻作用，单用时由于血 - 脑屏障对 P-gp 的外排作用，脑内药物浓度很低，不会产生呼吸抑制作用。但当临床上与 P-gp 抑制剂奎尼丁合用时，奎尼

丁抑制了血 - 脑屏障对 P-gp 的外排功能，使得一般情况下几乎不能进入中枢的洛哌丁胺的脑内浓度明显升高，洛哌丁胺作用于中枢的阿片受体后可产生严重呼吸抑制等神经毒性。

3. 胎儿 胎盘屏障处于母体和胎儿的中间，既起到供给胎儿的营养作用，又起到屏障作用，保护胎儿免受外界毒性物质的侵害。胎盘屏障上存在许多氨基酸转运体、葡萄糖转运体等。P-gp 主要在胎盘滋养层细胞的刷状缘膜中表达（母亲侧），以限制外源性毒物由母体转运到胎儿，从而保护胎儿，避免其接触有毒物质。

4. 肿瘤

（1）PepT 介导的肿瘤组织靶向药物传递：在某些肿瘤细胞中，发现有 PepT1 的存在，如胰腺癌细胞 AsPc-1、Capan-2 和纤维化癌组织 HT-1080，这为药物特异性传递到肿瘤组织提供了一种新思路。例如，抗肿瘤药贝他定能够被 PepT1 和 PepT2 识别并介导转运。鉴于 PepT1 在很多肿瘤细胞株都有表达，而肿瘤细胞需要大量以寡肽形式存在的氨基酸用于生长和代谢，因此，寡肽转运体为拟肽类抗肿瘤药的靶向转运提供了途径。

（2）基于 P-gp 抑制的肿瘤组织药物传递：肿瘤细胞接触一种化疗药物后产生耐药性，并且对不同化学结构和不同抗肿瘤机理的化疗药物也产生耐药性，导致化疗失败，称为多药耐药性。产生多药耐药性的主要原因之一是肿瘤细胞的细胞膜可大量表达药物外排型转运体，其中最主要的是 P-gp。它将抗肿瘤药从胞内排到胞外，降低胞内药物浓度，使肿瘤细胞得以存活并产生多药耐药性。因此，将 P-gp 抑制剂与抗肿瘤药物联合用药，有望提高药物的抗肿瘤效果。但是，目前 P-gp 抑制剂的临床进展并不顺利，这可能是由于 P-gp 抑制剂在体内的非特异性分布容易引发不良反应。

（三）药物代谢

体内药物代谢主要发生在肝脏，其次是小肠。在这两个器官中，药物转运体和代谢酶共同表达于肝细胞或肠细胞中，通过它们之间的协同作用可以使机体高效地处理一些内源性成分和药物等，从而降低其对机体的作用。

1. 肝脏代谢 肝脏上存在许多代谢酶系，如氧化还原酶系、水解酶系、合成酶系等。例如 CYP450、葡糖醛酸转移酶（UDP-glucosyltransferase，UGT）、磺基转移酶（sulfotransferase，SULT）等。这些代谢酶位于肝细胞内的亚细胞器 - 滑面内质网上。药物需要跨过肝脏窦状隙膜进入肝细胞，然后扩散进入亚细胞器滑面内质网。形成的代谢产物可通过两种途径从肝细胞清除：一种是经肝窦状隙膜转运再返回体循环；另一种是经肝毛细胆管膜转运分泌到胆汁中。代谢产物通常极性增加，分子量变大，被动扩散的膜转运能力降低，此时转运体介导的膜转运显得非常重要。在长期进化过程中，药物膜转运和药物代谢之间具有很强的协同作用，即许多药物是转运体和代谢酶的共同底物，或者药物的代谢产物是转运体的底物。

（1）转运体和代谢酶的共同底物：很多他汀类药物既是肝脏窦状隙膜 OATP 的底物，又是肝脏 CYP450 或 UGT 的底物。他汀类药物在肝细胞 OATP 的摄取下高效分布到肝脏，随后被胞内药物代谢酶代谢，通过转运体和代谢酶的协同作用迅速地对药物进行消除。若阻断这个过程，将大大延缓药物的消除，升高药物的血药浓度，很可能导致严重的不良反应。

（2）药物的代谢产物是转运体的底物：雌二醇在肝脏中滑面内质网上 UGT 的作用下生成雌二醇 -17β- 葡糖醛酸酯，该代谢产物是毛细胆管膜 MRP2 的底物，会被分泌到胆汁中，随后排泄到小肠中。此外，某些药物的胆汁高浓度排泄可能与胃肠道毒性有关。例如，非甾体抗炎药在几种动物体内的胃肠道毒性与胆汁排泄量有良好相关性，如阿司匹林、吲哚美辛和萘普生等。

2. 肠代谢　肠是机体中仅次于肝脏的代谢部位。与肝细胞类似，药物转运体和代谢酶都共同表达于肠细胞中。转运体与肠细胞中药物代谢酶也产生了良好的协同作用。例如，临床上使用的许多药物是 P-gp 和 CYP3A4 的双底物。通过 P-gp 外排的药物易被肠细胞中的 CYP3A4 代谢，导致药物的口服生物利用度低。例如，紫杉醇既是 P-gp 的底物，又是 CYP3A4 的底物，导致其人口服生物利用度低于 10%。此外，肠细胞内形成的代谢产物也可能是药物转运体的底物，从而促进肠排泄。

（四）药物排泄

1. 尿排泄

（1）OAT：OAT 在肾脏中表达丰富。大多数物种肾脏 OAT1 和 OAT3 位于肾上皮细胞基底侧膜，负责将底物摄取入肾上皮细胞，作为有机阴离子肾分泌的第一步。OAT 在各种药物的体内肾分泌过程中起关键性作用，但在分泌过程中产生的药物相互作用也不可忽视。例如，丙磺舒、西司他丁、倍他普隆分别与 β- 内酰胺类抗生素同时服用时，由于前者竞争性地抑制 OAT 对后者的摄取，可显著延长 β- 内酰胺类抗生素体内半衰期并降低其肾毒性；静脉给予利尿药呋塞米 40 mg，同时服用丙磺舒 1 g，可使呋塞米的肾脏清除率从单独给药的 1.04 mL/kg 降低到 0.29 mL/kg。OAT 对毒性物质的摄取可以造成药物及其代谢产物的肾脏毒性。例如，β- 内酰胺类抗生素和碳青霉烯类药物、某些抗病毒药物如阿地福韦和西多福韦的肾脏毒性与 OAT 有关。OAT1 和 OAT3 还参与其他毒性物质的胞内摄取，如吲哚基乙酸、马尿酸盐等。因此，可以利用对转运体的抑制作用来降低有机阴离子化合物由 OAT 介导的摄取和肾脏蓄积，从而降低药物的肾毒性。

（2）P-gp：由于 P-gp 分布于体内排泄器官肝和肾，因此，P-gp 的抑制会导致药物排泄的显著变化。例如，P-gp 抑制剂（包括奎尼丁、维拉帕米和伐司扑达等）可通过降低胆汁和尿排泄来升高 P-gp 底物药物地高辛的血药浓度。由于地高辛治疗指数窄，其血药浓度的变化可能对患者产生非常严重的影响。

2. 胆汁排泄　药物经胆汁排泄首先需要从血液跨肝脏窦状隙膜进入肝细胞，然后经肝毛细胆管膜转运分泌到胆汁中。这样至少有两种转运体参与药物经胆汁的排泄。任何一侧的转运体出现缺陷，都会严重影响药物经胆汁的排泄。

3. 尿和胆汁共排泄　肾脏的尿排泄和肝脏的胆汁排泄是机体药物排泄的两条最重要途径。如果两条途径都对药物排泄有贡献的话，那么不同个体的病理因素就不会对药物排泄产生显著影响，从而使得药物疗效和血药浓度的个体差异不明显。与之相反的是，如果仅有一条途径对药物排泄有贡献的话，那么不同个体的病理因素就会显著影响药物排泄，导致疗效和血药浓度具有明显的个体差异。因此，在药物设计时，应尽量使尿排泄和胆汁排泄两条途径都对药物排泄有贡献。这与药物代谢相似，需尽量使多种代谢酶参与药物代谢过程，以避免因代谢酶的基因多态性造成药物代谢的显著个体化差异。

第二章　药物的分布

第一节 药物分布概述

药物进入血液循环后，在血液和组织之间的转运过程，称为药物的分布（distribution）。药物本身的物理化学性质、机体各部位的生理、病理特征等是决定药物分布的主要因素。另外，药物制剂和给药方式也影响药物在体内的分布行为，导致不同药物、药物制剂在体内分布的差异，从而影响到药物疗效，关系到药物的蓄积和毒副作用等安全性问题。药物分布到其发挥药理作用所对应的靶器官（target organ）、靶组织（target tissue）、靶细胞（target cell），甚至分布到作用靶点所在的细胞器或者其他需要的靶点（target site），才能产生所期待的药效。

药物的理化性质和机体的生理特性，如药物的化学结构、脂溶性、组织亲和性、相互作用，人体的血液循环与血管通透性、不同组织的生理结构、生物学特征等都是影响药物分布的因素。采用现代制剂学、高分子化学、纳米生物科学以及细胞生物学等多学科融合的方法，可改变药物在体内的自然分布，设计体内分布过程可控、病灶部位高效靶向的药物和制剂。

一、组织分布与药效

药物分布速度决定药效产生的快慢，分布越迅速，药效产生越快。而药物对作用部位的亲和力越强，药效就越强越持久。药物分子通过生物膜向组织器官分布的能力一般取决于药物分子的理化性质、血液成分结合特征和组织的血管通透性等。在血液中游离型药物能通过生物膜分布。通常分子量小、脂溶性高的药物更易于扩散通过生物膜，而分子量大、极性高的药物不易通过生物膜转运。如果药物跨膜转运限制了药物分布，药物膜转运是分布的限速步骤，药物分布则取决于其膜转运速度。如果药物迅速跨过细胞膜，血流是药物分布的限速步骤，那么药物分布主要取决于组织器官的血液灌流（perfusion）速度。

药物分布是药效产生的一个关键步骤。而真正可能与作用靶点产生作用、与药效直接相关的药物量，通常只占进入体内药量的很少一部分。靶部位的药物通过与细胞膜、细胞内的靶点等作用产生药理效应，由于药物体内过程的动态可逆平衡，作用部位的药物浓度会随时间变化。药物与组织的亲和力是决定药物在该组织中分布和累积的主要因素。

近年，利用靶向制剂可改变药物原有的体内分布性质，增加药物对靶组织的亲和力、滞留时间，提高靶部位药物浓度。特别是对抗肿瘤药物，靶向给药系统可使药物在肿瘤组织浓集增加，同时提高其疗效并降低外周毒副作用。

二、组织分布与化学结构

药物的化学结构和其体内分布密切相关。化学结构类似的药物，由于功能基团略有差异，可能导致脂溶性、空间立体构型等的变化，从而改变药物与血浆蛋白的结合能力，影响表观分布容积、血浆半衰期等生物学参数。药物在组织和细胞膜等被动扩散、转运体等参与的主动转运能力受到影响，结果可能明显改变药物在体内的分布，包括组织间的扩散和跨膜转运的速度、与作用靶点的结合力等。药物的脂溶性是影响药物分布的主要因素之一。脂溶性高的药物具有相对较强的跨膜转运能力，更易于透过血管内皮等生物膜屏障。例如，巴比妥类药物的亲脂性对镇静催眠作用影响很大，随着取代基碳原子总数的增加，药物亲脂性增加，更易于透过血 - 脑屏障进入脑内产生药效。

立体构型对药效和毒副作用也有重要影响。例如，布洛芬在关节炎患者的关节腔膜液中活性成分 S-（+）- 布洛芬的浓度是 R-（－）- 布洛芬的 2 倍。局部麻醉药布比卡因是长效酰胺类局麻药，而它的 R-（+）构型却选择性地阻断心脏的 hKv1.5 钾通道，引起毒副反应，说明对映体对一些功能蛋白的选择性、结合强度存在差异。

三、药物蓄积与药效

当长期连续用药时，机体某些组织中的药物浓度有逐渐升高的趋势，这种现象称为蓄积（accumulation）。产生蓄积的原因主要是药物对该组织有特殊的亲和性，这种情况下常可以发现药物从组织解离入血的速度比进入组织的速度慢，该组织就可能成为药物的贮库，也可能导致蓄积中毒。油 / 水分配系数较高的药物具有较高的亲脂性，容易从水性血浆环境中分布进入脂肪组织。这一分布过程是可逆的。脂肪组织中血液流量极低，药物蓄积也较慢。但一旦药物在脂肪组织中蓄积，其移出的速度也非常慢。有些药物能通过与蛋白质或其他大分子结合而在组织中蓄积。细胞内存在的蛋白质、脂肪和酶等能与药物产生非特异性结合，但一般是可逆的。结合物不能透过细胞膜，使药物在组织中蓄积。例如，地高辛可与心脏组织的蛋白质结合，使成人心脏的药物水平是血清的 60 倍；痤疮治疗用依曲替酯在体内脂肪广泛分布，其消除半衰期长达 100 天。在设计、合成新药物时，降低脂溶性可减少药物蓄积，降低致畸等毒副反应的发生。

但是，如果药物不可逆地与某些组织结合，极有可能产生毒性反应。例如，某些药物的代谢中间产物可与组织蛋白以共价键不可逆结合，大剂量的对乙酰氨基酚的肝毒性就是生成的活性代谢产物与肝脏蛋白的相互作用造成的。

四、药物的体内分布与生物膜

生物膜具有分隔细胞和细胞器作用，也是细胞与外界进行物质交换的重要部位。药物不仅可以通过被动扩散的方式进入细胞，同时生物膜上存在着与物质交换相关的各种药物转运体，还可以通过易化扩散、主动转运等机制摄取或外排药物。以被动扩散方式在体内分布的药物，其在各种组织、细胞等的分布行为主要与药物本身的理化性质紧密相关，包括药物的脂溶性、分子量、解离度等。而通过主动转运方式在体内分布的药物，同时受到药物的化学结构、药物转运相关蛋白的影响。

与药物转运相关的受体、转运体可选择性识别和转运不同结构的药物，也影响药物的分布。机体中各组织表达的受体、转运体种类和数量也不同。在脑部，维持脑组织正常生理功能的营养物质、合成神经递质的前体物质等，通过受体、转运体途径主动向脑内转运，使这些物质在脑内的浓度远远高于外周血液。胰岛素通过血 - 脑屏障上的胰岛素受体家族（insulin receptor，InsR）转运入脑，对神经元的存活和代谢起到至关重要的作用。胆碱作为神经递质的合成前体，是通过胆碱转运体进入脑内。在肝脏与药物转运相关的主要有可溶性载体家族（solute carriers，SLC）包括有机阳离子转运体（OCT）、有机阴离子转运体（OAT）和有机阴离子转运多肽（OATP）。

药物向肝脏的分布主要与其代谢、排泄相关，而肿瘤细胞快速生长需要大量的营养物质，导致营养转运相关的受体、转运体在多数肿瘤细胞高表达。与葡萄糖转运相关的葡萄糖转运蛋白 1（glucose transporter 1，GLUT1）在多数肿瘤细胞高表达，葡萄糖向肿瘤组织的转运比普通组织高几十倍。另外，在肿瘤细胞，以 P 糖蛋白（P-gp）、多药耐药相关蛋白（MRP）和乳腺癌耐药蛋白质（BCRP）为代表的外排转运体可识别并转运多种抗肿瘤药物，如阿霉素、紫杉醇等。主动将这些药物排出肿瘤细胞，大幅降低这些药物在肿瘤组织中的浓度，是导致肿瘤耐药的重要原因。

五、表观分布容积

表观分布容积（apparent volume of distribution，V）是用来描述药物在体内分布的程度，表示全血或血浆中药物浓度与体内药量的比例关系，其单位为 L 或 L/kg。通常用以下公式表示：$V=D/C$。式中，D 表示体内药量，C 表示相应的血药浓度。它是假设在药物充分分布的前提下，体内全部药物溶解所需的体液总容积。人（以 60 kg 体重为例）的总体液为 36 L，由细胞内液（25 L）、细胞间液（8 L）和血浆（3 L）三部分组成。当 V 已知时，可根据血浆浓度来推算体内外来化合物的总量。V 虽然没有解剖学上的生理意义，但是其表示药物在血浆和组织间动态分布特性，与药物的理化性质相关。V 为 3 ～ 5 L，药物可能主要分布在血液，与血浆蛋白大量结合，如伊文思蓝、保泰松；V 为 10 ～ 20 L，药物主要分布在血浆和细胞外液，不易通过细胞膜，无法分布于细胞内液，如青霉素等；V 为 40 L，药物分布于细胞内液、外液，在体内的分布较广，如安替比林；V ＞ 100 L 表示药物集中分布至某个组织器官或大范围组织内。

根据药物的理化性质及其机体组织亲和力，药物分布有 3 种情况：①组织中药物浓度与血液中药物浓度几乎相等，即具有在各组织内均匀分布特征的药物。这类药物以安替比林为代表，其由于分布容积近似于总体液量，故可用于测定体液容积。②组织中的药物浓度比血液中的药物浓度低，V 比该药实际分布容积小。水溶性药物或血浆蛋白结合率高的药物，例如水杨酸、青霉素有机酸类药物，主要存在于血液和细胞外液，不易进入细胞或脂肪组织，故它们的 V 通常较小。③组织中的药物浓度高于血液中的药物浓度，V 比该药实际分布容积大。V 越小，药物排泄越快，在体内存留时间越短；V 越大，药物排泄越慢，在体内存留时间越长。脂溶性药物易被细胞或脂肪组织摄取，血浆浓度较低，V 常超过体液总量，如地高辛的 V 可达 600 L。V 较大的药物可能排泄慢、药效长、毒性大。

第二节 影响药物分布的因素

药物是否可通过生物膜以及通过生物膜的量取决于药物和细胞膜的理化性质。影响药物分布的因素主要有毛细血管血流量、通透性以及组织细胞亲和力等生理学因素，另外药物的理化性质如分子大小、化学结构和构型、酸度系数（pK_a）、脂溶性、极性以及微粒给药系统的理化性质等，也影响药物体内分布。

一、血液循环与血管通透性的影响

（一）血液循环

血液循环对分布的影响主要取决于组织的血流速率，又称灌注速率（perfusion rate）。对于较容易通过毛细血管壁的小分子脂溶性药物，组织血流灌注速率是药物分布的主要限速因素。血流量大、血液循环好的器官和组织，药物的转运速度和转运量相应较大。反之，药物的转运速度和转运量相应较小。如心脏每分钟输出的血液约为 5.5 L，在主动脉中血液流动的线速度为 300 mm/s。在这种流速下，血液与药物溶液混合十分迅速。体内的器官组织分为循环速度快、中、慢三大类（表 1-2-1）。

表 1-2-1 具有不同循环速度的人体各组织的血流量

组织	重量（占体重 %）	占心脏每搏输出量 /%	血流量 /[mL/(100g 组织·min)]
循环快的脏器			
脑	2	15	55
肝	2	45	165
肾	0.4	24	450
心脏	0.4	4	70
肾上腺	0.02	1	550
甲状腺	0.04	2	400
循环中等程度的组织			
肌肉	40	15	3
皮肤	7	5	5
循环慢的组织			
脂肪组织	15	2	1
结缔组织	7	1	1

（二）血管的通透性

毛细血管通透性取决于管壁的类脂质屏障和管壁微孔。一般高脂溶性药物比极性大的药物容易以被动扩散的方式透过毛细血管壁，小分子药物也比分子量大的药物易于进行膜转运。而药物如以易化扩散或主动转运进入细胞，则与细胞表面存在的转运体蛋白的数量和转运能力相关。

毛细血管的通透性受到组织生理、病理状态的影响。如肝窦、肿瘤新生血管的不连续性毛细血管壁上有许多缺口，使分子量较大的药物也较易通过。而脑毛细血管形成血 - 脑屏障，小分子化合物也很难进入脑内。在炎症、肿瘤等病理条件下，血管通透性发生改变也影响药物的分布特征。

二、药物与血浆蛋白结合率的影响

许多药物在血液中与血浆蛋白结合成为可逆或不可逆结合型药物，可逆的蛋白结合在药动学中有重要作用。药物与血浆蛋白结合后很难通过血管壁，因此蛋白结合型药物通常不能体现出药理活性。相反，非结合的游离型药物易于透过细胞膜，与药物的代谢、排泄以及药效密切相关，具有重要的临床意义。

人血浆中有三种蛋白质与大多数药物结合有关，即白蛋白（albumin）、α_1-酸性蛋白（alpha acid glucoprotein，AGP）和脂蛋白（lipoprotein）。白蛋白占血浆蛋白总量的60%，通过离子键、氢键、疏水键及范德华力结合药物。白蛋白可与许多内源性物质、药物结合，包括游离脂肪酸、胆红素、多数激素等。水杨酸盐等弱酸性（阴离子）药物以静电荷疏水键与白蛋白结合。AGP 主要与丙咪嗪等碱性（阳离子）药物结合。在白蛋白结合位点饱和时，脂蛋白也可能与药物结合。

（一）蛋白结合与体内分布

血浆中药物蛋白结合的程度会影响药物的 V 值。结合型的药物不易向细胞内扩散，药物分布主要取决于血液中游离型药物的浓度。蛋白结合率较高的药物血浆药物浓度高，进入组织能力低。因为血管外体液中的蛋白质浓度比血浆低，所以药物在血浆中的总浓度一般比淋巴液、脑脊液、关节腔液以及其他血管外体液的药物浓度高。血管外体液中的药物浓度与血浆中游离型浓度相似。

药物与血浆蛋白结合是一种可逆过程，有饱和现象，血浆中游离型药物和结合型之间保持着动态平衡关系。当游离型药物浓度降低时，结合型药物可以转变成游离型药物。尽管大多数药物在结合时对血浆蛋白选择性不高，但是蛋白与药物分子的结合部位相对稳定，有一定的空间构象选择性。多个药物竞争结合同一位点，可能产生药物间的相互作用。因此，对于蛋白结合率高的药物，在给药剂量增大或者同时服用另一种蛋白结合能力更强的药物后，由于竞争作用，其中一个蛋白结合能力较弱的药物可能被置换下来，导致游离药物浓度急剧变动，从而改变药物分布，引起药理作用显著增强。对于毒副作用较强的药物，易发生用药安全问题。

（二）蛋白结合与药效

药物与血浆蛋白结合的变化影响游离药物浓度，可能导致药物分布、代谢、排泄以及与作用靶点结合的变化，从而影响药理效应，最终决定药效的强度与持续时间。药物的药理效应或毒性与血液中游离药物相关，而不是与药物的总浓度相关。例如，极性大的抗炎药替诺昔康约有 99% 与血浆蛋白结合，药物穿越细胞膜很慢，组织分布很差，关节滑液中药物浓度仅为血中的30%，同时与血浆蛋白的结合导致血浆清除率很低。进行手术或肾功能衰竭时，体内的AGP水平显著上升，一些主要与AGP结合的药物如普萘洛尔、利多卡因、丙咪嗪等的体内血浆结合率明显增加。因此，临床常将药物的血浆蛋白结合率作为影响治疗的重要因素优先考虑。

对于安全性小的药物，血浆蛋白结合率变化对药效和毒性的影响，还取决于药物的清除特性、分布容积和药动-药效平衡时间等因素。如普罗帕酮等平衡半衰期短的药物，其治疗指数小、清除率低、血浆蛋白结合率高，血浆蛋白结合率下降可导致游离药物浓度波动，很容易出现毒副反应。通常高血浆蛋白结合药物的总清除率小，蛋白结合型药物不能进入肝实质细胞，在肝脏代谢减少。同样地，蛋白结合型药物不能通过肾小球滤过，消除半衰期延长。因此，药物与血浆蛋白结合对疗效的影响需要全面考虑，在分析药物血浆蛋白结合对药效或毒性的影响时，应充分考虑更多其他因素的影响。

（三）影响药物与蛋白结合的因素

药物与蛋白结合除了受药物的理化性质、给药剂量、药物与蛋白质的亲和力、药物相互作用等影响外，还与下列因素有关。

1. 动物种类　由于各种动物的血浆蛋白对药物的亲和性不同，药物蛋白结合率因动物种类不同差异较大。故从大鼠等低等哺乳动物得到的数据不能作为预测人体数据的依据。

2. 性别差异　关于动物性别差异影响蛋白结合的研究，以激素类药物报道为最多。此外，女性体内白蛋白的浓度高于男性，故对于水杨酸的蛋白结合率，女性高于男性。

3. 生理和病理状态　血浆容量及其组成随年龄而改变，因此年龄是影响蛋白结合的一个重要生理因素。新生儿的血浆白蛋白浓度比成人低，药物蛋白结合率亦较低，血浆中游离型药物的比例较高，这是儿童对药物较成人敏感的原因之一。机体某些组织发生病变时，蛋白结合率可发生变化。如肾功能不全时，血浆内蛋白含量降低，导致血中的游离型药物明显升高，如头孢西汀从正常的73%的蛋白结合率下降至20%。

三、药物理化性质的影响

大多数药物以被动扩散的方式通过细胞膜微孔或膜的类脂质双分子层透过细胞膜，这种转运方式直接与药物的理化性质密切相关。

细胞外液与血液相同，弱酸型、弱碱型药物的穿透受到细胞外液pH的影响，解离型、非解离型药物的比例符合Henderson-Hasselbalch方程。弱酸如水杨酸等，在此pH下大部分可解离，因而不易进入组织。弱碱如阿的平、氯喹等，在血液pH下甚少解离，故易进入组织。碳酸氢钠可以明显改变弱酸性药物苯巴比妥的分布，给予碳酸氢钠可使血浆pH

升高，苯巴比妥的解离型增加，血浆中药物浓度增加，排泄增加，可用来减少中枢神经系统中苯巴比妥的浓度而发挥解毒作用。

药物跨膜转运时，分子量越小越易转运，透过速度也快。因此，分子量在 200 ~ 700 D之间的药物易于透过生物膜，脂溶性高的药物或分子量小的水溶性药物易于进入细胞内。而脂溶性差的大分子或离子则不易转运，或通过特殊转运方式进行。

主动转运是通过转运体的转运作用、受体介导的内化作用（internalization），将药物从细胞外（低浓度）向细胞内（高浓度）转运。由于转运体和受体具有特异性识别药物分子的能力，因此转运效率受到药物化学结构、立体构象等因素的影响。胞饮作用与细胞吞噬作用机制相同，系借助细胞膜的一部分产生凹陷，继而形成内涵体，消耗细胞能量，把所需物质摄取到细胞中，例如肝、脾等单核吞噬细胞系统多属于这种非特异性的摄取方式。除了药物的脂溶性、分子量、解离度、异构体以及与蛋白质结合能力等理化性质外，采用现代制剂技术制备的微粒给药系统，由于改变了药物的表面性质，也会明显地影响药物的体内分布。另外，根据病灶组织的特点，控制微粒给药系统的粒径，可使药物向肿瘤和炎症组织靶向富集。脂质体可通过肝的单核吞噬细胞的胞饮作用进入细胞内，增加药物在单核吞噬细胞系统的分布，可用于单核吞噬细胞系统的病变组织的靶向药物治疗。

另外，利用 EDTA 盐可与重金属离子（如 Cu^{2+}、Pb^{2+}、Hg^{2+}）螯合的性质，改变小分子的物理化学性质，使重金属离子从组织及血液中排出体外，治疗由于重金属离子过多而引起的中毒。

四、药物与组织亲和力的影响

药物与组织亲和力也是影响体内分布的重要因素之一。在体内与药物结合的物质，除血浆蛋白外，其他组织细胞内存在的蛋白质、脂肪、DNA、酶以及黏多糖等高分子物质，亦能与药物发生非特异性结合。这种结合与药物和血浆蛋白结合的原理相同。一般组织结合是可逆的，药物在组织与血液间仍保持着动态平衡。然而，不少药物在血中会与血液成分形成过强的或近似不可逆的、甚至共价的结合，药物从血浆蛋白解离成为清除的限速步骤。例如，大剂量对乙酰氨基酚的肝毒性是由于生成的活性代谢产物与肝脏蛋白的相互作用。

在大多数情况下，药物的组织结合发挥着药物的贮存作用，假如贮存部位也是药理作用的部位，就可能延长作用时间。但许多药物在体内大量分布和蓄积的组织，往往不是药物发挥疗效的部位。对于与组织成分高度结合的药物，特别具有与血浆蛋白的不可逆结合特性的药物，向组织外转运的平衡速度很慢，在组织中的时间可以维持很长，甚至长期蓄积。如洋地黄毒苷的血浆蛋白结合率为91%，其作用维持时间比毒毛旋花苷（蛋白结合率5%）长。使用洋地黄进行一次治疗后，作用完全消失需14～20天，即使停药超过2周，再次使用时，也要防止残留药物与再次用药作用相加而导致中毒。

五、药物相互作用对分布的影响

药物相互作用主要对药物蛋白结合率高的药物有影响。对于与血浆蛋白结合不高的药物，轻度置换可使游离药物浓度暂时升高，药理作用短暂增强。而对于结合率高的药物，可与另一种药物竞争结合蛋白位点，使游离型药物大量增加，引起该药的表观分布容积、半衰期、肾清除率、受体结合量等一系列改变，最终导致药效的改变和不良反应的产生。

药物与血浆蛋白的结合程度可分为高结合率（80%以上）、中结合率（50%左右）和低结合率（20%以下）。一般血浆蛋白结合率高的药物对置换作用敏感。例如，药物的血浆蛋白结合率从99%降到95%，其游离药物浓度从1%增加到4%（即4倍），有些还会导致毒副作用的发生。但只有当药物大部分分布在血浆中（不在组织）时，这种置换作用才可能显著增加游离药物浓度，所以只有低分布容积高结合率的药物才受到影响。保泰松能与磺脲类降血糖药的血浆蛋白结合部位发生竞争置换，使血浆游离的磺脲类降血糖药的浓度升高，增强其降血糖作用。

有些可以和组织中蛋白发生结合的药物，如阿的平能特异性结合于肝脏，但与扑疟喹啉同用时，大量阿的平被游离出来，导致严重的胃肠道以及血液学毒性反应或毒性作用。对于一些蛋白缺乏症的患者，由于血中蛋白含量降低，应用蛋白结合率较高的药物时易发生不良反应。如应用泼尼松治疗时，当白蛋白低于2.5%（正常值约为100 mL血浆中含4g白蛋白）时，泼尼松的副作用发生率增加1倍。在苯妥英钠试验中亦可观察到类似的结果。而碱性药物可与血浆α_1-酸性糖蛋白高度结合，但由于碱性药物的分布容积大，只有小部分在血浆中，对临床用药影响不大。

第三节 药物的淋巴系统转运

药物吸收根据其理化性质的特征，可进入血液循环和淋巴循环，血液循环较淋巴循环速度快，大多数药物分布通过血液循环完成。但是对于脂肪、蛋白质等大分子物质，淋巴系统转运十分重要。一些传染病、炎症、癌转移的治疗，需要使药物向淋巴系统转运；淋巴循环可使药物不通过肝脏，从而避免首过效应。

一、淋巴循环与淋巴管的构造

淋巴是静脉循环系统的辅助组成部分，主要由淋巴管、淋巴器官（淋巴结、脾、胸腺等）、淋巴液和淋巴组织组成。

毛细淋巴管存在于组织间隙中，其管径很不规则，仅由一层上皮细胞形成管壁。管壁有小孔，细胞之间有缺口，因此毛细淋巴管的通透性非常大，透过血管的小分子通常容易转运至淋巴液中，而难以进入毛细血管的大分子，更易进入淋巴系统转运。在身体各部位淋巴回流的要道上有淋巴结，它是淋巴液的过滤器，且多集合成群，起着控制淋巴液流的作用。淋巴结内的吞噬细胞还能吞噬微生物和异物，在机体免疫力方面具有重要意义。癌细胞转移也主要通过淋巴结。

淋巴循环由毛细淋巴管单向流动入小淋巴管，继而汇合成大淋巴管。全身淋巴管汇成两条总淋巴管，其中大者为胸导管，进入左侧锁骨下静脉；另一条右淋巴导管进入右侧锁骨下静脉。消化道给药、组织间隙给药、黏膜给药、血管给药、腹腔给药都可以转运药物进入淋巴系统。进入血液的药物通过末梢组织中的淋巴液转运；进入组织间隙的药物从组织间液向该部位淋巴管转运；口服或直肠给药时，药物可经过消化道的淋巴管进行吸收。

二、药物从血液向淋巴液的转运

药物由毛细血管向淋巴管转运时，需要经过血管壁和淋巴管壁两个屏障。由于毛细血管壁的孔径较小，毛细血管壁的通透性是转运的限速因素。根据各个组织淋巴管孔径等生理特征，药物从毛细血管向末梢组织淋巴液的转运速度由大到小依次为肝、肠、颈部、皮肤、肌肉。药物从血液向淋巴的转运几乎都是被动扩散，故淋巴液中的药物浓度不会高于血药浓度。

三、药物从组织液向淋巴液转运

肌肉、皮下等组织间隙给药时，对于分子量 5 000 D 以下的小分子药物如葡萄糖、尿素、肌酸等，由于血流量大大超过淋巴流量，故几乎全部可由血管转运。而对于分子量 5 000 D 以上的大分子物质如蛋白质、脂蛋白、蛇毒、右旋糖酐等难以进入血管，而经淋巴管转运的选择性倾向很强，随着相对分子质量增大，向淋巴系统的趋向性也在增强，最后进入血液循环（表 1-2-2）。

表 1-2-2 肌肉注射、皮下注射的吸收途径与分子量

	分子量	给药方法	吸收途径
$Na^{24}Cl$	58 D	肌肉注射	血管
$Fe^{59}Cl$	270 D	皮下注射	血管
士的宁	＞ 334 D	皮下注射	血管
蛇毒	2 500 ～ 4 000 D	皮下注射	血管
山梨醇 - 枸橼酸铁复合物	＜ 5 000 D	肌肉注射	淋巴管 16% 血管 50% ～ 60%
Black Viper 蛇毒	＞ 20 000 D	皮下注射	淋巴管
Russel Viper 蛇毒	-30 000 D	皮下注射	淋巴管
白喉类毒素	-70 000 D	皮下注射	淋巴管
铁 - 多糖类复合物	10 000 ～ 20 000 D	肌肉注射	淋巴管
新霉素 - 聚甲基丙烯酸复合物	高分子	肌肉注射	淋巴管

利用从组织液向淋巴液的转运特点，改造药物分子，如大分子物质与抗肿瘤药物耦联成高分子前体药物，促进其向淋巴转运；或者采用淋巴靶向纳米给药系统，如脂质体、纳米粒、微乳等，经过组织间隙给药靶向到淋巴结。对于乳液和脂质体，在注射部位局部吸收较慢，靶向淋巴后释药更为持久，并能大幅减少全身系统的毒副作用。淋巴结是抗原提呈发生的主要场所，存在大量的抗原提呈细胞，因此靶向淋巴组织的疫苗递送系统成为增强疫苗免疫效率的新策略。

四、药物从消化管向淋巴液的转运

口服给药时，大分子脂溶性药物、微粒以选择淋巴管转运为主，可透过小肠上皮细胞到达小肠上的淋巴集结如派尔集合淋巴结。口服时，大分子脂溶性药物可能形成混合胶束。在小肠上皮细胞内，长链脂肪酸在滑面内质网内重新酯化形成甘油三酯。甘油三酯与糙面内质网产生的初始脂蛋白结合，核扩张形成乳糜微粒。乳糜微粒由高尔基体加工分泌后，选择性地进入毛细淋巴管。药物进入淋巴系统，需要与乳糜微粒核中的甘油三酯结合，通过小肠上皮细胞中的甘油硬脂酸通路进入肠系膜淋巴管中。

处方中亲脂性成分比例大的微乳与淋巴具有较强的亲和性，加之粒径小、比表面积大，在淋巴转运时几乎没有障碍，也已被用于口服药物淋巴靶向。环孢霉素的自微乳给药制剂是通过口服使淋巴转运发挥疗效的新制剂，明显增加药物的口服生物利用度。另外，由脂质构成的脂质体、固体脂质纳米粒，口服时其大分子脂溶性物质可在胆酸的作用下形成混合胶束，与大分子脂溶性药物类似，以乳糜微滴的形式靶向于肠系膜淋巴结。

第四节 药物在脑内的分布

大脑属于人体的中枢神经系统，可分为血液、脑脊液以及脑组织三部分。药物在这三部分中循环。

一、脑脊液

脑脊液由各个脑室内脉络丛分泌和滤出而产生，从左右两侧的侧脑室经室间孔流入第三脑室，经中脑导水管流入第四脑室，再经第四脑室正中孔（门氏孔）和两侧孔（路氏孔），进入蛛网膜下隙，分布于脑和脊髓表面，再通过蛛网膜绒毛上较大的空隙进入硬脑膜静脉窦，返回至血液循环。平时脑室与蛛网膜下隙充满着脑脊液，成人脑脊液总量约为 120 mL，与脑组织的新陈代谢、物质转运有关。

二、脑屏障

脑部的毛细血管在脑组织和血液之间构成了体内最为有效的生物屏障，包括以下三种屏障：①从血液中直接转运至脑内时的血液 - 脑组织屏障，即血 - 脑屏障（blood-brain barrier，BBB）；②从血液转运至脑脊液时的血 - 脑脊液屏障；③通过脑脊液转运至脑组织内时的脑脊液 - 脑组织屏障。血 - 脑屏障存在于血液循环和脑实质之间，限制着内源性、外源性物质的交换。它由单层脑毛细血管内皮细胞形成连续性无膜孔的毛细血管壁，细胞之间存在紧密连接，几乎没有细胞间隙。毛细血管基膜（脑侧）被星型胶质细胞包围，形成了较厚的脂质屏障。同时，外排药泵蛋白如 P-gp、MRP、BCRP 等可识别小分子脂溶性药物，主动将其排出脑外。实际上，血 - 脑屏障包括由生理结构构成的被动物理屏障，以及由外排转运体形成的主动屏障两部分。这种严密的天然屏障，为脑组织提供了相对稳定的内环境，维持大脑正常的生理功能，极大地限制了极性小分子、大分子药物透入脑组织。

大分子药物和水溶性药物很难进入脑内，成为中枢神经系统疾病治疗的主要障碍。例如，具有极大治疗前景的蛋白、基因药物难以自主透过血 - 脑屏障到达脑实质发挥作用。水溶性小分子蔗糖从血液向肌肉等组织转移容易，但几乎测不出脑内浓度，因而常用作检测血-脑屏障完整性的标记物。而另一些物质如乙醚、三氯甲烷、硫喷妥钠等脂溶性较高的麻醉剂，能迅速地向脑内转运，血液中浓度与组织中的浓度瞬时可达平衡。

三、药物由血液向中枢神经系统转运

通常只有极少数的小分子药物和必需的营养物质可以通过被动扩散、主动转运的方式透过血-脑屏障进入脑内。少数脂溶性较高、分子量很小的强效镇痛剂、吩噻嗪类、三环抗抑郁剂、抗胆碱和抗组胺药以及高脂溶性的麻醉药硫喷妥钠等，可以进入脑内。药物的非解离型易于透过细胞膜进入脑内，而离子型向中枢神经系统转运极其困难。在 pH7.4 的血浆中，弱酸性药物主要以解离型存在，而弱碱性药物主要以非解离型存在，弱碱性药物容易向脑脊液转运。分析几种分子型药物向脑脊液的透过速度与其非解离型的油 / 水分配系数的关系，研究表明药物透入脑脊液的速度与其在 pH7.4 时的分配系数几乎成正比。分配系数高的硫喷妥钠、苯胺、氨基比林等容易透过血-脑屏障，而分配系数低的N-乙酰基-4-氨基安替比林和磺胺脒透过性极差。

除了药物在血液中的解离度和油 / 水分配系数外，药物与血浆蛋白结合程度也能在一定程度上影响血液和脑脊液间的药物转运，但对于以被动扩散方式进入中枢神经系统的药物，亲脂性高的药物更易于透过血-脑屏障。吩噻嗪类抗精神病药，如三氟丙嗪、异丁嗪、氯丙嗪、氟吩嗪以及丙嗪等，均有很高的脂溶性，故均能迅速向脑内转运。它们的脑内浓度与血浆浓度之比值显著大于 1，很可能是与脑组织成分产生非特异性结合所致。

随着对血-脑屏障的深入研究，多种机制介导的物质跨血-脑屏障转运对血液和脑之间的物质交换具有更为重要的意义。在血-脑屏障上的三种典型的转运体参与的转运方式：①将药物或营养物质从血液向脑内转运，为亲水性小分子和其他脑内必需分子包括己糖、氨基酸和核苷酸等的脑内转运提供了有效的途径，如葡萄糖转运体家族（GLUT）负责转运葡萄糖和甘露糖；中性氨基酸转运体家族（System L1）、酸性氨基酸转运体家族（System y^+）等氨基酸转运系统；核苷转运体中的 ENT1 转运嘌呤碱，如腺嘌呤、鸟嘌呤等。②将脑内的外源性化合物从脑内向血液转运，如 P-gp、MRP 等。③从脑间质液向血液转运代谢产物、神经毒性物质的脑-血液外排载体蛋白系统，如有机阳离子转运体家族（OCT）、有机阴离子转运体家族（OAT）负责小分子化合物转运。以上的转运系统影响药物向脑内分布。

受体介导的跨细胞转运（receptor-mediated transcytosis）是内外物质交换的另一个重要途径。脑内摄取离子、胰岛素和瘦素等都与受体介导的跨细胞膜作用相关。通过脑毛细血管内皮细胞血管侧的受体和配体特异性结合，细胞膜内陷形成内化转运小泡，从而引发内化。转运小泡被输送到细胞膜的脑侧，之后释放到脑内。

在病理状态下，血 - 脑屏障的完整性可能受到影响，进而使通透性发生改变。在阿尔茨海默病、帕金森病、多发性硬化病、脊髓侧索硬化病、癫痫、卒中和神经胶质瘤等多种神经疾病的发生、发展过程中均能观察到血 - 脑屏障结构和功能的改变，包括紧密连接蛋白、转运体和受体等的表达水平发生波动，影响药物向脑内的转运过程。如在阿尔茨海默病患者上发现和 Aβ 转运相关的受体在海马等脑区表达水平上调，神经胶质瘤糖代谢水平提高导致的葡萄糖转运体表达量上调。尽管动物模型可以测定药物向脑内的转运，但体外细胞模型脑毛细血管内皮细胞能够更加快速、方便地预测药物跨越血 - 脑屏障的效率和机制。

另外，在评价候选化合物的入脑效率时，体外细胞模型可提供非常有价值的数据。原代培养细胞或永生化的细胞株都可以形成脑毛细血管内皮细胞单层，用于筛选具有良好脑内转运特性的药物。在 Transwell 垂直培养系统中形成具有紧密连接的单层细胞，能够模拟体内血 - 脑屏障特征而限制细胞间途径转运，可用于评价从脑毛细血管内皮细胞血管侧向脑侧进行的跨细胞途径转运。跨细胞途径转运研究是测定从脑侧向血液侧的 $PS_{B/A}$（PS 为毛细血管渗透率和表面积的乘积）和从血液侧向脑侧的 $PS_{A/B}$。$PS_{B/A}$ 和 $PS_{A/B}$ 的比值，是用于评价小分子在血 - 脑屏障上转运机制的重要参数，特别是评价血 - 脑屏障上载体蛋白的脑内摄取以及 P-gp 等的外排作用。

四、提高药物脑内分布的方法

血 - 脑屏障的作用，使得许多脑内疾病的药物治疗存在很大困难。因此，增加脑部药物传递常用方法如下。

1. 对药物结构进行改造 引入亲脂性基团，制成前药，增加化合物的脂溶性。该法受化合物自身结构的限制，有条件进行结构改造的药物不多。另外，血 - 脑屏障的血管内皮细胞膜腔面侧的 P-gp 和 MRP 等，发挥着高效的作用，原本已透过血 - 脑屏障的药物很多又被泵回循环系统中。因此，前药和外排泵抑制剂合用，效果更佳。

2. 药物直接给药 通过开颅手术将药物直接注射进入脑室内或大脑。该方法可将不同类型的药物直接运送至病灶部位，选择合适的制剂处方也可达到持续释放的目的。但是开颅手术伤害性较大，并且不宜进行多次、长期治疗，脑内局部给药使药物在脑中的广泛分布受到限制。

另外，通过鞘内给药也可使大分子药物，如蛋白质、多肽绕过血 - 脑屏障。鞘内给药是将药物注射或输注到环绕脊髓的脑脊髓液中。

3. 暂时破坏血 - 脑屏障 高渗甘露醇溶液、缓激肽类似物血管给药，或者使用超声波等物理方法，可暂时打开血 - 脑屏障，增加药物入脑。该法虽然有效，但存在安全隐患。

由于缺乏特异性，某些有毒有害物质可能在血 - 脑屏障打开的同时也进入脑内，影响中枢神经系统的正常生理功能。

4. 血 - 脑屏障跨细胞途径　利用血 - 脑屏障上的载体参与的转运机制，血 - 脑屏障的存在，一方面，严密限制物质的脑内递送；另一方面，主动转运大脑正常运转所必需的物质进入脑内。根据构成血 - 脑屏障的脑毛细血管内皮细胞的物质生理特征、转运机制，可提高小分子药物、大分子药物和给药系统脑内转运的效率，增加药物在脑内的量。选用具有特异性识别脑毛细血管内皮细胞上表达的靶点，设计对应的靶向功能的分子修饰脂质体、纳米粒和胶束等，可提高药物在脑内的分布。

5. 通过鼻腔途径给药　由于鼻腔与脑组织之间存在直接解剖学通道，因此，药物可以通过鼻腔嗅黏膜吸收绕过血 - 脑屏障直接转运入嗅球或脑脊液，可以使药物绕过血 - 脑屏障，直接进入脑组织。药物从鼻腔入脑主要有三条通路，即嗅神经通路、嗅黏膜上皮通路、血液循环通路。小分子药物，如吡啶羧酸、苯甲酰爱康宁和多巴胺等药物可以经嗅黏膜上皮通路入脑。靶向功能分子修饰的微粒给药系统也可以通过主动转运的途径，提高药物经鼻入脑的效率。

第五节　药物在红细胞内的分布

一、红细胞的组成与特性

红细胞的组成以血红蛋白为主，还含有糖类，蛋白质、类脂、多糖、核酸、酶及电解质等。红细胞的膜主要由蛋白质和类脂组成，几乎没有多糖和核酸。红细胞的膜与其他组织细胞的生物膜组成相同，是一种类脂膜，与其他组织膜一样也存在微孔，所以红细胞作为研究物质透过生物膜机制的材料被广泛应用。红细胞的性质以及红细胞对药物的透过性能随动物种属不同而存在差异。

药物的红细胞转运同样存在被动扩散、易化扩散以及主动转运等三种转运机制，并且主要以被动扩散方式进行。葡萄糖等糖类通过易化扩散转移至红细胞内，Na^+、K^+ 等离子通过主动转运进入红细胞。

二、药物的红细胞转运

在体外评价药物向红细胞的转运的方法应用较广，系将红细胞悬浮于加有药物的介质中，然后测定介质中药物浓度的变化和转移至红细胞内的药物量。大多数以被动转运方式透过红细胞膜的药物，其透过速度取决于药物的脂溶性、分子量或电荷等因素。例如，硫胺衍生物的红细胞转运，取决于这些衍生物在生理 pH 时非解离型的浓度及其脂溶性。分配系数大、脂溶性强的药物易进入红细胞内。季铵盐类化合物很难进入红细胞内，除了分配系数因素外，这些离子所带电荷与红细胞膜电荷相斥也是原因之一。水溶性强的药物主要通过红细胞膜上的微孔进入细胞内，故其透过性决定于分子大小。

上述体外方法评价的药物向红细胞内转运，是在没有血浆蛋白的情况下所测得的结果。实际上，药物在血液中还同时存在与血浆蛋白结合等影响因素。因此，上述体外实验结果与实际情况有一定差异。如维拉帕米在无血浆条件下，人和大鼠红细胞分布均无光学选择性，无种属差异，并与药物浓度呈线性关系。而在血浆中，出现光学选择性和种属选择性的种属差异，人体为 S 型＞ R 型，大鼠为 R 型＞ S 型。同时药物向红细胞中分布减少，出现非线性分布。

一般认为，体内药物的红细胞内转运动力学与其血浆动力学具有平行性质。如氢化可的松和奎宁静脉给药后，其血浆浓度 - 时间曲线、红细胞浓度 - 时间曲线的消除相几乎平行，半衰期相似。药物向红细胞内转运依赖于游离药物的浓度，红细胞内浓度随着血浆浓度的增减而呈线性变化。提高药物的血浆蛋白结合率，将降低红细胞内的药物浓度。对大多数药物来说，与红细胞结合并不能明显影响药物的分布容积。例如，尽管苯妥英钠与红细胞亲和性好，其红细胞内浓度与血浆水性成分浓度比为 2 ∶ 1，由于苯妥英钠与血浆蛋白结合能力强，在全血中红细胞内浓度也仅占 25%，大约 75% 的药物仍存在于血浆中。但对于与红细胞结合能力很强的药物，机体的红细胞比容会影响血液中药物总量。

对于这些药物，应该测定全血中的药物浓度。由于红细胞本身为人体细胞，不被人体免疫系统识别，其体内半衰期为 120 天。近年，将红细胞膜包封在给药系统的表面，获得了一种新型仿生红细胞膜包被的药物载体，由于其表面被红细胞膜覆盖，可成功躲避人体免疫系统识别，延长药物的体内循环时间，具有控制药物缓释的特征。

第六节 药物在胎儿体内的分布

药物向胎盘的转运除了和药物本身的理化特性有关外，主要受胎盘屏障的影响。胎盘位于母体血液循环与胎儿血液循环之间，是一道天然屏障，对母体与胎儿间的体内物质和药物交换起着十分重要的作用。

一、胎儿的血液循环与胎盘构造

胎儿血循环的基本特点是没有肺循环而有胎儿血循环道，及卵圆孔、动脉导管和静脉导管。从脐静脉来的富有营养物质和氧气的血液，一部分（约 1/9）通过胎儿独特的途径——动脉导管进入下腔静脉，一部分下腔静脉血液进入右心房，与从脑、头部来的上腔静脉血液汇合，绕过肺循环，经过动脉导管直接流入主动脉。而大部分下腔静脉血液（约 3/5）通过心房间隔上的卵圆孔直接进入左心房和左心室，然后流入主动脉。由主动脉分出的血管供给全身器官和组织的营养，血液给出氧并摄取二氧化碳以后，由胎儿的身体经脐动脉流入胎盘。

胎盘为母体用以养育胎儿的圆盘状器官，也是胎儿的营养、呼吸及排泄器官，由胎儿从密绒毛膜和母体子宫的基蜕膜等构成。胎儿绒毛膜是一层胚胎性结缔组织，内含有脐带血的分支。绒毛膜向子宫蜕膜的一面，覆盖着滋养层细胞，与绒毛的滋养层连接。从绒毛膜发出若干大小绒毛，它有很多分支，形成小树。多数绒毛悬浮于绒毛间隙的母体血液中，与母体血只隔一层很薄的细胞膜。

人的胎盘是由多核细胞的单层构成的，即合胞滋养层。合胞滋养层形成了药物跨越人胎盘及母体胎盘间的限速屏障。合胞滋养层不对称表达转运体，导致药物的极性转运。

二、胎盘的药物转运

胎盘是母体血液循环和胎儿之间的一道天然屏障，进入母体循环系统的药物必须穿过胎盘和胎膜，才能到达胎儿。胎盘的物质交换过程类似于血 - 脑屏障，这种交换可通过被动扩散或在转运体的参与下进行。

非解离型、游离型药物脂溶性越大，越易透过胎盘。分子量在 600 D 以下的药物，容易通过被动扩散转运透过胎盘。分子量在 1 000 D 以上的水溶性药物，难以透过。γ - 球蛋白容易从母体进入胎儿，而白蛋白难以透入。随着妊娠的进行，胎儿生长逐渐达到高峰时期，胎盘活动力也相应增强，此时药物的转运作用也加速。

转运体分别存在于合胞体滋养层的母体侧刷状边缘膜和胎儿侧基底膜上，负责糖类、K^+、Na^+、氨基酸和嘧啶等营养、生理必需物质从母体侧转运进入胎儿内。许多种类的转运体蛋白转运需要依赖一些特殊的转运体参与，如氨基酸转运体、有机阴离子转运肽（OATP）、单羧酸转运体（MCT）、Na^+/I^- 同向转运体（sodium iodide symporter，NIS）等。P-gp、MRP 等外排转运体在阻止外来异物干扰胎儿发育等方面有重要作用。

目前使用原代人滋养层细胞、永生化细胞株（如 BeWo、JAr 等）的细胞、合胞体滋养层细胞的刷状缘侧（母体侧）细胞膜分离形成的囊泡（human placental brush-border membrane vesicle）、基底侧（胎儿侧）细胞膜形成的囊泡（human placental basal membrane vesicle）等细胞及组织模型开展药物在胎盘的转运过程和转运机制研究。另外，使用离体胎盘进行灌流实验来研究胎盘整体的物质转运机制，并且尝试建立胎盘物质转运的药物动力学模型。

影响药物通过胎盘的因素主要包括药物的理化性质，如脂溶性、解离度、分子量等，药物的蛋白结合率，用药时胎盘的功能状况，如胎盘血流量、胎盘代谢、胎盘生长等功能，以及药物在孕妇体内的分布特征等。

当孕妇患有严重感染、中毒或其他疾病时，胎盘的正常功能受到破坏，药物的透过性也发生变化，甚至可使正常情况下不能渗透到胎儿体内的许多微生物和其他物质进入胎盘。

三、胎儿体内的药物分布

透过胎盘的药物，由胎儿体循环转运至胎儿体内各部分。胎儿与母体的药物分布是不同的，胎儿体内各部分的药物分布同样也有差异。这与药物的蛋白结合率、胎盘膜的透过性以及胎儿体内各组织屏障的成熟程度等均有关系。例如，将苯妥英钠连续注入母体达稳态后，发现胎儿血中浓度仅为母体的50%左右，这与胎儿血浆的总蛋白含量较母血低有关。苯妥英钠注射1小时后，测得胎儿的脑/肝浓度比为0.6，而母体的比值仅为0.4，可见药物较易进入胎儿脑内。实验证明，许多药物易于透过胎儿以及幼小动物的血-脑屏障，而较难通过成年动物的血-脑屏障。这是因为胎儿的脑组织不论在形态学或功能等方面，和其他组织相比均尚未成熟。血-脑屏障也同样尚未成熟，因此药物更易于透入。如吗啡能迅速渗透至胎儿的中枢神经系统，并高度蓄积，故孕妇应禁用。硫喷妥、利多卡因以及氯烷等则在胎儿肝中有明显的蓄积性。

第七节　药物在脂肪组织内的分布

一般情况下，成人的脂肪组织占体重的10%～30%，女性通常比男性高。脂肪组织中血管较少，为血液循环最慢的组织之一，故药物向脂肪组织的转运较缓慢。脂肪组织内的药物分布还会影响体内其他组织内药物的分布和作用，尤其是农药、杀虫剂等毒物通过脂肪组织的分布和蓄积，可以降低这些药物在血液中的浓度，起着保护机体、减轻毒性的作用。

影响药物在脂肪组织中分布的因素，主要有药物的解离度、脂溶性以及蛋白结合率等。药物的脂溶性越高，在脂肪组织中的分布和蓄积越多。体内脂肪起着药物的体内贮库作用。高度脂溶性的硫喷妥钠静脉注射后可迅速分布到脑组织，之后快速从脑组织清除，同时药物向灌注缓慢的组织分布。一段时间后，药物从脂肪组织缓慢释放，再次被转运到脑组织，血药浓度又趋于“稳定”，形成药物的再分布，延长麻醉药血浆起效浓度的维持时间。

第三章 药物的毒理作用

第一节 药物对肝脏的毒性作用

肝脏是人体最主要的药物代谢器官，也是最易受药物损伤的器官之一。药物性肝损伤（drug-induced liver injury，DILI）是指由各类处方或非处方的化学药物、生物制剂、传统中药、天然药物、保健食品、膳食补充剂及其代谢产物乃至辅料等所诱发的肝损伤。

一、药物性肝损伤的临床分型

（一）按发病机制分型

DILI 的发病机制复杂，往往是多种机制先后或共同作用的结果。基于发病机制，可将药物性肝损伤分为固有型药物性肝损伤（intrinsic DILI，InDILI）和特异质型药物性肝损伤（idiosyncratic DILI，IDILI）两种，其过程包括药物及其代谢产物导致的“上游”事件，以及肝脏靶细胞损伤通路和保护通路失衡构成的“下游”事件。

1. 固有型 InDILI 即药物的直接肝毒性，指摄入体内的药物和 / 或其代谢产物对肝脏产生的直接损伤，往往呈剂量依赖性，通常可预测。药物的直接肝毒性可进一步引起免疫和炎症应答等其他肝损伤机制。

2. 特异质型 IDILI 的发生机制是近年的研究热点。药物代谢酶系（如细胞色素 P450 等Ⅰ相代谢酶系和多种Ⅱ相代谢酶系）、跨膜转运蛋白（如 ATP 结合盒转运蛋白 B11 等）及溶质转运蛋白（如有机阴离子转运多肽 1B1 等）的基因多态性可导致这些酶或转运蛋白功能异常，从而增加宿主对某些药物引起的肝脏损伤的易感性。药物及其活性代谢产物诱导的肝细胞线粒体受损和氧化应激可通过多种分子机制引起肝细胞损伤和死亡。持久和过强的内质网应激反应将打破非折叠蛋白反应对应激的缓解效应，促进肝损伤进展。药物及其代谢产物可活化多种死亡信号通路，促进细胞凋亡、坏死和自噬性死亡的发生。

适应性免疫攻击可能是 IDILI 的最后共同事件。首先，细胞损伤和死亡所产生的危险信号可活化抗原递呈细胞而诱导适应性免疫攻击。其次，许多药物代谢产物可能作为半抗原与宿主蛋白结合形成新抗原。若适应性免疫应答针对新抗原中的宿主蛋白，将导致自身免疫应答；若识别新抗原中药物代谢产物，将导致抗药物免疫应答。此外，适应性免疫应答不仅可以介导 IDILI，还可能引起肝外免疫损伤，产生发热和皮疹等全身性表现。炎症应答主要是与免疫激活及一系列相关细胞和分子事件的组合，炎症和药物暴露的相互作用是 IDILI 发病机制的重要假说之一。最后需要指出，药物在启动肝损伤的同时，也将激发恢复性组织修复。肝损伤启动后，若缺乏恢复性组织修复，则损伤迅速进展；若恢复性组织修复及时而充分，则能限制和逆转肝损伤。因此，恢复性组织修复是肝损伤进展或消退的内在决定性因素。

IDILI 又可分为免疫特异质性 DILI 和遗传特异质性 DILI。免疫特异质性 DILI 有两种表现：一是超敏性，通常起病较快（用药后 1 ～ 6 周），临床表现为发热、皮疹、嗜酸性粒细胞增多等，再次用药可快速导致肝损伤；二是药物诱发的自身免疫性损伤，发生缓慢，体内可能出现多种自身抗体，可表现为自身免疫性肝病，多无发热、皮疹、嗜酸性粒细胞增多等表现。遗传特异质性 DILI 通常无免疫反应特征，起病缓慢（最晚可达 1 年左右），再次用药未必快速导致肝损伤。

（二）按受损靶细胞类型分型

1. 肝细胞损伤型　药物可引起肝细胞损伤。许多肝脏毒物可直接损伤肝细胞，导致细胞变性死亡。肝细胞死亡的模式主要有两种，即坏死和凋亡。坏死的形态标志是细胞肿胀、渗漏，核染色质蜕变裂解，线粒体极端肿胀，质膜碎裂及细胞碎片形成，坏死局部炎症细胞浸润。而凋亡是机体用于清除不再需要或不再有正常功能细胞的生理过程。此时细胞通过内切酶活化、DNA 毁损而“自杀”。凋亡细胞在形态上与坏死细胞差别很大，通常保持质膜的完整性和收缩，产生细胞质浓缩和核染色质密集，出现凋亡小体，但局部不形成炎症，不呈现炎症细胞浸润现象。肝细胞受损还可能导致自噬性死亡，这是肝细胞呈现的另外一种死亡方式。在动物实验中已发现，自噬可通过移除受损的线粒体和抑制氧化应激，在对抗对乙酰氨基酚引起的肝毒性中起到关键作用，而肝细胞自噬缺失将进一步加重对乙酰氨基酚的肝毒性。

药物可通过多种机制引起肝细胞损伤甚至死亡，例如启动细胞凋亡、干扰肝脏细胞呼吸链中酶蛋白的合成、损害细胞骨架、肝细胞膜脂质过氧化及消耗谷胱甘肽等。有些药物（毒物）肝毒性机制已明确，但对大多数肝脏毒物引起肝细胞损伤的生化机制仍不清楚。

不同药物引起的肝细胞损伤分布范围不同。如哌甲酯引起的广泛性肝坏死；对乙酰氨基酚引起肝细胞损伤，仅特征性地出现在Ⅲ区带等。该现象与药物代谢产物本身的毒性机制及代谢酶分布密切相关。

2. 胆汁淤积型　药物可造成胆汁淤积。药物及其代谢产物可通过破坏肝细胞膜或细胞器、损害肝细胞基底侧膜与胆小管膜的转运系统功能等，引起胆汁淤积，如氨苄西林、卡马西平、氯丙嗪、红霉素、雌激素、氟哌啶醇、苯妥英等。有些药物可引起原发性肝坏死并伴随少量胆汁淤积；有些药物可产生原发性胆汁淤积同时伴有肝坏死，如氯丙嗪、红霉素；还有一些药物引起胆汁淤积却几乎不伴有肝细胞损伤，如类固醇激素。

3. 混合型 混合型指同时存在肝细胞损伤及胆汁淤积。由国际医学组织理事会制定，通过计算R值和测定谷丙转氨酶（glutamic-pyruvic transaminase，GPT）及碱性磷酸酶（alkaline phosphatase，ALP），对前3种DILI进行临床分型。R=（GPT实测值/GPT ULN）/（ALP实测值/ALP ULN）。其分型判断标准为：①肝细胞损伤型：GPT ≥ 3×ULN，且R ≥ 5；②胆汁淤积型：ALP ≥ 2×ULN，且R ≤ 2；③混合型：GPT ≥ 3×ULN，ALP ≥ 2×ULN，且2 < R < 5。若GPT和ALP达不到上述标准，则称为“肝脏生化学检查异常”。在病程中的不同时机计算R值，有助于更准确地判断DILI的临床类型及其演变情况。

4. 肝血管损伤型 肝血管损伤型DILI相对少见。靶细胞可为肝窦、肝小静脉和肝静脉主干及门静脉等的内皮细胞。临床类型包括肝窦阻塞综合征/肝小静脉闭塞病、紫癜性肝病、巴德-基亚里综合征、可引起特发性门静脉高压症的肝汇管区硬化和门静脉栓塞、肝脏结节性再生性增生等。致病药物包括含吡咯双烷生物碱的草药、某些化疗药、同化激素、避孕药、免疫抑制剂及抗逆转录病毒药物等。如土三七是一种含有吡咯双烷生物碱的植物，可引起肝窦阻塞综合征/肝小静脉闭塞病，临床上肝静脉闭塞病患者可出现肝衰竭，表现为血清胆红素迅速升高、体重明显增加，病死率近100%。另外，感染，免疫紊乱，各种能导致血液高凝、高黏或促血栓形成的因素，微量元素异常及肿瘤等也可引起肝血管损伤，这些因素可单独或共同起作用。

（三）按病程分型

按病程可分为急性和慢性肝损伤，临床上以急性DILI占大多数。根据我国《药物性肝损伤诊治指南》（2015年版），若DILI发生6个月后，血清GPT、谷草转氨酶（glutamic-oxaloacetic transaminase，GOT）、ALP及胆红素仍持续异常，或存在门静脉高压或存在慢性肝损伤的影像学和组织学证据，则认为发生慢性DILI。《2019年欧洲肝脏研究协会临床实践指南：药物性肝损伤》则认为，DILI发生1年后仍存在上述症状，才可认为发生慢性DILI。胆汁淤积型DILI相对较易发展为慢性DILI。

二、药物性肝损伤的病理表现及典型药物

（一）药物性肝损伤的病理表现

DILI可引起各种类型的急、慢性肝损伤病理变化，包括肝细胞损伤、胆汁淤积、肝血管病变、脂肪肝、肝纤维化、肝肿瘤。病理变化类型有助于判定鉴别诊断方向，因为大多数药物都与确定的某些肝损伤类型存在一定的相关性。病理变化类型也可提示其病理生

理学机制，例如肝细胞弥漫性微泡性脂肪变提示线粒体损伤，肝细胞带状坏死提示有毒性代谢产物或血管损伤。

肝细胞损伤、胆汁淤积及肝血管病变的病理表现如前所述。

脂肪肝指肝实质细胞脂肪变性，脂质（甘油三酯）以空泡形式积聚在胞质中，当其含量超过肝脏总重量5%时称为脂肪肝。甘油三酯本身无肝毒性，但其异常沉积会引起肝细胞线粒体形态异常和功能障碍，并且它的代谢副产物活性氧等物质会导致肝细胞内磷脂膜损伤、溶酶体自噬异常、凋亡信号通路活化、内质网应激、炎症因子通路活化，从而损伤肝细胞。引起脂肪肝的药物包括甲氨蝶呤、重金属类化合物、雌激素、糖皮质激素等。

肝纤维化是由于在药物或致炎物反复刺激下，肝脏难以修复损害的细胞，且无法维持正常肝脏结构，导致纤维组织逐渐增多，形成独立的细胞墙而呈“假小叶”结构。肝脏微循环变形引起细胞缺氧并重建，形成更多的纤维瘢痕组织。最终肝脏结构成为由纤维组织壁包绕互连的重建肝细胞结节。含砷的药物和甲氨蝶呤可引起肝纤维化；另有一些药物如甲基多巴、呋喃妥因、异烟肼、双氯芬酸等可引起慢性活动性肝炎，如果不及时停药，也可导致肝纤维化。一般药源性脂肪变性在停药后可逆转，通常不会引起肝细胞坏死，但肝纤维化一旦发生便不可逆，并且预后不良。

另外，药物等化学物质还可引起肝脏肿瘤。肝脏肿瘤可分为良性与恶性，其发生机制也各有不同。亚硝酸盐、性激素和具有遗传毒性的药物均有诱发肝脏肿瘤的可能。

（二）典型药物

1. 中草药 常见的对肝脏有直接毒性的单味中草药有何首乌、决明子、苦楝皮、蜈蚣、甘草、薄荷、大黄、鱼胆、乌头、雷公藤、苍耳子、番泻叶等。国内报道较多的与肝损伤相关的有何首乌、土三七，以及治疗骨质疏松、关节炎、白癜风、银屑病、湿疹、痤疮等疾病的某些复方制剂中的成分等。药物性肝损伤病例中，服用治疗皮肤病、骨关节病及养发乌发中药的患者多见。另外，中药材种植和炮制等过程中的污染也是增加DILI发生风险的重要因素。

2. 非甾体抗炎药（nonsteroidal anti-inflammatory drug，NSAID） NSAID品种繁多，几乎绝大多数NSAID均可引起肝脏损伤，如阿司匹林、对乙酰氨基酚、辛可芬、双氯芬酸、尼美舒利、吡罗昔康、吲哚美辛、塞来昔布等，最典型的例子是大剂量服用对乙酰氨基酚导致的肝脏损伤。NSAID引起肝脏损伤的作用机制有两大类，一类与药物直接毒性作用有关，另一类与服药者的特异质有关。

3. 抗微生物药 许多抗菌药物都可引起肝脏损害。大剂量应用四环素可因药物沉积于肝细胞线粒体，干扰脂蛋白的合成和甘油三酯的输出，造成急性肝细胞微泡脂肪变性坏死。

红霉素类可引起胆汁淤积性肝炎，常见症状为发热、黄疸、转氨酶升高等，红霉素酯化物如依托红霉素和红霉素琥珀酸乙酯更易引起，发生率可高达40%。异烟肼、利福平作为抗结核病的一线用药，不良反应以肝毒性最常见，也最为严重。异烟肼通过乙酰化或水解酶产生毒性代谢产物乙酰肼，导致肝脏损害。利福平主要影响胆红素的摄取和排泄，并呈剂量依赖性。抗真菌药物酮康唑、氟康唑、伊曲康唑等均有不同程度的肝毒性，可致血清GOT或GPT一过性升高，属可逆性，应及早停药，偶可致严重肝坏死。

4. 激素类药 激素类药物在临床中应用广泛，常用者有性激素、肾上腺皮质激素及甲状腺素。激素及其代谢产物均可引起肝脏损害。在性激素中，雄激素和雌激素、孕激素均可引起肝内胆汁淤积，雄激素可诱发原发性肝细胞癌。长期服用口服避孕药的患者，肝细胞腺瘤的发生率明显高于正常人。皮质激素主要与脂肪肝的形成密切相关。

5. 抗肿瘤药物 抗肿瘤药物可直接损伤肝细胞，大多是特异质型，与剂量无关，无法预期。抗肿瘤药物引起的肝损害预后差别较大，有些药物肝脏毒性可逆，有些即使停药仍可造成肝纤维化或肝硬化。

第二节 药物对肾脏的毒性作用

肾脏是机体重要的代谢器官，各种药物、化学物质，从环境中吸收入血的物质等大多需要通过肾脏排泄。这些物质可能会在排泄过程中的肾脏造成损伤，导致肾脏器质性损害或功能受损，严重影响机体尿液生成和排泄等多种生理功能。由于各类药物在疾病预防中普遍应用，所以药物相关性肾损伤时有发生。药物性肾损伤是指由药物不良反应（adverse drug reaction，ADR）或药物不良反应（adverse drug event，ADE）所致的各种肾脏损害。

一、药物引起肾脏损伤的分类

（一）按损伤部位分类

1. 肾小球损伤 肾小球是肾单位中接触药物的起始部位，肾小球损伤的临床表现主要有大量蛋白尿、血尿等，其病理机制多样。主要机制有以下几种：

（1）药物的直接毒性对毛细血管内膜的损伤：如吉西他滨对血管内皮的直接毒性，诱导血管性血友病因子多聚体和纤溶酶原激活剂抑制物的释放，导致血栓性微血管病（thrombotic microangiopathy，TMA）。

（2）足细胞损伤：药物减少肾小球滤过膜所带负电荷，导致足细胞从肾小球基底膜脱落。改变肾小球滤过膜的电荷选择性和滤过孔大小，从而增加肾小球对带阴离子蛋白质的通透性，如嘌呤霉素和多柔比星。

（3）肾小球基底膜损伤：部分药物，如青霉胺、阿达木单抗、塞来昔布等可导致膜性肾病。

（4）ANCA 相关性血管炎，患者的髓过氧化物酶多为阳性：这类药物有肼屈嗪、青霉胺、丙硫氧嘧啶等。

（5）药物相关性狼疮：有类似于系统性红斑狼疮的临床表现，也可能是单纯的皮肤损害。常见药物有肼屈嗪、异烟肼、米诺环素等。

（6）变态反应性损伤：如青霉胺和卡托普利结合到肾小球膜上成为半抗原或者全抗原，形成原位免疫复合物，并通过静电作用被隔离在肾小球内部，在肾小球部位形成免疫沉淀，引发变态反应造成对肾小球的损伤。

2. 肾小管和集合小管损伤　肾小管有主动重吸收和分泌功能。该部位药物累积浓度较高，是药物损伤肾脏最常见的部位。它受到毒性损伤的发生率比肾小球要高得多，病理检查表现为肾小管上皮细胞肿胀、空泡变性、细胞脱落和凋亡。急性肾小管坏死在药物引起的肾脏损伤中发生率最高，占药源性急性肾损伤一半以上，特别是近曲小管。近曲小管损伤时尿液检测会出现糖尿、氨基酸尿，呈现近曲小管吸收障碍的范科尼综合征。其主要病因包括以下几种：

（1）与远曲小管相对紧密的上皮和高电阻相比，近曲小管的上皮容易渗漏化学物质，使其容易进入近曲小管。

（2）有机阴离子和阳离子、多肽、低分子量蛋白和谷胱甘肽结合物的转运主要在近曲小管进行，容易造成毒物在此累积从而产生毒性。例如，氨基糖苷类抗生素、β- 内酰胺类抗生素、顺铂等药物在近曲小管的转运和蓄积是其产生肾毒性的主要原因。

（3）细胞色素 P450 和半胱氨酸结合物 β- 裂解酶主要存在于近曲小管，在其他肾小管单位部位的活性很低。药物经 P450 和 β- 裂解酶产生的毒性产物多半损伤近曲小管。

（4）肾毒性药物引起肾小球滤过率降低，也可继发于肾小管损伤。药物引起肾小管坏死而增加其通透性，使滤过物通过肾小管基底膜逆向扩散，经空隙进入循环，造成肾小球滤过率减少。如两性霉素 B 通过引起肾血管收缩，最终降低肾小球滤过率。

此外，远曲小管和集合小管也可发生损伤，主要表现为尿浓缩能力受损和 / 或酸化功能缺陷，临床表现有多尿、低比重尿及尿渗透压下降等。引起远曲小管急性损伤的药物包括两性霉素 B 和顺铂等。

3. 肾乳头损伤　肾乳头位于肾髓质，即肾锥体的尖端部分。肾皮质、肾髓质和肾乳头接收液灌注的比例依次为 90%、6% ～ 10% 和 1% ～ 2%。因此，肾乳头最容易受缺血因素的影响。另外，由于肾乳头管中的液体更为浓缩，以及血液在该组织中流动缓慢，因此在长时间药物接触下，髓质和乳头组织易暴露于高浓度药物微环境。肾乳头对非甾体抗炎药的慢性损害作用非常敏感。这类抗炎药最初的靶部位是髓质部间质细胞，然后是髓质部毛细血管，同时引起髓袢和集合小管发生退行性改变，形成典型的药源性肾脏损伤，如镇痛剂肾病。

4. 肾间质损伤　肾间质损伤包括急性和慢性损伤。急性损伤通常为肾间质的变态反应性炎症，用药两周内出现急性肾功能障碍，伴有镜下血尿和轻度蛋白尿，组织学改变主要为间质高度水肿，伴有嗜酸性粒细胞、淋巴细胞及单核细胞浸润，肾小管基底膜呈线性样病变，组织化学检查表现为 IgG 和 C3 沉积。急性间质性肾脏损伤常见于青霉素及头孢菌素类药物引起的过敏反应。慢性损伤表现为肾间质纤维化、肾小管萎缩和局灶性单核及淋巴细胞浸润，严重者可伴有局灶性或完全性肾小球硬化。引起慢性间质性肾脏损伤的常见药物为非甾体抗炎药、顺铂、环孢素、甲氨蝶呤等。

5. 肾血管损伤　以肾血管病变为主，表现为肾小动脉和毛细血管损害。环孢素可以引起肾小球血管收缩、血管损伤和肾小动脉透明样变性。丙硫氧嘧啶、甲巯咪唑可引起血管炎样改变。

（二）按临床表现分类

1. 急性肾损伤

急性肾损伤是最常见的药物对肾造成的毒性作用，常见于用药 5 ～ 7 天后或一次性大剂量用药 24 ～ 48 小时后，其主要临床特征为少尿或无尿、肾小球滤过率急剧下降、血中含氮物质增加。药物造成急性肾损伤的有肾前性因素、肾实质及肾血管相关性因素、肾后性因素。肾前性因素包括血容量减少、外周血管扩张、入球小动脉收缩等；肾实质及肾血管相关性因素主要有血管炎、间质性肾炎、肾小管坏死、肾小管内结晶沉积等；肾后性因素有结石或狭窄引起的梗阻。急性肾损伤的病理生理的变化可以是肾小球病变。一方面，药物引起肾血管收缩，减少肾小球入球动脉的血量，导致肾脏血流量减少，肾脏灌注降低，同时肾小球毛细血管超滤系数减小；另一方面，药物引起肾小球损伤，可能导致肾小管的梗阻或者血液的逆向渗漏。肾血流量减少或肾小管梗阻导致肾小球滤过压降低，而肾小球超滤系数减小和血液的逆向渗漏导致肾小球滤过率下降。急性肾损伤的病理生理变化也可以是肾小管病变，药物可能引起缺血性或中毒性肾小管坏死，增加肾小管的通透性，进而使肾小球滤过率下降；还可以是药物减少肾小管细胞相互粘连，妨碍肾小管对滤液的重吸收，从而增加肾小管内压力，使滤液进入肾小管的阻力增大；更常见的是由各种药物过敏反应所致间质性肾炎和药物结晶析出引起的梗阻。

2. 慢性肾脏病

药物造成轻微肾损伤，早期常不易察觉，若长期服用肾毒性药物，代偿机制逐渐消失，可呈现肾功能低下，最终发展为肾功能衰竭。药物使肾小球压力增加可导致肾血管硬化及毛细血管丛退行性病变，部分肾单位及其清除废物的能力丢失，早期可由其他肾单位代偿，若这种情况长期持续，则会出现失代偿，最终可造成慢性肾功能衰竭。与慢性小管间质性肾病有关的肾功能衰竭，常出现在长期使用非甾体抗炎药、锂盐、环孢素的治疗过程中。一般认为肾功能衰竭后期是由药物初次损伤引起的继发性病理过程。如肾小球残余血管的压力和血流持久代偿增加则会造成以下情况：①内皮切变应激增加而损伤毛细血管内皮细胞；②损坏肾小球毛细血管壁，使通透性改变；③穿过毛细血管而漏出的大分子在局部沉积，致肾小球系膜增厚。除了上述肾小球血液流变学改变之外，肾小球过度生长、小球间质损伤也在慢性肾功能衰竭病理过程中发挥重要作用。

二、引起肾脏损伤的典型药物及发生机制

（一）引起肾脏损伤的典型药物

1. 非甾体抗炎药

非甾体抗炎药（NSAID）如对乙酰氨基酚、阿司匹林、布洛芬、萘普生、吲哚美辛等，被广泛用于类风湿关节炎、关节痛等风湿免疫性疾病的抗炎、镇痛，长期应用、误用或滥用此类药物易导致肾脏损害。流行病学调查资料显示，在欧美国家，NSAID 相关性肾病占终末期肾病的 15% 左右，是间质性肾炎的主要病因。NSAID 肾损伤的主要临床表现有以下 2 种：

（1）水肿：最常见的是眼睑、下肢等外周水肿。

（2）尿液的改变：主要表现为尿少、泡沫尿、夜尿增多等。

使用 NSAID 至少可引起三种不同的肾损伤：①使用大剂量 NSAID 数小时后引起的急性肾损伤，表现为肾血流量和肾小球滤过率减少及少尿，停药后通常可逆转。机制可能是具有血管扩张作用的前列腺素被 NSAID 抑制后，体内的儿茶酚胺和血管紧张素占优势，导致肾血流量减少和肾组织局部缺血。② NSAID 长期使用导致不可逆的肾毒性，称为镇痛剂肾病。该肾病的原发性损害是肾乳头坏死伴慢性间质性肾炎，早期变化包括髓袢和整个肾乳头部毛细血管坏死。大剂量对乙酰氨基酚引起的肾损伤表现为近曲小管坏死，伴有血浆尿素氮和血清肌酐升高，肾小球滤过率和对氨基马尿酸（para-aminohippuric acid，PAH）清除率降低，水、钠和钾分级排泄增加，尿中葡萄糖、蛋白和刷状缘酶系增高。目前认为对乙酰氨基酚产生肾毒性的原因主要是肾皮质被微粒体细胞色素 P450 氧化酶系统氧化为有毒代谢物。③ NSAID 导致肾间质肾炎，表现为弥漫性间质水肿伴炎症细胞浸润，

患者通常血清肌酐升高伴蛋白尿。此时若停用NSAID，则肾功能可在1～3个月内得到改善。

2. 氨基糖苷类抗生素

氨基糖苷类抗生素（aminoglycoside antibiotics，AGAs）有多个品种，主要经肾排泄并在肾皮质内蓄积产生肾毒性，这类药物肾毒性强度大小依次为新霉素、妥布霉素、庆大霉素、卡那霉素、阿米卡星、链霉素、依替米星、奈替米星。肾毒性的主要临床类型为急性肾小管坏死或肾小管损伤，AGAs的毒性与药物剂量及疗程呈正相关，日剂量过大，且疗程超过2周，肾毒性发生率可达50%，约15%表现为急性肾损伤。AGAs肾毒性的发病机制主要有3种：①细胞膜磷脂代谢障碍，细胞膜通透性发生改变；② AGAs阳离子与肾小管带负电荷的磷脂体结合，细胞通过内吞摄入药物，并抑制溶酶体内的磷脂酶和髓鞘磷脂酶，磷脂聚集引起溶酶体破裂；③ AGAs进入高尔基体抑制蛋白质合成。当这类药物与袢利尿剂、造影剂、环孢素、头孢噻吩、头孢唑林、两性霉素B、多黏菌素B或万古霉素合用时，肾毒性发生率显著增加。

3. 头孢菌素类

这类抗菌药物分为四代，均有不同程度的肾毒性，但以第一代头孢菌素较为多见，主要发病机制是原因不明的变态反应。大剂量应用头孢噻吩、头孢唑林的潜在肾毒性表现为肾小管坏死，其机制为近曲小管有机阴离子转运系统将这些药物分泌到肾小管，达到高浓度则引起肾毒性。该毒性作用可被近曲小管内能竞争有机阴离子排泌系统的化合物（如丙磺舒）减弱，随着小管液内头孢菌素浓度降低，毒性可逐渐消失。

4. 青霉素类

这类抗菌药物品种繁多，但近年来文献报道的致病因素多为半合成青霉素，其中以氨苄西林和阿莫西林所致的肾损伤较为多见。其发病机制主要是通过免疫途径致病，严重者可导致过敏性休克。主要表现为急性间质性肾炎（acute interstitial nephritis，AIN），通常与药物剂量不相关，如甲氧西林可致典型的AIN，而半合成青霉素所致的过敏反应不如前者突出，用量过大时可能导致急性肾小管坏死。肾脏病理检查中免疫荧光可见IgG和C3，证实了过敏反应的存在。

5. 造影剂

近年来随着影像诊断技术的发展，造影剂的使用越来越广泛，造影剂肾病的发生率也逐年升高。常用的造影剂为2，4，6-三碘丙酸衍生物，几乎不与血浆蛋白结合，不被机体代谢，以原型从肾小球滤过。典型的造影剂肾病表现为血清肌酐上升，尿量可能减少。造影剂肾病的发病机制主要有2个：①肾缺血和肾脏血流分布异常；②造影剂的肾小管毒性，等渗非离子型造影剂的毒性较低渗造影剂小，等渗非离子型造影剂比低渗和高渗造影剂具有更好的生物相容性，高渗造影剂可增加血液黏度，使造影剂清除减慢，毒性增加。造影剂的用量越大，发生造影剂肾病的概率越高，老年人、脱水状态、充血性心力衰竭、已有肾脏疾病等情况下，合用肾毒性药物可增加肾损伤的风险。

6. 抗病毒药物

这类药物分为 3 类：核苷类、非核苷类、生物抗病毒药。以上 3 类均可引起肾脏损害。抗病毒药肾损伤的主要原因是药物对肾小管上皮细胞的内毒性。大剂量静脉用药或滴注过快易发生急性肾小管坏死，中重度肾功能不全患者应用抗病毒药可能发生急性肾功能衰竭、急性肾小管坏死、尿崩症、慢性肾脏病等。低血容量状态的患者应用抗病毒药易出现结晶相关性肾病。

7. 环孢素

肾毒性是环孢素最主要的不良反应之一。临床上，环孢素肾毒性包括 3 种：①急性可逆性肾脏损伤；②急性肾血管损伤；③慢性肾间质纤维化。急性肾脏损伤表现为剂量依赖性肾血流量和肾小球滤过率减少，血浆尿素氮和肌酐增加，减少剂量可减轻症状。用药后可见血管病变和血栓性微血管病，可影响静脉和肾小球毛细血管，但不伴有炎症介质的表达和浸润。长期用药可导致肾间质纤维化等慢性病变，表现为血清肌酐升高、肾小球滤过率降低，并伴有高血压、蛋白尿和肾小管坏死。

8. 抗肿瘤药物

顺铂作为一种周期非特异性抗肿瘤药，对实体瘤具有较好疗效，但其肾毒性限制了其临床应用。顺铂的肾毒性可分为：①肾小管毒性；②肾血管损伤；③肾小球损伤；④肾间质损伤。顺铂诱发肾毒性的作用机制尚不明确，可能与其在细胞内水解为活性形式的氯羟二氨铂或二羟二氨铂有关。临床上常用的抗肿瘤药物还有靶向治疗药和免疫检查点抑制剂。抗 VEGF 药物可导致 TMA 发生，引起肾功能损伤。免疫检查点抑制剂引起的肾损伤多表现为急性间质性肾炎，也有病例报道肾穿刺活检可表现为 IgA 肾病。

9. 中药导致的肾损伤

文献记载具有肾损伤的中药已逾 100 种，其中以植物类多见，主要包含生物碱的植物药、多足动物药及含重金属的矿物药。

中药引起的肾损害与药物所含的毒性成分、用药剂量及时间等因素相关，可能的发病机制有 3 种：①肾小管中毒性损伤；②肾缺血；③免疫机制引起的过敏反应或肾间质纤维化。临床表现以急性肾小管坏死、急性间质性肾炎、肾炎综合征为主。

10. 质子泵抑制剂

质子泵抑制剂（proton pump inhibitor，PPI）是最常见的处方类药物之一，其通过抑制胃酸来缓解消化道不适症状，促进黏膜愈合。PPIs 在临床上通常被认为是有效且耐受性良好的药物，短期使用 PPIs 只有罕见和轻微的副作用，但随着近些年临床研究的深入，越来越多的证据提示长期服用 PPIs 不仅与痴呆、骨折、心肌梗死、感染、微量元素缺乏和胃肠道肿瘤相关，也和急性肾损伤、慢性肾脏病、慢性肾脏病进展和终末期肾脏病的发病风险密切相关。急性间质性肾炎是长期服用 PPIs 患者出现急性肾损伤最常见的病理类型。目前 PPIs 导致急性肾损伤发生机制尚不明确，可能与免疫损伤、肾小管细胞再生减少、氧化应激增加和基因表达改变有关。

11. 其他药物

长期大剂量使用四环素类药物，可加剧原有的肾功能不全，影响氨基酸代谢，从而加重氮血症。两性霉素 B 的临床使用也受其肾毒性的限制，表现为抗利尿激素抵抗性多尿，肾小管性多尿，低血钾症和急、慢性肾功能衰竭。喹诺酮类药物具有不同程度的肾毒性，常发生于老年人、免疫力低下患者、严重感染者等，发病机制可能是以下 3 种：①过敏性 AIN，导致肉芽肿性间质性肾炎；②诱发小血管炎或溶血；③药物结晶造成肾小管阻塞。

（二）药物引起肾脏损伤的机制

如上所述，引起肾毒性的药物有很多，对肾脏的损害作用可以是直接的，也可以是间接的，机制十分复杂。很多药物肾毒性作用机制迄今尚未阐明。根据药物对肾脏损伤的作用方式，可将药物肾毒性作用机制分为以下几类。

1. 直接毒性作用

某些药物（包括其代谢产物）具有细胞毒作用，如新霉素、多柔比星、嘌呤霉素等。它们可从多方面造成肾毒性：损害细胞膜，破坏其保护屏障；损伤细胞线粒体、溶酶体；抑制蛋白酶活性和蛋白质合成等。药物直接毒性对肾脏细胞的损害程度与药物的剂量和疗程密切相关，多见于用药剂量过高和 / 或用药时间过长的药物。

2. 免疫损伤

一些药物进入体内后成为一种全抗原（如抗血清），可与机体产生的抗体结合形成抗原，抗体复合物沉积于肾小球基底膜而引起病变；一些药物与血浆蛋白或直接与肾小球基质膜蛋白结合后成为半抗原，可能在补体参与的情况下，对肾小球基底膜产生免疫反应而引起病变。此类损害与药物的剂量关系不大，肾损害主要表现为肾小球肾炎、间质性肾炎和膜性肾病。

3. 影响肾脏供血

某些药物（如非甾体抗炎药）能抑制肾脏前列腺素的合成，降低肾血流量，造成肾小球滤过率降低，出现少尿或无尿等肾功能障碍症状。非甾体抗炎药引起的肾乳头坏死，可能和乳头部位慢性缺血继发肾血管收缩有关。

4. 物理性肾损害

某些药物本身对肾脏的毒性很低，但是可对肾小管造成机械性阻塞，导致肾损害。如磺胺嘧啶溶解度低，排泄时容易在肾小管中析出形成结晶，堵塞肾小管，使其变性、坏死，尤其在 pH 降低和脱水时更容易发生。此外，药物的高渗作用也可对肾小球和肾小管造成物理性损害。

第三节 药物对心血管系统的毒性作用

一、药物引起心脏损伤的机制

心血管毒性药物可引起复杂的心脏生物效应，导致心律失常、传导阻滞、心肌肥大、缺血性心脏病和心力衰竭等一系列功能和器质性改变。具有心血管毒性的药物，在早期可引起心脏生化指标改变，如心肌酶活性、能量代谢变化以及离子稳态改变，最终导致心律失常。心律失常经常作为其他类型心功能紊乱的并发症出现。轻度的心肌损伤可以修复，因为心肌细胞可发生结构和功能的适应性改变，但是严重的损伤可导致心肌细胞死亡，死亡的心肌细胞不可再生，由此产生不可逆损伤。

在心脏毒性药物的持续作用下，可以激活转录因子，引发心肌细胞一系列细胞及分子调控事件。促心肌细胞肥大基因的激活和相关转录因子的上调可以引起心肌肥大。非生理状态时，初期心肌肥大是代偿反应，此时肌损伤是可逆的；如果心血管药物的毒性持续作用，心脏会出现生理、生化、形态及功能的一系列改变，进而出现以心肌细胞凋亡和坏死为形态学特征的心肌细胞死亡。

凋亡和坏死这两种细胞死亡方式可同时出现在心肌组织和心肌细胞中，两种细胞死亡类型的激发事件可能是共同的，出现哪种死亡形式取决于毒物的作用强度和作用时间。细胞凋亡是指由体内外因素触发细胞内预存的死亡程序而导致的细胞死亡过程，如果凋亡程序在下游的某个控制点被终止或药物毒性作用强度过大，细胞死亡形式可能由凋亡转为坏死。此外，细胞凋亡是一个能量依赖过程，腺苷三磷酸浓度是决定凋亡和坏死之间转换的关键因素。多种药物可引起心脏毒性，其中有些还是心血管疾病治疗药物，这些药物长期使用不当可能造成心肌损害。

二、药物引起血管损伤的机制

（一）血管内皮损伤

血管内皮细胞是微循环系统的主要组成成分，是最易受到药物作用的目标。血管内皮损伤对血管功能具有保护和损害的双重作用。一方面，血管内皮细胞损伤可使一氧化氮合酶（nitric oxide synthase，NOS）的合成增加，促进 NO 的生成，进而活化核转录因子 -κB（nuclear factor kappa-B，NF-κB）和促分裂原活化的蛋白激酶（mitogen-activated protein kinase，MAPK）等细胞内的信号转导通路，产生具有抗毒性损伤作用的蛋白质或细胞因子、趋化因子和黏附因子，以保护循环系统。另一方面，血管内皮细胞损伤也可以导致动脉粥样硬化并促进内皮素 -1（endothelin-1，ET-1）的生成。ET-1 是很强的缩血管化学物质，是血管损伤的主要介导物。ET-1 水平升高可作为心力衰竭的一个重要的标志。

（二）血管平滑肌损伤

血管平滑肌细胞是除血管内皮细胞外最容易受到药物毒性作用的细胞。血管平滑肌的毒性损伤包括血管张力改变和动脉粥样硬化。具有血管毒性的药物可使平滑肌细胞变形，甚至丧失收缩功能，也可以通过影响钙结合蛋白、钙平衡调节蛋白、钙激活蛋白以及钙储存和释放过程影响钙平衡，影响收缩蛋白的功能，进而改变血管张力。

（三）氧化 / 硝化应激

当一些药物作用于内皮细胞和平滑肌细胞时，会产生活性氧和活性氮，从而引起细胞的氧化损伤，即氧化 / 硝化应激。氧化 / 硝化应激能够引起细胞线粒体和溶酶体功能障碍，破坏心血管系统的结构和功能。

（四）炎性损伤

血管的炎性损伤也叫血管炎。最初损伤的内皮细胞及其释放的化学物质参与炎性反应的启动，如募集参与炎症反应的细胞到炎症区域。活化的炎症细胞释放细胞因子，进一步扩大炎症效应，最终导致血管的炎性损伤。

三、药物引起心脏损伤的类型

多种药物毒性作用的靶部位位于心血管系统。很多药理学实验证明，细胞膜表面受体、第二信使系统、离子通道、离子泵与细胞器等都是药物心血管毒性的作用靶点。心血管的功能也受心血管部位异常释放的神经递质影响。药物过量或作用于以上心血管系统的靶点发生异常时，会引起不同的心血管损伤类型。

（一）心力衰竭

心力衰竭（heart failure）又称心功能不全（cardiac insufficiency），是指由于心脏损伤引起心脏泵血功能不足，心输出量减少，不能满足机体代谢所需血量的一种综合征。按照发展速度分类，心力衰竭可分为急性心力衰竭和慢性心力衰竭。

急性心力衰竭是由于急性的心脏病变引起心输出量急速降低，导致组织器官灌流不足和急性淤血的综合征。急性心力衰竭包括急性左心衰竭、急性右心衰竭和非心源性急性心力衰竭，临床上以急性左心衰竭为多见，表现为急性肺水肿，严重者伴心源性休克。

慢性心力衰竭是慢性原发性心肌病变和心室因长期压力或容量负荷过重引起的，又称为慢性充血性心力衰竭。慢性心力衰竭根据临床表现可分为左心衰竭、右心衰竭和全心衰竭。降低心脏泵血能力与升高循环体液量即升高前后负荷是药物引起心力衰竭的主要途径。负性肌力药能够直接降低心肌的泵血能力，引起心力衰竭，这类药物包括钙通道阻滞剂如维拉帕米、地尔硫䓬等。β受体拮抗剂（如普萘洛尔）能抑制心肌收缩能力并减慢心率，提高外周血管的抵抗力，增加心脏的后负荷，以此进一步降低心输出量。临床试验发现α受体拮抗剂（如哌唑嗪）能显著地降低血压，这与充血性心力衰竭的发病率显著相关。

其他能引起或加重心力衰竭的药物有Ⅰ类抗心律失常药、皮质醇、非甾体抗炎药、抗肿瘤药等。近年报道一种酪氨酸激酶抑制剂舒尼替尼，能显著降低心脏射血分数，可引起心力衰竭。

（二）心律失常

心律失常（arrhythmia）是指心脏冲动产生的频率、心脏起搏冲动在心脏中的传导速度、节律与激动心肌的次序异常。按照发生的原理，心律失常分为冲动形成异常与传导异常。冲动形成异常，又分为窦性心律失常和异位心律失常。其中，窦性心律失常包括窦性心动过速、窦性心动过缓等；异位心律失常包括被动异位心律失常和主动异位心律失常。冲动传导异常包括生理性冲动传导异常和病理性冲动传导异常。生理性冲动传导异常包括干扰性房室分离；病理性冲动传导异常包括心脏传导阻滞（窦房、房内、房室传导阻滞，左、右束支及左束支分支阻滞）、室内阻滞等。K^+、Na^+ 和 Ca^{2+} 通道等在心脏的起搏与冲动传导过程中起着重要的作用。各种能够影响心肌细胞膜离子通道功能的因素均有可能引发心律失常，同时任何干扰心脏代谢的因素也能导致心律失常的发生。

药物可通过改变自主神经系统兴奋性，或者直接作用于细胞膜受体或离子通道而造成异常冲动，导致心律失常。药源性是较为特殊的导致心律失常的原因。另外，药物可以影响心脏细胞的一种或多种离子通道，直接导致心肌细胞的电生理特征发生变化，引起心律失常。

（三）心肌炎与心肌病

1. 心肌炎

心肌炎（myocarditis）是指心肌本身的炎症病变，分为局灶性或弥漫性心肌炎两种，可由感染或非感染途径发病。发病时，心肌间质发生增生、水肿，可有炎性细胞浸润。药物引起的心肌炎可产生于心内膜、血管周围以及间质组织中。药物性心肌炎包括超敏性心肌炎与中毒性心肌炎。药物损伤心肌的机制复杂，可能通过诱导某些细胞因子的产生而影响心肌供血。临床引起超敏性心肌炎的药物有青霉素、异烟肼、破伤风类毒素、磺胺类药物、两性霉素 B、氨苄西林、麻黄碱、吲哚美辛、四环素、氯霉素、链霉素、头孢克洛、甲基多巴、白喉毒素、氯氮平等。其中最易引起心肌炎的药物是磺胺类、甲基多巴、青霉素及其衍生物。超敏性心肌炎的发生无药物剂量依赖性。引起中毒性心肌炎的药物有环磷酰胺、某些抗精神病类药、一些抗寄生虫药等。中毒性心肌炎有药物剂量依赖性。通常在停药后，药物对心肌的损伤仍可延续一定的时间。

2. 心肌病

心肌病（cardiomyopathy）是指非冠状动脉疾病、高血压、瓣膜病和先天性心脏缺陷导致的心肌结构和功能异常的心肌疾病。药物性心肌病（drug-induced cardiomyopathy）是指接受某些药物治疗时，因药物对心肌的毒性作用而引起的心肌损伤，临床表现类似于扩张型心肌病。药物引起心肌病的机制复杂，可列举如下四点：

（1）对心肌细胞的直接毒性作用：如抗肿瘤药多柔比星、柔红霉素等作用于心肌细胞后，可通过上调氧化应激反应，引起线粒体功能障碍，抑制脂肪酸氧化反应、促进凋亡，诱导心肌细胞损伤。

（2）抑制心肌收缩性：代表药物有抗精神病药物（如氯丙嗪、奋乃静、三氟拉嗪）、三环类抗抑郁药（如氯米帕明、阿米替林、多塞平）等。

（3）引起心肌细胞的代谢异常：某些抗寄生虫药（如依米丁等）可抑制氧化磷酸化等的进行。

（4）个别药物（如儿茶酚胺类）引起类似于肥厚型心肌病的病变：心肌对儿茶酚胺的反应性增高，导致心肌肥厚的发生。此外，儿茶酚依赖性室性心动过速是肌浆网中钙释放通道 Ryanodine 受体 2（ryanodine receptor2，RyR2）基因突变所致。

（四）心包炎

心包炎（pericarditis）是心包发生炎症，使心脏受压迫而舒张不良，从而影响心脏功能的一种心脏疾病。心包炎可分为急性和慢性心包炎两类，慢性心包炎较严重的类型是缩窄性心包炎。引起心包炎的药物主要有普鲁卡因胺、异烟肼、肼屈嗪、色甘酸钠、丹曲林、麦角新碱、抗凝血药物、溶血栓药、苯妥英、青霉素、多柔比星等。其中青霉素可能引发伴有嗜酸性粒细胞增多的过敏性心包炎。多柔比星和柔红霉素常诱发心肌病，同时也可诱发心包炎。

（五）心脏瓣膜病

心脏瓣膜病（vascular heart disease）是由于心脏瓣膜（包括瓣叶、腱索及乳头肌）的炎症引起的结构毁损、纤维化、粘连、缩短，黏液瘤样变性，缺血性坏死，钙质沉着或先天发育畸形的一种病症。瓣膜狭窄与瓣膜损伤是常见的损伤形式。预防偏头痛的麦角新碱、麦角胺和甲麦角胺长期应用可损伤瓣膜。其他引起心脏瓣膜病的药物有食欲抑制剂如芬氟拉明和右芬氟拉明、多巴胺受体激动剂如培高利特和卡麦角林等。药物导致心脏瓣膜疾病的可能机制是影响或干扰 5- 羟色胺的功能与代谢。

四、药物引起血管损伤的类型

（一）高血压

当血液在血管内流动时，作用于单位面积血管壁的侧压力称为血压。人类的正常收缩压为 90 ～ 140 mmHg，舒张压为 60 ～ 90 mmHg。高血压（hypertension）即为收缩压高于 140 mmHg 和 / 或舒张压高于 90 mmHg。临床上可分为原发性高血压和继发性高血压两大类。很多因素能异常地引起血压的升高，药物毒性是重要的因素之一。药物长期反复作用于大脑皮质，使交感神经兴奋性增高，会导致血压升高。同时，肾脏分泌肾素增多，肾素将血浆中的血管紧张素原水解为血管紧张素Ⅰ，并在血管紧张素转化酶的作用下进一步水解为血管紧张素Ⅱ。血管紧张素Ⅱ收缩血管能力强，外周阻力升高，引起高血压，同时刺激醛固酮分泌，引起水钠潴留，进而加重高血压。

多种药物具有液体潴留、提高循环体液量的致高血压作用。这些药物主要有免疫抑制剂，如环孢素、非甾体抗炎药、皮质醇、甘珀酸、高钠含量的药物（如抗酸胃药）。同时，非甾体抗炎药可以抑制前列腺素的合成，促使血管收缩引起高血压。甲状腺激素具有兴奋神经作用，收缩血管引起高血压。雌激素具有升高体重和循环体液量、增加外周胰岛素抵抗并且激动肾素 - 血管紧张素系统的作用，因此能升高血压。此外，酒精的过量摄入亦可引起高血压。

（二）低血压

和高血压不同，低血压（hypotension）没有明确的指标指征。大部分的低血压症状是出现一过性直立性低血压。直立性低血压是由于体位的改变，如从平卧位突然转为坐位或直立位时，或长时间站立发生的脑供血不足引起的低血压，通常直立性低血压患者站立后收缩压较平卧位时下降 20 mmHg 或舒张压下降 10 mmHg，并伴有明显症状，如头晕、视线模糊、乏力、恶心、认知功能障碍、心悸、颈背部疼痛等。药物性低血压的机制至今未阐明，可能与中枢神经细胞张力障碍有关。影响血管收缩类的药物，如 α 受体拮抗剂、血管紧张素转化酶抑制剂（angiotensin converting enzyme inhibitors，ACEI）均能导致直立性低血压。其他能导致直立性低血压的药物还有抗高血压药（如甲基多巴）、抗精神病药（如氯氮平）、血管扩张药（如硝酸甘油）等。

（三）血管炎

血管炎是血管壁及血管周围有炎性细胞浸润，并伴有血管损伤的一种血管疾病。药源性血管炎（drug-induced vasculitis）是使用某些药物时引起的血管炎症。血管炎发生时，血管壁会变薄变窄并产生瘢痕。能引起血管炎的药物有上百种，如磺胺类、环丙沙星、丙硫氧嘧啶、卡比马唑、甲巯咪唑、环磷酰胺、麦角胺等。其中化疗药物能使细胞分泌多种致炎因子，促使炎症的形成与发展。抗甲状腺药物丙硫氧嘧啶可引起多种细胞因子分泌异常，促使血管炎发生。此外，吲哚洛尔等一些 β 受体拮抗剂能使小动脉血管痉挛产生雷诺现象；麦角胺可直接作用于血管细胞引起坏疽；人参皂苷可干扰血管平滑肌钙通道，导致血管收缩不良。

第四节 药物对神经系统的毒性作用

药物引起的神经系统损害，可以导致中枢及周围神经系统病变，已引起医学界的高度重视。氨基糖苷类抗生素的耳毒性作用是最为常见的药物毒性引起的周围神经病变之一，可造成严重的听力伤残。

一、药物引起神经系统损伤的类型及机制

根据毒性作用发生的靶器官不同，药物对神经系统毒性作用可分为神经元损害、轴索损害、髓鞘损害和影响神经递质功能；根据神经元损害的程度可分为神经元功能性改变、炎症性及退行性改变。

（一）药物引起神经系统靶器官损伤

1. 神经元损害 许多药物可损害神经元，导致神经元病（neuronopathy），严重时可导致神经元因凋亡或坏死而丢失。神经元的丢失是不可逆的，同时神经元损害也可继发性损害树突、轴索和髓鞘。例如抗恶性肿瘤药物多柔比星可以损害周围神经系统的神经元，尤其是背根神经节和自主神经节的神经元。氨基糖苷类抗生素可引起内耳毛细胞膜上钠钾离

子泵功能障碍，从而使毛细胞受损，导致耳蜗毒性和前庭毒性。药物导致的神经元损伤及临床症状如表 1-3-1 所示。

表 1-3-1 药物导致的神经元损伤及临床症状

药物	神经毒性的细胞基础	神经元损害引起的症状
维生素 E	皮层 / 海马神经元缺损、杏仁核缺损	兴奋过度、震颤
链霉素	内耳毛细胞受损	听觉丧失
氯霉素	视网膜神经元破坏、周围神经轴索变性	视神经炎、周围神经病
紫杉醇类	感觉神经元损伤、交感神经元受损	烧灼、麻刺感、关节疼痛
奎宁	视网膜神经节细胞空泡变性	眼球震颤、复视、眩晕、共济失调

2. 轴索损害 以轴索作为毒性原发部位而产生的中毒性神经功能障碍，称为轴索病。目前发现具有神经毒性的药物会使轴索远端支配神经的功能丧失，导致周围神经病变，从而累及感觉神经、运动神经及自主神经，产生感觉和运动障碍。例如，长春新碱可抑制微管合成，导致轴索运输障碍，引起周围神经病。又如有机磷酸酯类不仅可引起轴索变性，导致急性神经毒性，也可使轴索内的胆碱酯酶老化，抑制其活性，使轴索内轴浆运输中的能量代谢发生障碍，轴索发生退行性变化，继发脱髓鞘病变，引起迟发性神经毒性。电镜观察结果显示，不同原因引发的轴索变性，其轴索超微结构早期变化不同。例如，当三氯乙烯、丙烯酰胺或氯丙烯等引起中毒性神经麻痹时，早期轴索内神经微丝增多聚集。在周围神经系统中，胶质细胞和巨噬细胞对轴索再生起支持作用，因此轴索变性或损伤后可恢复。而在中枢神经系统中，由于少突胶质细胞表达神经突生长抑制蛋白，具有抑制神经纤维的生长和再生的作用，并且受损的髓鞘释放抑制因子、星形胶质细胞形成瘢痕造成不利的神经 - 胶质因子环境，再者成熟神经元的本身性质决定了轴索变性很难恢复。

3. 髓鞘损害 髓鞘是包裹在神经细胞轴突外面的一层膜，由施万细胞（外周神经系统）、少突胶质细胞（中枢神经系统）组成，其作用有：①绝缘，防止神经电冲动从神经元轴突传递至另一个神经元，轴突髓鞘是神经元突起的电绝缘物质；②通过一种称为“跳跃式传导”的机制来加快动作电位的传递；③在一些轴突受损的情况下引导轴突的再生；④通过提供能量代谢产物（如乳酸）来保持轴突的长期完整性；⑤髓鞘还可以表现出动态的、经验衍生的可塑性，这有助于大脑的学习。当髓鞘完整性或可塑性受损时，可能会引起相应症状。临床上，哌克昔林、胺碘酮、呋喃妥因等可导致髓鞘损害（表 1-3-2）。

表 1-3-2 药物导致的髓鞘损害及其临床症状

药物	神经毒性的细胞基础	髓鞘损害引起的症状
哌克昔林	干扰髓鞘的形成和维持	周围神经炎
胺碘酮	神经及神经根的髓鞘退行性病变	震颤、周围神经脱髓鞘病
呋喃妥因	神经及神经根的髓鞘退行性病变	感觉丧失（最初）、伴有严重的肌肉萎缩

药物引起的髓鞘损害主要有以下两种类型：

（1）脱髓鞘：药物直接作用于髓鞘细胞可引起脱髓鞘。脱髓鞘可由靶向少突胶质细胞和/或中枢神经系统髓鞘的各种化学毒素诱导，溶血磷脂酰胆碱和双环己酮草酰二腙均可导致脱髓鞘损伤。

（2）髓鞘水肿：药物可引起髓鞘水肿。髓鞘水肿可以由碱性蛋白质 mRNA 转录水平的改变引起，早期变化是可逆的，也可演变成脱髓鞘作用。外伤、炎症感染、病毒感染等都可导致脊髓水肿。周围神经系统的髓鞘变性可再生，但中枢神经系统的髓鞘变性不可再生。

4. 神经递质毒性 药物对神经系统的毒性作用，除了上述直接损伤神经元的结构之外，也可通过影响神经递质的释放或摄取，激动或拮抗相关受体，最终导致神经元功能障碍。例如，可卡因滥用可引起强烈的中枢神经兴奋作用。大量研究表明，激活中脑边缘系统中多巴胺（dopamine，DA）系统，致使 DA 释放增加，是导致可卡因成瘾的神经生物学基础。长期大剂量应用中枢 DA 受体拮抗剂氯丙嗪时，可引起锥体外系反应，如震颤、运动障碍、静坐不能、流涎等药源性帕金森病。机制可能是由于 DA 受体长期被拮抗、受体敏感性增强或反馈性促进突触前膜的 DA 释放增加。利血平可以通过耗竭去甲肾上腺素（norepinephrine，NE）产生镇静和安定等中枢抑制作用，大剂量可引起抑郁症和其他神经症状。

（二）药物引起神经系统功能损伤

按照药物对神经系统损害的程度，可分为神经元功能性改变、炎症性改变及锥体外系疾病。其中功能损害又分为脑损害和精神异常。

1. 药物导致的脑损害

药物引起的脑损害以血管损害为主，包括颅内压增高、脑血栓形成、脑梗死和脑血管出血等。临床常见的易引起脑损害的药物主要有以下几类：

（1）喹诺酮类、维生素 A、维生素 D、肾上腺皮质激素类等药物可引起颅内压增高。临床表现为头痛、呕吐，检查可见视神经乳头水肿，一般无局限性神经系统体征，脑脊液成分无改变，脑室循环系统正常。处置方法为及时停药，予以脱水、降低颅内压等对症治疗，预后一般良好。

（2）血管扩张药硝酸甘油，止血药酚磺乙胺、氨甲苯酸和肾上腺色腙等可引起脑梗死和脑血栓。另外，长期服用避孕药（如雌激素）者可能发生颅内动脉、静脉及静脉窦血栓。胆影葡胺、泛影酸钠除引起一般脑损害外，还可造成脑血液循环障碍和脑梗死。

（3）抗凝血药物 6- 氨基己酸、双香豆素、肝素、尿激酶及链激酶等可引起颅内出血。

（4）青霉素脑室或鞘内注射，或大剂量青霉素静脉滴注，可引起意识障碍、肌阵挛、抽搐等。

（5）抗革兰阴性菌的药物萘啶酸可引起头痛、呕吐、意识模糊、感觉障碍、视力下降等。

（6）镇静催眠药苯妥英钠、甲喹酮、呋喃妥因等长期使用可引起小脑综合征，表现为手震颤、肌张力异常、姿态异常、共济失调等。

（7）利多卡因、苯妥英钠、吩噻嗪、三甲双酮、丙米嗪等可引起中枢兴奋性递质增多或抑制性递质减少，导致癫痫发作。

2. 药物导致的精神异常

可引起严重精神损害的药物主要有抗精神病药、镇静催眠药、抗组胺药等，损害症状及严重程度常与剂量、疗程密切相关。常见症状如下：

（1）药源性精神失常：氯丙嗪、氟奋乃静、硫利达嗪、氯氮平等药物与碳酸锂联合应用时会造成锂的血药浓度迅速升高，导致药源性精神失常。左旋多巴与巴氯芬联合应用可增加左旋多巴的毒性作用，引起感觉知觉、注意力、记忆、思维、情感、意志、饮食、动作行为等障碍及妄想等。

（2）药源性行为异常：艾司唑仑可引起儿童或老年人的异常反应，临床表现为紧张、焦虑、易怒、有伤人毁物的攻击性行为等。异烟肼与双硫仑联合应用可引起行为异常，表现为易怒、无明显外界诱因的攻击性行为、坐卧不安、搓手顿足、协调或不协调性精神运动性兴奋或抑制。

（3）药源性精神障碍：东莨菪碱等可引起交感神经兴奋、副交感神经抑制，同时伴有腺体分泌抑制；肾上腺皮质激素可引起脑功能改变、电解质紊乱或代谢障碍。

（4）药源性精神分裂症症状加重：苯丙胺、吗啡等可使精神分裂症的原有症状加重。

（5）药源性躁狂症：异烟肼、肾上腺皮质激素等可导致躁狂。

（6）药源性躁狂抑郁症：利血平可导致情感高涨、思维加速、动作言语增多，终日笑逐颜开、得意扬扬，有时表现为昼重夜轻的情绪低落、悲观抑郁、忧心忡忡、唉声叹气、兴趣索然、自责自罪等。

3. 药物导致的神经系统损害

多发生于疫苗，是由疫苗和抗病毒血清引起的变态反应所致。临床症状表现为头痛、意识障碍、失明、癫痫样发作及各种局灶性神经系统体征，死亡率高。如百日咳菌苗、脊髓灰质炎疫苗、破伤风抗毒素、狂犬病疫苗、牛痘疫苗、麻疹减毒活疫苗、白喉抗毒素、蛇毒血清等均可引起脑炎。复方磺胺甲噁唑可引起无菌性脑膜炎多次发作，再接触同类药物间隔更加缩短，停药后患者可逐渐恢复。

4. 药物导致锥体外系疾病

锥体外系疾病包括药源性帕金森综合征、药源性异动症、急性肌张力障碍、药源性静坐不能、迟发性运动障碍和抗精神病药恶性综合征等。抗高血压药利血平及α-甲基多巴、钙通道阻滞剂桂利嗪及氟桂利嗪、止吐药甲氧氯普胺等，均可通过阻滞纹状体突触后DA受体、耗竭DA和其他生物胺、抑制突触前膜多巴胺类物质囊泡的储存和转运，降低DA功能，导致帕金森样症状与体征。抗精神病药氟哌啶醇也易引起药源性帕金森综合征。

（三）药物引起神经系统损伤的机制

药物引起神经系统毒性，主要是通过影响神经递质、受体、离子通道、细胞信号传导、神经胶质细胞和胆碱酯酶的功能，进而导致神经系统功能障碍。

1. 改变递质水平　药物或外源性物质可以通过影响神经递质代谢，改变递质水平或干扰神经递质的贮存和/或释放而导致神经系统功能损害。如苯妥英钠、三甲双酮、吩噻嗪类、丙米嗪、利多卡因、萘啶酸等许多药物能使脑内兴奋性递质增多或抑制性递质减少，从而导致兴奋与抑制失衡，引发癫痫。麻黄碱能促进NE神经末梢释放递质，从而产生精神兴奋和失眠等中枢兴奋症状。

2. 作用于受体　药物可作为外源性配体，与相应的受体结合产生生物学作用，同时可能产生神经毒性。

（1）药物模拟内源性配体发挥激动药或拮抗药作用而产生神经毒性：例如，氯丙嗪阻断中脑-边缘系统通路和中脑-皮质通路DA受体产生抗精神失常作用，而拮抗黑质；纹状体通路DA受体则会产生锥体外系不良反应。

（2）药物与受体大分子结合引起受体构象变化而影响受体与神经递质的结合，从而产生别构效应（allosteric effect）：如苯二氮䓬类药物与γ-氨基丁酸（γ-aminobutyric acid，GABA）受体上的识别位点稳定结合，对 GABA 受体产生别构性调节作用，增强 GABA 与受体的结合，加强其中枢抑制作用。

（3）药物通过代偿作用上调或下调受体而产生毒性作用：如氯丙嗪造成迟发性运动障碍的原因可能与长期阻断突触后膜 DA 受体，使 DA 受体数目上调有关。

3. 作用于离子通道 Ca^{2+} 通道在神经和肌肉活动（包括神经递质和激素释放、动作电位的产生和兴奋 - 收缩耦联等）中发挥着重要作用，因此是许多药物引起神经毒性的潜在作用靶部位。而局部麻醉药普鲁卡因和可卡因通过阻断 Na^{+} 通道和 K^{+} 通道产生神经毒性。

4. 影响细胞信号传导 磷酸二酯酶抑制药如咖啡因、茶碱等可抑制磷酸二酯酶，减少 cAMP/cGMP 降解，增加细胞内蛋白激酶 A 或蛋白激酶 G 的水平，进而引起神经系统毒性。

细胞内 Ca^{2+} 浓度的变化是神经元死亡的最后“共同通路”，是神经元继发性损伤的主要原因之一。Ca^{2+}/ 钙调蛋白复合物激活靶酶，产生生物学效应。当细胞内 Ca^{2+} 浓度增加时，引起神经递质释放，如释放乙酰胆碱可增加神经元的兴奋性、释放谷氨酸可活化受体门控型 Ca^{2+} 通道。过量的 NO 可损伤神经细胞线粒体，引起多种类型的神经元凋亡。研究表明，NO 引起的神经细胞损伤可能是脑缺血、阿尔茨海默病、帕金森病等疾病的病因之一。

5. 其他作用机制

（1）影响神经胶质细胞功能：药物或外源性化合物会引起星形胶质细胞肿胀，破坏谷氨酸摄取系统平衡，导致细胞外液谷氨酸水平增高，从而对神经系统产生协同损伤作用。

（2）影响胆碱酯酶活性：有机磷类或神经毒气可通过抑制胆碱酯酶而引起乙酰胆碱积聚，使人体肌肉痉挛、呼吸困难，最后窒息而死。

（3）影响微管形成：有些药物可通过影响细胞骨架产生毒性。如秋水仙碱通过阻止微管形成，破坏轴浆运输，进而导致神经系统损害。

（4）影响维生素利用：异烟肼与维生素 B_6 结构相似，可通过竞争同一酶系或结合成腙后由尿排出，降低维生素 B_6 的利用，从而导致中枢抑制性递质 γ - 氨基丁酸减少，产生中枢兴奋、烦躁不安、失眠，甚至惊厥，严重时诱发精神分裂症和癫痫发作。

二、引起神经系统损伤的典型药物

（一）抗菌药物

抗菌药物（antibacterial agents）是指能抑制或杀灭细菌，用于预防和治疗细菌感染性疾病的药物。抗菌药物包括抗生素和人工合成抗菌药。

1. 青霉素类 青霉素类抗生素临床主要用于治疗脑膜炎、肺部感染、脊髓炎等。常规剂量下毒性很小，但在用量过大、静滴速度过快时或脑膜炎状态下，大量药物可迅速进入脑组织，导致严重的中枢神经系统毒性，引发青霉素脑病。临床表现为反射亢进、知觉障碍、出现幻觉、抽搐、昏睡等。青霉素脑病发病机制至今未明，多数研究认为入脑的青霉素可通过抑制神经递质 γ-氨基丁酸的合成和转运，抑制中枢神经细胞中的 Na^+，K^+-ATP 酶，从而使静息膜电位降低，神经元的兴奋性增加。临床上可通过监测血药浓度，适时调整用药方案预防青霉素脑病的发生，如在用药过程中患者出现反射亢进、肌阵挛、癫痫样发作和幻觉等症状，应立即停药，并采取对症措施。

2. 头孢菌素类 头孢菌素类药物常规剂量下不易透过血-脑屏障，但当大剂量应用或不合理使用时可引起脉络丛变态反应，出现中枢神经系统毒性症状。其临床表现并不具有特异性，多表现为兴奋、躁动、多语、谵妄、记忆力障碍及癫痫等，尤其以头孢他啶最为常见。脑电图可提供诊断依据，表现为广泛三相波，但临床症状严重程度和脑电图变化可能不成线性关系。高龄患者应用头孢吡肟抗感染时，可引起神经系统毒性，因此高龄患者不应选用头孢吡肟进行抗感染治疗，如必须应用则须减量。儿童、肾功能衰竭和既往有中枢神经系统疾病史的患者应用头孢曲松钠时易出现神经系统毒性症状，早期发现停药后通常可好转。肾功能正常的患者有时也会出现精神症状，这可能与血-脑屏障通透性改变有关。临床上出现中枢神经系统毒性作用时除了停药处理，对高危患者还可采用联合腹膜透析或血液透析进行治疗。

3. 氨基糖苷类 氨基糖苷类药物具有较强的耳毒性，包括前庭功能障碍和耳蜗听神经损伤。前庭功能障碍表现为眩晕、恶心、呕吐、眼球震颤和平衡障碍，其发生率大小依次为新霉素、卡那霉素、链霉素、西索米星、庆大霉素、妥布霉素、奈替米星；对听神经损伤表现为听力减退或耳聋，其发生率大小依次为新霉素、卡那霉素、阿米卡星、西索米星、庆大霉素、妥布霉素、链霉素。

4. 喹诺酮类 喹诺酮类药物的中枢神经系统毒性症状表现为头痛、眩晕、疲倦、失眠、视觉异常和噩梦，严重者表现为精神病反应、幻觉、惊厥、抽搐、癫痫等，中枢神经系统毒性作用呈剂量依赖性。曲伐沙星可引起多数患者中枢神经系统中度毒性反应，年轻女性对此尤为敏感，但在进餐时服药可减轻不良反应。4% ～ 5% 的患者使用格帕沙星治疗后出现眩晕症状，使用莫西沙星的患者眩晕发生率为 2.8%，约 0.5% 的患者因此毒性反应而中断治疗。目前喹诺酮类药物导致中枢神经系统毒性的机制尚不清楚。既往有神经系统疾病史或受伤史的患者应慎用。

（二）抗肿瘤药物

目前，在国际上临床常见的抗肿瘤药物有 80 余种，大致可分为以下六类：细胞毒类药物、激素类药物、生物反应调节剂、单克隆抗体药物、其他类药物、辅助药物。在抗肿瘤治疗中，使用化学药物和靶向药物导致出现神经系统毒性是临床常见的药物不良反应。

1. 异环磷酰胺　10% ～ 20% 的患者使用异环磷酰胺可发生脑病，临床表现为意识模糊、嗜睡、幻觉、锥体外系综合征、脑神经功能障碍、小脑性共济失调等。其症状于给药后几小时或几天内出现，数日后消失。脑电图显示弥漫性脑电改变，脑电图的异常先于临床神经毒性症状的出现，与脑病进程有一定的相关性。该药的代谢产物去水乙缩氯醛的蓄积可能是导致脑病的原因。维生素 B_1 或亚甲蓝可抑制该药的代谢酶单胺氧化酶，对脑病可能具有预防和治疗的作用。

2. 长春新碱　长春新碱可破坏微管内的神经轴突，并干扰轴突的运输。其导致的神经毒性比较常见，主要包括外周神经病变、自主神经病变和脑神经病变。该类神经病变可涉及感觉和运动纤维，尤其是微小感觉纤维受累明显。通常表现为指尖和足尖麻木、疼痛，并可伴有肌肉痉挛。患者的主诉重而客观检查结果轻，常见踝反射消失，偶有双足下垂、腕下垂、完全感觉丧失。症状常于治疗后几周内出现，也可发生于首次用药后。停药后症状一般可获改善，最长可持续数月，儿童比成人更易恢复。50% 的自主神经病变患者出现腹痛、便秘、阳痿、直立性低血压、尿潴留、罕见麻痹性肠梗阻。对接受治疗的患者可预防性地给予通便药物。脑神经病变可累及动眼神经、喉返神经、视神经、面神经和听神经等。患者可出现视网膜损伤及夜盲症；部分患者出现下颌骨及腮腺疼痛，双侧面神经轻瘫；听神经损伤引起双侧失听；可逆性喉返神经瘫痪引起发音变粗。以上症状停药后可逆转。

3. 甲氨蝶呤　甲氨蝶呤是一种抗代谢药，常规剂量使用时很少引起神经系统毒性，但大剂量应用时可发生急性休克样脑病和慢性白质脑病，鞘内注射出现无菌性脑膜炎及横贯性脊髓病。

急性休克样脑病的临床表现为癫痫样发作、意识模糊、半身瘫痪、语言混乱和意识丧失等，一般在给药后几天突然发作，但可自然消失，仅脑电图可出现弥散性慢波。通常可再次进行大剂量甲氨蝶呤治疗，重复给药不会加重神经系统毒性。白质脑病属迟发性并发症，患者于化疗后几个月至几年内出现渐进性的认知功能损害，临床表现为轻度学习障碍至严重渐进性痴呆症、嗜睡、抽搐、共济失调及偏瘫等。多数患者停药后症状可消失，但仍存在着不同程度的神经系统损害。危险因素包括累积鞘内注射超过 140 mg、全脑放疗、全身使用大剂量治疗（1 g/m^2 以上）等。目前发病机制尚未阐明，可能是放疗破坏血 - 脑屏障后，高浓度的甲氨蝶呤到达脑实质所致。计算机断层扫描（computed tomography,

CT）、磁共振成像（magnetic resonance imaging，MRI）表现为脑萎缩和弥漫性脑白质病变，临床尚无有效的治疗方法。无菌性脑膜炎临床表现为头痛、颈强直、背部疼痛、恶心、呕吐、发热及嗜睡，发生率为 10% ～ 50%，于鞘内注射 2 ～ 4 小时后出现，可持续 12 ～ 72 小时。患者脑脊液中淋巴细胞增多、蛋白质水平增高。症状常为自限性，通常不必治疗，部分患者仍可再次使用甲氨蝶呤，同时鞘内注射或口服肾上腺皮质激素可起到预防作用。横贯性脊髓病临床表现为腰腿痛、截瘫、感觉丧失、括约肌功能障碍等。症状最早可于鞘内注射 0.5 ～ 48 小时后出现，最晚于 2 周时出现。多数患者临床症状可获改善，但恢复程度不一，无明确脊髓损伤的证据。既往接受过放疗或频繁注射甲氨蝶呤的患者，发生横贯性脊髓炎后禁止再次鞘内注射甲氨蝶呤。

4. 阿糖胞苷 阿糖胞苷在白血病的治疗中有很好的疗效。常规剂量应用时，神经系统毒性较低，大剂量全身化疗和鞘内注射时可引起神经系统毒性，并且以小脑毒性较为常见。大剂量应用阿糖胞苷（3 g/m^2 以上，每小时 1 次）时，6% ～ 47% 的患者可出现急性小脑综合征，临床表现为用药 2 ～ 5 天后出现嗜睡、急性发作性共济失调、辨距障碍、构音障碍及眼球震颤，严重者无法坐立或行走。2 ～ 3 周后症状可减轻或消失，但完全恢复一般需要数月。脑电图显示弥漫性慢波，尸检发现患者小脑的浦肯野细胞广泛缺失。小脑综合征一旦发生应立即停药，症状多可自行缓解，部分会永久性存在。此外，大剂量应用阿糖胞苷时也可引起周围神经病变，但较为罕见。临床症状类似于吉兰 - 巴雷综合征，可导致臂神经丛病变、脑病变、外直肌麻痹或锥体外系综合征。鞘内注射阿糖胞苷时可出现横贯性脊髓炎、无菌性脑膜炎、脑病、头痛和癫痫等，症状与甲氨蝶呤相似，但较罕见。

5. 氟尿嘧啶 氟尿嘧啶是最常用的尿嘧啶抗代谢药。单用时，约 5% 的患者可发生神经系统毒性，主要引起急性小脑综合征，表现为辨距不良、共济失调、语言混乱、发音困难、眼球震颤、眩晕等。通常于治疗开始后几周至几个月内出现，出现后应立即停药，一般症状可缓解。其病因可能是氟尿嘧啶易透过血 - 脑屏障而在小脑中浓度过高所致。

（三）神经精神类药物

镇静催眠药对中枢神经系统的作用呈剂量依赖性。小剂量时能使神经系统过度兴奋恢复到正常，表现为镇静作用；中剂量时能诱导、加深和延长睡眠，表现为催眠作用；较大剂量时能解除骨骼肌强烈的抽搐，表现为抗惊厥作用；大剂量时能使意识感觉消失但易恢复，表现为麻醉作用；中毒剂量时能使机能活动停止但不易恢复，表现为麻痹作用。其作用机制为阻断脑干网状结构上行激活系统对大脑皮质的激醒作用，抑制弥散性扩散，随药物剂量、抑制程度的变化而出现镇静、催眠、抗惊厥、麻醉和麻痹作用。镇静催眠药目前有苯二氮䓬类和巴比妥类等。

1. 苯二氮䓬类　苯二氮䓬类药物包括氯氮䓬、地西泮、三唑仑、氯氮平等20余种，具有抗焦虑、镇静催眠、抗惊厥、肌肉松弛和安定等作用。其神经系统毒性作用表现为头晕、困倦等后遗效应。长期使用可导致耐受性、依赖性和成瘾性（戒断症状为失眠加重、兴奋躁动甚至惊厥）。

2. 巴比妥类　巴比妥类药物是一类作用于中枢神经系统的镇静剂，属于巴比妥酸的衍生物，其范围可以从轻度镇静到完全麻醉，还可以用作抗焦虑药、安眠药、抗痉挛药。这类药物神经系统毒性较为严重，并且长期使用会导致成瘾。目前临床上巴比妥类药物在镇静催眠方面已被苯二氮䓬类药物所替代，但在全身麻醉或癫痫的治疗中仍在继续使用。巴比妥类药物对中枢神经系统有普遍性抑制作用，并且随着剂量增加，中枢抑制作用逐渐增强，具体表现如下：催眠剂量下可导致眩晕、困倦、精细运动不协调；大剂量时对心血管系统也有抑制作用；过量时则可引起呼吸中枢麻痹而致死。长期连续服用巴比妥类药物，特别是苯巴比妥，患者可产生对该类药物的精神依赖性和躯体依赖性。临床应用时要注意：严重肺功能不全和颅脑损伤致呼吸抑制者、支气管哮喘、过敏、未控制血糖的糖尿病患者等禁用。妊娠和哺乳期、低血压、甲状腺功能低下、发热、贫血、出血性休克及老年精神病患者慎用。

第五节　药物对消化系统的毒性作用

消化道是主要给药途径之一。口服给药后，胃肠道各个部位都可吸收，主要吸收部位在小肠的上皮细胞，其次是胃、大肠、直肠等。被吸收的药物通过上皮细胞进入门静脉或淋巴管，再转运至循环系统。在胃肠道对药物的整个吸收过程中，胃肠道黏膜容易受到药物的酸碱度刺激而损伤，消化系统的分泌腺能调节胃酸和其他消化酶的分泌量，胃黏膜能合成和释放前列腺素，通过抑制胃酸分泌，刺激黏液和碳酸氢盐分泌和扩张胃黏膜血管而增加胃黏膜血流，进而维持胃黏膜的完整和加速受损胃黏膜恢复。某些药物能够改变分泌腺的功能，抑制前列腺素的合成而引起胃酸分泌异常、胃黏膜受损；肠道菌群的平衡对维持健康肠道的功能至关重要，抗生素类药物能破坏肠道菌群间的平衡，产生二重感染等。

一、药物引起消化系统损伤的类型

药物对消化系统的毒性作用主要表现为恶心、呕吐、腹痛、腹泻、便秘、胃出血、大便潜血、胃及十二指肠溃疡穿孔、消化道黏膜腐蚀、口腔黏膜炎、胃炎、肠炎、肝损伤和胰腺炎等，可归纳为以下类型。

1. 上消化道出血（upper gastrointestinal hemorrhage）与溃疡 上消化道出血是药物常见的消化系统毒性作用，是由于上消化道直接接触刺激性药物，破坏消化道黏膜攻击因子与防御因子之间的平衡，从而引起黏膜损伤、糜烂，甚至引起溃疡和出血。尤其是对消化性溃疡患者，药物引起溃疡（ulcer）、出血、穿孔的危险性更大，严重者可致死。引起上消化道出血或溃疡的药物主要有非甾体抗炎药、糖皮质激素类药物、抗肿瘤药物、抗凝血药物、抗菌药物及其他药物。

上消化道药物中毒的其他临床症状还包括流涎、窒息、咳嗽、呼吸困难（咽、喉部水肿所致）、唇和颊部充血等。腐蚀性强酸或强碱可造成上消化道局部刺激或坏死，穿孔性坏死可导致食管穿孔。某些药物可诱发上消化道急性炎症，黏膜表面可见灰色至白色的腐蚀斑。由于上消化道供血有限，结缔组织也相对较少，食管损伤后愈合较慢。

2. 恶心（nausea）、呕吐（vomiting） 恶心、呕吐是药物急性胃毒性的主要症状。根据呕吐物的性状可提示药物中毒的性质，如绿色呕吐物可能是含有从小肠反流的胆汁，亮绿色或黄色呕吐物可能含有被消化的药物或其他毒物，亮红色或黑色呕吐物可能含有胃部潴留的血液。引起恶心、呕吐的药物有硫酸亚铁、抗酸药、吡喹酮、丙戊酸钠、氨茶碱以及抗肿瘤药物氟尿嘧啶和甲氨蝶呤等。这些药物对胃肠黏膜或迷走神经感受器有刺激作用。另外，非甾体抗炎药吲哚美辛和保泰松、免疫抑制剂硫唑嘌呤和环磷酰胺可引起胃黏膜糜烂、胃溃疡，从而引起恶心、呕吐。

呕吐是通过胃张力收缩迫使胃内容物（甚至可以是小肠内容物）经口排出的病理生理反射，其过程分 3 个阶段，即恶心、干呕与呕吐。药物通过咽部和胃部，引起胃部持续收缩，下食管括约肌松弛，腹肌收缩，膈肌下降，腹压增加，迫使胃内容物急速而猛烈地从胃反流经食管、口腔而排出体外。药物刺激消化道末梢神经、前庭神经、化学感受器产生的传入冲动到达呕吐中枢或者经化学感受器触发区产生呕吐反应。化学感受器触发区富含组胺、乙酰胆碱和多巴胺的受体，该区对吗啡、麦角碱、吐根糖浆及其他一些毒物敏感。

3. 腹痛（stomachache）、腹胀（abdominal distension）、腹泻与便秘 药物引起的腹痛、腹胀可能是胃肠麻痹或胃肠胀气所致。引起肠蠕动减慢甚至肠麻痹的药物有抗精神病药氯丙嗪、氯氮平、多塞平，抗抑郁药丙米嗪、阿米替林等，抗组胺药，抗胆碱药阿托品和东莨菪碱以及抗帕金森病药苯海索等。

药源性腹泻（drug-induced diarrhea）的表现主要有粪便次数异常增多，粪便为水样、带有黏液、血性水样便或见有假膜，并伴有腹痛、腹胀、恶心、呕吐等，严重者可出现寒战、高热、昏迷、休克等。药源性腹泻的机制主要是胃肠道防御系统的改变，包括以下 3 种：①胃酸分泌异常、肠动力紊乱、肠道菌群失调等；②肠道正常生理功能的紊乱，包括体液和电解质的吸收和分泌紊乱、渗透性腹泻等；③肠道黏膜损伤以及吸收不良性腹泻。如抗消化性溃疡药西咪替丁、雷尼替丁，大环内酯类抗菌药物红霉素，胃黏膜保护药米索前列醇，脱水药山梨醇、甘露醇，非甾体抗炎药，口服氨基糖苷类药物，双胍类降血糖药等均可通过以上机制导致腹泻。

药源性便秘是指药物引起机体组织或器官发生功能性或器质性损害而出现的排便次数减少，或排便不畅、费力困难、大便干结量少的临床症状。药源性便秘的致病机制主要如下：①抑制或损害肠壁自主神经；②干扰平滑肌运动，如钙通道阻滞剂等可拮抗肠壁钙离子内流，降低平滑肌张力，延缓平滑肌蠕动，妨碍粪便排出；③抑制腺体分泌，如阿片类药物通过抑制胃肠道腺体分泌，使黏液对粪便的润滑作用丧失，引起粪便硬结和排便困难，甚至会损伤肠黏膜，进一步加重便秘症状；④成团反应，如钡剂、铁剂等含有阳离子的制剂大量服用后，与食物纤维发生成团反应导致肠道阻塞；⑤改变肠内环境，如非甾体抗炎药类有机酸化合物可改变肠道正常的碱性环境，导致黏膜溃烂或溃疡之后继发黏膜下层纤维增生，使得肠腔狭窄，粪便通过肠道困难而产生便秘。

4. 肝损伤　药物性肝损伤（DILI）是指由各类处方或非处方的化学药物、生物制剂、传统中药或天然药物及其代谢产物乃至辅料等所诱发的肝损伤。DILI 发病机制复杂，往往是多种机制先后或共同作用的结果，迄今尚未充分阐明。通常可概括为药物的直接肝毒性和特异质性肝毒性作用，其过程包括药物及其代谢产物导致的上游事件以及肝脏靶细胞损伤通路和保护通路失衡构成的下游事件。已知全球有 1 100 多种上市药物具有潜在肝毒性，常见的包括非甾体抗炎药、抗感染药物（含抗结核药物）、抗肿瘤药物、中枢神经系统用药、心血管系统用药、代谢性疾病用药、激素类药物等。

二、引起消化系统损伤的典型药物

1. 非甾体抗炎药（NSAID）　阿司匹林、吲哚美辛、双氯芬酸、酮咯酸、吡罗昔康、美洛昔康等非甾体抗炎药均可引起上消化道出血和溃疡。其中布洛芬、塞来昔布等胃肠道损害较轻，发生胃肠出血概率较小。NSAID 引起的胃肠道损害主要表现为消化不良、恶心、呕吐、厌食和腹痛，黏膜损害，消化性溃疡穿孔或消化道出血。其中阿司匹林引起的消化道出血比溃疡更常见，非阿司匹林引起的消化性溃疡多于出血。

非甾体抗炎药可降低环氧化酶的活性，减少前列腺素的合成，增加肠黏膜白三烯的合成，致使肠黏膜的血流量减少，肠渗透性增加，细菌和毒素易于穿过肠黏膜，引起急性腹泻甚至严重的结肠炎。因此，使用布洛芬、萘普生、双氯芬酸和吡罗昔康等药物期间，患者常表现为急性腹泻。肝脏毒性是非甾体抗炎药具有的一种特性，可使 1% ～ 10% 服用者出现轻度的肝脏损伤。大部分 NSAID 所致肝脏损伤以肝细胞损伤型为主，部分可引起胆汁淤积。

2. 糖皮质激素类药物 糖皮质激素类药物，也称为甾体抗炎药（steroid anti-inflammation drug，SAID）。糖皮质激素对胃、十二指肠的损害主要见于大剂量及长期服用者，可诱发或加重溃疡，多发生于幽门前区，被称为“甾体激素溃疡”。糖皮质激素类药物长期大量应用时，加用抑酸药和黏膜保护药可减少胃肠道损伤的发生，不宜与非甾体抗炎药合用。

3. 抗肿瘤药（antineoplastic drug） 抗肿瘤药最常见的不良反应为胃肠道反应，其中恶心、呕吐发生率最高，其次可损害消化道黏膜组织引起口腔溃疡、舌炎、食管炎、胃黏膜溃疡、出血、腹泻等消化系统反应。

化疗相关性呕吐（chemotherapy-induced nausea and vomiting，CINV）是指由化疗药物引起或与化疗药物相关的恶心（以反胃和 / 或急需呕吐为特征的状态）和呕吐（胃内容物经口吐出的一种反射动作）。按照发生时间，CINV 通常可分为急性、延迟性、预期性、暴发性及难治性 5 种类型。高致吐风险药物主要包括顺铂、环磷酰胺、卡莫司汀、阿霉素、异环磷酰胺、氮芥等。使用抗肿瘤化疗药物的患者，10% 以上会出现药源性腹泻，通常发生在化疗第 1 ～ 7 天，典型的临床表现为无痛性腹泻或伴轻度腹痛，喷射水样便，一天数次或数十次，严重者长达 3 个月。抗肿瘤药物如伊达比星、氟尿嘧啶、羟喜树碱、卡培他滨、羟基脲等，这些药物的细胞毒作用会破坏肠黏膜，导致腹泻。顺铂、环磷酰胺、卡莫司汀的不良反应常表现为恶心、呕吐、腹痛及出血性腹泻。抗代谢药氟尿嘧啶、阿糖胞苷等常引起腹泻，严重者可出现血性腹泻，引起脱水和电解质紊乱。甲氨蝶呤的消化系统毒性以口腔炎多见，其次为颊部咽部黏膜溃疡，还有胃炎、腹痛、腹泻等，持续用药可发生消化道广泛溃疡、胃肠出血。

抗肿瘤药物尤其是细胞毒类药物均可不同程度地引起 DILI，主要表现为肝细胞功能障碍、静脉阻塞性肝病和肝纤维化。常见可引起 DILI 的药物包括甲氨蝶呤、6- 巯基嘌呤、阿糖胞苷、依托泊苷、长春新碱和 L- 门冬酰胺酶等。达卡巴嗪、6-MP、长春新碱等可导致肝静脉阻塞，而甲氨蝶呤则可引起肝纤维化。

4. 抗凝血与抗血小板药（anticoagulant） 肝素、双香豆素、华法林等抗凝血药物应用过量可导致自发性出血，其中胃肠出血最为常见，主要表现为黏膜下血肿、点状出血并可能伴有血性腹泻。口服抗凝血药物如达比加群、利伐沙班等的疗效不比华法林差，总体出血风险较低，但是胃肠道出血风险未见明显降低，长期用药患者应该重视防范消化道出血。如需抗凝联合抗血小板治疗，应更加严格掌握适应证，并重视预防出血。

消化道出血是冠心病患者抗栓治疗最常见的不良反应。有研究对 4 184 例稳定性冠心病患者随访 2 年，研究显示，严重出血的年发生率为 0.6%，其中普拉格雷和替格瑞洛总出血发生率均升高 32%，胃肠道出血发生率普拉格雷升高 46%、替格瑞洛升高 32%。无论是新型 P2Y12 受体拮抗剂还是延长双联抗血小板治疗（dual antiplatelet therapy，DAPT），其疗效均优于传统治疗，但总体出血发生率较高，胃肠道出血发生率也较高，应该基于出血风险合理选择，并重视防范。

5. 抗菌药物（antibacterial agent） 抗菌药物对消化系统损伤主要表现为消化道溃疡、腹泻和便秘、肝损伤和胰腺炎等。头孢菌素类、喹诺酮类、两性霉素 B、四环素类等抗菌药物均可引起消化道出血。复方磺胺甲硝唑可阻碍维生素 K 的利用而导致凝血障碍，引起消化道出血。

抗菌药物是引起药源性腹泻发生率较高的一类药物，其导致的腹泻被称为抗生素相关性腹泻（antibiotic-associated diarrhea，AAD）。目前认为，除万古霉素和肠道外给药的氨基糖苷类外，几乎所有的抗菌药物均可诱发抗生素相关性腹泻，其发生率为 5% ～ 39%，特别是林可霉素、克林霉素、青霉素类及头孢菌素类。

甲硝唑、四环素类、喹诺酮类及磺胺类药物均可能导致胰腺炎。四环素类药物诱发胰腺炎的确切机制尚未完全明确，可能与其毒性代谢物有关。多西环素、替加环素和米诺环素均有相关报道。

6. 其他抗病原微生物药物 三唑类抗真菌药物、抗结核药物引起 DILI 的发生率较高。一项队列研究结果显示，三唑类抗真菌药物中，DILI 发生率及严重急性 DILI 发生率由低到高的次序均为氟康唑、酮康唑、伊曲康唑、伏立康唑和泊沙康唑。氟康唑可引起多种肝损伤，通常为无症状或可逆性肝衰竭；伊曲康唑所致 DILI 表现为乏力、右上腹疼痛、黄疸、胆汁淤积。抗结核药物所致 DILI 临床表现各异，无特异性，以无症状性氨基转移酶升高为主，也可为乙肝炎性表现甚至肝衰竭，多发生在用药后 1 周至 3 个月，分别在 1 ～ 2 周和 2 个月左右出现峰值。异烟肼、利福平、吡嗪酰胺、利福喷丁、利福布汀和对氨基水杨酸等发生 DILI 的频率较高。

7. 其他药物 利尿药呋塞米、依他尼酸可引起恶心、呕吐、上腹部不适，大剂量易诱发消化道溃疡和胃肠出血；磺酰脲类降血糖药兴奋迷走神经，增加胃酸分泌，可引起或加重溃疡，导致胃肠出血；酚妥拉明、妥拉唑林阻滞 α 受体可增加胃酸分泌，阻滞 5- 羟色胺受体，引起肥大细胞释放组胺，可诱发或加重消化性溃疡；抗高血压药物利血平、胍乙啶可耗竭交感神经递质，使副交感神经活动处于优势，从而促进胃酸分泌，加重溃疡和诱发胃肠道出血；降血脂药烟酸、脱水药甘露醇、抗帕金森药左旋多巴等也会导致胃黏膜出血或缺血坏死。阿仑膦酸钠、利塞膦酸钠等双磷酸盐类药物会诱发食管炎，并诱发食管溃疡和形成狭窄；硫酸亚铁呈酸性，若停滞于食管黏膜可引起黏膜糜烂、充血、水肿，甚至形成溃疡及狭窄。

三、消化系统损伤的机制

1. 对胃肠道产生直接刺激作用　某些药物对胃肠平滑肌具有明显的刺激作用，可干扰肠道的分泌活动，改变肠道蠕动功能，减少营养物质吸收，导致营养吸收不良或药源性腹泻。如糖皮质激素类药物，可刺激胃酸、胃蛋白酶分泌，抑制胃黏液分泌，减轻胃肠黏膜保护作用而使其更易受胃酸的侵蚀，同时糖皮质激素能延缓黏膜损伤的修复。

2. 改变胃酸和胃肠黏液分泌　药物可通过改变胃酸、胃蛋白酶或黏液的分泌，增强攻击因子、减弱防御因子的功能而导致胃肠受损。如前列腺素衍生物米索前列醇能激动胃壁细胞上的前列腺素 EP_3 受体，增加胃黏液和 HCO_3^- 的分泌，并能促进水和电解质转运到肠腔而引起稀便或腹泻；非甾体抗炎药则可以降低胃黏膜保护剂地诺前列酮（PGE_2）的含量，导致胃溃疡；组胺是胃酸和胰液分泌的强刺激因子，而组胺受体拮抗剂雷尼替丁等则抑制胃酸分泌，引起便秘或腹泻等不良反应。

3. 损伤胃肠道内膜屏障　药物可损伤具有屏障功能的胃肠道上皮细胞膜，干扰细胞内维持稳定的代谢途径而导致细胞坏死，或者影响黏膜或黏膜下的血液供应，导致缺血性坏死。如抗肿瘤药物高三尖杉酯碱可抑制小肠陷窝细胞的有丝分裂，影响肠道上皮的更新，破坏肠道上皮的完整性。

4. 改变胃肠运动　作用于胆碱能神经的药物可改变胃肠运动，导致肠蠕动减少或增加而引起便秘或腹泻。如胆碱酯酶抑制剂新斯的明或胆碱受体激动药卡巴胆碱可引起乙酰胆碱分泌过多及肠蠕动过度，导致严重腹泻；而抗胆碱药阿托品则可引起乙酰胆碱分泌低下和肠蠕动迟缓，导致便秘。

5. 对肠道正常菌群的影响　广谱抗生素可抑制肠道内正常菌群的生长，引起菌群失调而导致二重感染。如林可霉素可使敏感菌群被抑制，破坏肠道正常菌群间的相互制约、平衡生长的共生状态，导致假膜性结肠炎，伴随腹泻和腹绞痛症状。

第六节　药物成瘾性与依赖性

一、药物成瘾性与依赖性概述

根据世界卫生组织（WHO）麻醉品专家委员会的定义，药物依赖性（drug dependence），也称药物成瘾性（drug addiction），是指精神活性物质与机体长期相互作用下造成的一种精神状态或身体状态，其核心特征为强迫性觅药行为和持续性用药行为。药物依赖性分为心理依赖性（psychological dependence）和生理依赖性（physiological dependence），二者既可以独立存在，又可以同时出现。心理依赖性又称精神依赖性（psychic dependence），是指患者对药物在精神意识上的渴求，以获得服药后的特殊快感。精神依赖性的产生与药物种类和固有特点有关，精神依赖者断药后不出现生理戒断症状，其心理学基础为奖赏效应和强化效应。

生理依赖性又称为身体依赖性（physical dependence），是指反复用药后机体改变自身生理生化状态而达到新的平衡（病理性适应态），处于适应态的患者需要持续用药以维持这种平衡。一旦停止用药，将引起一系列生理功能紊乱，轻者全身不适，重者出现抽搐，甚至危及生命，这种现象称为戒断综合征（abstinence syndrome）。戒断综合征是指机体在长期大剂量接触某种精神活性药物后，突然停药或减少用量或应用受体拮抗剂所引起的一系列体征和症状，其主要表现有头昏、精神萎靡、忧虑不安、顽固失眠、全身不适、呼吸困难、肌肉震颤、发冷发热、频繁呵欠、瞳孔扩大、大汗淋漓、涕泪俱下、汗毛竖立、呕吐腹泻、胃肠绞痛、四肢抽搐、面色苍白、心动过速等。

二、药物成瘾性和依赖性特征

药物成瘾性和依赖性的特征在各类药物之间表现出明显的差异，各具不同特征，此处主要对目前滥用最广的致依赖性药物的依赖性特征进行归纳介绍。部分药物也是毒品的主要成分，成瘾性强，吸食后会产生严重的依赖性，不仅危害个人身心健康，而且危害家庭和社会。

（一）阿片类

阿片类药物的精神症状表现为一种强烈的欣快感，可发展为无法靠主观意识控制的用药渴求，最终导致松弛、沉迷、萎靡不振、冷漠、嗜睡、行为与人格的一系列改变。该类药物中海洛因是当前全球人群中滥用最严重的毒品之一，通过鼻吸或注射使用。海洛因的依赖性特征有呼吸抑制、精神障碍、恶心呕吐及自发性流产等。滥用者停药 6 ～ 10 小时后开始出现虚弱或不安的最初症状，停药 18 ～ 24 小时后出现明显的戒断症状，停药 36 小时症状达高峰，1 周以后症状才能逐渐缓解。

（二）大麻类

使用常用剂量大麻可产生欣快感，短程记忆受损，视、听、触或味觉变得更加敏锐，对时间的感觉发生异常，嗜睡和松弛感，自发地发笑；剂量加大则引起幻觉与妄想、思维混乱、焦虑与惊慌感。长期大剂量应用大麻使人表现出淡漠、呆滞、判断力与记忆力损害、精神不集中、不注意个人卫生和外表、对饮食失去兴趣等，同时伴有心率加快、血压增高等心血管功能的改变。抽吸还会影响呼吸系统功能。

（三）精神兴奋剂

吸食苯丙胺类中枢神经兴奋药后情绪高昂、精力充沛、食欲减退，并出现欣快感。苯丙胺类药物滥用的主要方式为口服、鼻吸和注射。长期滥用可卡因及苯丙胺类等可表现出进行性的四期精神效应。

1. 欣快期　表现为心情愉快、思维能力增强、情绪不稳定、失眠、性欲亢进、有阵发性暴力行为、无食欲。

2. 心情不佳期　情绪压抑、焦虑、有攻击性、性欲淡漠。

3. 幻觉期　产生种种幻觉，如视、触或听幻觉。用药者尚能保持自我判断能力，知道所出现的幻觉不是真实情况。

4. 精神病期　幻觉继续存在。用药者失去自我判断能力，将幻觉认为真实，产生异常行为。大剂量引起暴力行为和中毒性精神病，用药者出现明显的视、听幻觉，有时有触幻觉，产生妄想、类偏执狂和刻板行为。

（四）精神抑制剂

镇静催眠药巴比妥类和苯二氮䓬类也具有显著的药物依赖性，表现为欣快感及对用药的渴求。苯二氮䓬类药物停药36小时后出现戒断综合征，巴比妥类药物的戒断综合征更为严重，表现为患者思维和记忆力衰退、焦虑烦躁、心悸、做噩梦、惊厥甚至死亡。

（五）致幻剂

致幻剂能引起意识或感知异常，使人产生奇异虚幻感知。氯胺酮是滥用最广的致幻剂，具有分离麻醉作用。其滥用吸食方式主要是鼻吸或溶于饮料内饮用，也可肌内注射或静脉注射。滥用后可产生欣快感、幻觉、梦境、运动功能障碍、与环境分离感等。

近年来出现的新型致幻剂麦角二乙胺和苯环利定在使用时易使人产生兴奋、飘忽与酩酊的状态，逐渐替代了传统致幻药。滥用后可产生幻觉、焦虑、偏执、抑郁，甚至促发精神异常病，导致突发事故与自杀的危险。

三、药物成瘾机制及防治措施

（一）药物成瘾与成瘾性机制

近年来，国内外对药物成瘾和依赖性机制进行了深入的研究，结果表明可能与脑内奖赏系统、学习和记忆神经环路异常等相关。药物导致成瘾的相关记忆长期储存、消退抵抗、易于重建，这可能是药物复吸率居高不下的关键所在。

1. 脑内奖赏系统与药物成瘾

（1）强化效应与奖赏：强化效应（reinforcement）是指药物或其他刺激引起动物的强制性行为，分正性和负性两种。引起强化效应的药物或刺激称为强化因子（reinforcer）。根据强化效应性质分为两种：①正性强化因子，又称为奖赏（reward），能引起欣快或精神愉快舒适的感受，造成人或动物主动觅药（或寻求刺激）行为的强化效应。②负性强化因子，又称厌恶（aversion），能引起精神不快或身体不适（如戒断症状），促使人或动物为避免这种不适而采取被动觅药（或寻求刺激）行为的强化效应。

（2）奖赏效应与奖赏系统：正性强化因子（奖赏）所产生的强化效应称为奖赏效应（reward effect），脑内产生奖赏效应的神经结构称为脑内奖赏系统。药物成瘾过程中，药物刺激中脑边缘以 DA 系统为主的神经结构，可引起人的欣快感或动物主动觅药行为等奖赏效应。该系统中，中脑腹侧被盖区（ventral tegmental area，VTA）和伏隔核（nucleus accumbens，NAc）是介导奖赏效应和记忆奖赏的中心结构。此外，前额叶皮层（prefrontal cortex，PFC）的 DA 神经元还与工作记忆等功能有关。

吗啡等药物刺激蓝斑核（locus coeruleus，LC）的 NE 系统，抑制 NE 神经元放电，停药后 NE 神经元放电增加，引起戒断综合征，可追使人或动物为了减轻症状而再次觅药，称为负性强化效应，是生理依赖性的基础。除了上述 DA 和 NE 系统外，杏仁核对情感刺激物质也具有定向和记忆作用。伏隔核和杏仁核之间的投射对连接刺激 - 奖赏通路起重要作用。动物的杏仁核受损后虽仍能识别与奖赏相关的刺激，但不能形成与奖赏相关的记忆，也不能形成与奖赏相关的条件性强化作用。杏仁核还与戒断时的厌恶反应有关。

2. 学习记忆神经环路与药物成瘾

成瘾尤其是心理成瘾也被认为是一种异常牢固的病态的学习记忆，即成瘾记忆（addiction memory）。成瘾者对药物的反复渴求表明，药物成瘾使大脑形态及功能发生持久改变，形成了稳定的药物相关记忆。成瘾记忆具有与正常记忆一般的特征，是一种复杂的综合性记忆，涉及多重记忆系统。海马（hippocampus，HP）既是记忆中枢又是应激调控中枢，因此与成瘾长时记忆相关的海马功能网络的建立与调控，是成瘾记忆异常保持的关键，也是深入理解稳定记忆存储机制的关键。研究表明，HP 受 VTA 的多巴胺能纤维支配，并投射谷氨酸能纤维到 VTA 和 NAc，由此构成的 VTA → HP → NAc 环路可能是成瘾记忆调控 VTA-NAc 奖赏环路活动的重要途径。此外，脑功能成像研究表明，烟草、可卡因等药物成瘾者的杏仁核、HP、PFC 等记忆相关脑区灰质萎缩、脑连接改变、活动减弱，但在成瘾相关线索或应激诱发渴求及吸毒状态下，则激活程度增高，DA 释放也增加。VTA 纤维和前额叶内侧皮层（medial prefrontal cortex，mPFC）纤维共同投射到 NAc 核区，其对可卡因启动的成瘾记忆重建是必需的。而激活 mPFC 投射到 NAc 壳区的纤维可抑制可卡因的复吸，但却促进情境诱发的海洛因复吸。这些结果说明，PFC 传入到 NAc 的核区和壳区可分别调控非条件刺激和条件化信息相关的成瘾记忆的表达或消退过程。

（二）药物成瘾性与依赖性的防治措施

1. 加强对依赖性药物的认知　知晓药物滥用对身体的毒害，教导青少年抗拒毒品，防患于未然。

2. 加强对药物滥用的管制　严格控制药品的生产、批发、销售和处方。对药品的保管、使用实行定期的培训和定期的盘查，使医生和药师把好最后一道防线，减少不合理用药所造成的滥用。

3. 医生做到合理用药　对患者用药的真实目的进行分析、了解和确定，选药要有明确的指征，不仅要针对适应证，还要排除禁忌证，反对使用疗效不明确的药物。要有目的地联合用药，争取能用最少的药物达到治疗目的。联合用药时要注意防止药物之间因相互作用而导致的不良反应。

4. 药物治疗

（1）替代递减法：阿片类药物美沙酮、丁丙诺啡可用于替代递减，这些药物大部分都具有一定的依赖性；可乐定、洛非西定、东莨菪碱等非阿片类药物没有依赖性，可对症治疗，缓解症状，应针对身体的具体症状选择用药，基本上可以控制戒断症状。

（2）麻醉加上辅助脱毒法：先用大量的镇静药或麻醉药使患者处在一种比较昏睡和麻醉的状态，然后使用阿片受体拮抗剂（纳洛酮或纳曲酮）将身体中存留的一些海洛因“清洗”出来，再恢复患者知觉。此方法具有脱毒安全、无痛苦、迅速（2 ～ 3 天）、脱毒成功率高、不成瘾、脱毒后无戒断症状的特点。

第四章　药品不良反应

第一节 药品不良反应概述

与药品不良反应有关的名词相关定义如下所述。

（一）药品不良反应（adverse drug reaction，ADR）

WHO将药品不良反应定义为正常剂量的药品用于预防、诊断、治疗疾病或调节生理功能时出现的有害的和与用药目的无关的反应。这一定义将ADR限定为质量合格药品，排除了用错药物及剂量、滥用药物、自杀性过量服药、应用伪劣药品等。我国卫生部门规定药品不良反应为合格药品在正常用法用量下出现的与用药目的无关的有害反应。这一定义将ADR限定为伴随正常药物治疗的一种风险，排除了有意或意外的过量用药和用药不当所致的不良反应，将其限定为伴随正常药物治疗的一种风险。

（二）药品不良事件（adverse drug event，ADE）

WHO将药品不良事件定义为不良感受，是指药物治疗过程中所发生的任何不幸的医疗卫生事件，但该事件并非一定与用药有因果关系。为了最大限度地降低人群的用药风险，本着“可疑即报”的原则，对有重要意义的ADE也要进行监测，并进一步探讨其与药物的因果关系。药品不良事件可以是与使用（研究）药物在时间上相关的任何不利的征兆（包括异常的实验室发现）、症状或疾病，而不管其是否与药物有关。药品不良事件和药品不良反应含义不同。一般来说，药品不良反应是指因果关系已确定的反应，而药品不良事件是指因果关系尚未确定的反应，它包括药品本身所引起的反应，如药品标准缺陷、药品质量问题、药品不良反应、用药失误和药品滥用等。药品不良事件可揭示不合理用药及医疗系统存在的缺陷，是药物警戒关注的对象。

（三）药品群体不良事件

药品群体不良事件是指同一药品在使用过程中和在相对集中的时间、区域内，对一定数量人群的身体健康或生命安全造成损害或者威胁，需要予以紧急处置的事件。同一药品是指同一药品生产企业生产的同一名称、同一剂型、同一规格的药品。

（四）药品不良反应信号

药品不良反应信号是指关于一种不良事件与某一药品间可能存在因果关系的信息。信号的意义可以形成假说供进一步研究，并使ADR得到早期警告。通常需要两个以上合格的不良反应个例报告才能形成一个信号。产生信号是不良反应监测工作的一项基本任务。

（五）用药错误（medication error，ME）

美国国家用药错误通报及预防协调审议委员会（the National Coordinating Council for Medication Error Reporting and Prevention，NCCMERP）将用药错误定义为在药物治疗过程中，医疗专业人员、患者或消费者因不适当地使用药物而造成患者损伤的可预防事件。用药错误可出现于处方、医嘱、药物标签与包装、药物名称、药物混合、配方、发药、给药、用药指导、监测及应用等过程中。用药错误大多是违反治疗原则和规定所致。用药错误的含义不同于药品不良反应，但用药错误也可以导致不良反应。

（六）非预期不良反应（unanticipated adverse reaction，UAR）

非预期不良反应是指不良反应的性质和严重程度与药品说明书或上市批文不一致，或者根据药物特性无法预料的不良反应。这类不良反应在上市后因造成损害而被发现，对上市后药品不良反应监测和学术研究具有重大意义。我国现行《药品不良反应报告和监测管理办法》中所提及“新的药品不良反应”与UAR相近，是指药品使用说明书未收载的不良反应，包括说明书中已有描述但不良反应发生的性质、程度、后果、频率与说明书描述不一致或更严重的情况。

（七）药品严重不良事件（serious adverse event，SAE）

凡在药品治疗期间出现下列情形之一的，称为药品严重不良事件：①导致死亡；②危及生命；③致癌、致畸、致出生缺陷；④导致显著的或者永久的人体伤残或者器官功能的损伤；⑤导致住院或住院时间延长；⑥导致其他重要医学事件，如不进行治疗可能出现上述所列情况的事件。

（八）药源性疾病（drug induced disease）

当药品引起的不良反应持续时间比较长，或者发生的程度比较严重，造成某种疾病状态或组织器官发生持续的功能性、器质性损害而出现一系列临床症状和体征，称为药源性疾病。与药品不良反应不同的是，引起药源性疾病并不只限于正常的用法用量，它还包括过量和误用药物所造成的损害，一般不包括药物过量导致的急性中毒。

第二节 药品不良反应的分类和发生原因

一、药品不良反应的分类

（一）药品不良反应的传统分类

药品不良反应有多种分类方法。传统方法根据药品不良反应与药理作用的关系，一般分为A型、B型和C型。后来由于新的不良反应不断出现，又不能准确将其归类于上述不良反应类型，又增加了D型、E型和F型不良反应。

1.A型药品不良反应 属剂量相关性不良反应，是药品的药理作用增强所致，可以预测。通常与剂量有关，停药或减量后症状减轻或消失。一般发生率高，死亡率低。副作用、毒性反应、后遗效应、首剂效应和撤药反应等均属于这类不良反应。如在治疗高血压患者中使用β受体拮抗剂美托洛尔出现心动过缓、下肢乏力反应，为该药物药理作用过强所致。肝肾功能障碍患者使用经肝肾代谢、排泄的药物时，根据患者的肝肾功能调整给药方案能够避免A型药品不良反应的发生。

2.B型药品不良反应 是指与药品正常药理作用无关的异常反应。通常与使用剂量无相关性，一般难以预测，发生率较低，但较为严重，死亡率高，而且时间关系明确。过敏反应、特异质反应属于此类。

3.C型药品不良反应 是一种剂量和时间依赖性的不良反应。该类反应发生缓慢，与剂量逐渐累积相关，发生率低。一般在长期用药后出现，潜伏期较长，没有明确的时间关系，难以预测。例如，长期应用肾上腺皮质激素对下丘脑-垂体-肾上腺皮质轴的抑制属此类不良反应。

4.D型药品不良反应 是一种时间依赖的迟发性不良反应。此类反应发生率低，通常与药物剂量相关，随着药物的应用，其效应逐渐显现。药物的致畸作用、致癌作用以及迟发性运动障碍（tardive dyskinesia，TD）等属此类反应。

5.E型药品不良反应 属撤药反应，发生于停药后，发生率低。停用吗啡后出现的戒断症状，停用β受体拮抗剂后出现的反跳现象等属此类不良反应。

6.F型药品不良反应 属治疗意外失败型（unexpected failure of therapy）不良反应。该反应与药物剂量相关，药物之间的相互作用是导致其发生的原因，发生率高。例如，联合用药过程中应用了特异性药物代谢酶抑制剂可引起此类反应。

（二）DoTS 分类法

目前，对药品不良反应的分类主要根据不良反应的机制与性质、药品已知药理学及作用剂量依赖性来定义。然而，在进行综合分类时，还应考虑其他标准，包括反应的特性（其出现的时间过程和严重程度）和个体的特性（遗传、病理和其他与易感性有关的生物学差异）。因此，Jeffrey K. Aronson 等人提出了一个基于剂量相关性、时间和患者易感性的三维分类系统。传统方法归类某种不良反应属于哪种类型有时是困难的，甚至是不可能的。因此，出现了一个基于剂量相关性（dose relatedness）、作用时间相关性（time relatedness）和患者易感性（patient susceptibility）的立体分类系统——DoTS 法。

1. 剂量相关性 传统的药品不良反应中，A 型药品不良反应属剂量相关性不良反应，是药品的药理作用增强所致。B 型药品不良反应与剂量无关，然而，药物的作用涉及化学实体之间的相互作用，因此受剂量作用定律的影响。这意味着所有的药物效应，无论是有利的还是不利的，都与剂量有关。可以将药品不良反应划分成超治疗剂量反应（毒性反应）、标准治疗剂量反应（并行反应）和对敏感患者的低于治疗剂量反应（高敏感性反应）。具有明显剂量依赖关系的免疫反应的例子包括大量花粉导致的花粉热，对乙肝疫苗的免疫原性反应，通过使用增加剂量的抗原（如头孢菌素）实现脱敏，以及Ⅳ型过敏性皮肤反应等。

2. 作用时间相关性 许多药理作用既取决于作用部位的药物浓度，也取决于作用出现的时间过程。例如，甲氨蝶呤低剂量重复给药比同样的总量一次给药毒性更大。与时间相关的不良反应有两种模式：时程依赖性与非时程依赖性。①非时程依赖性反应：即与时间无关、治疗过程中任何时间段都可能发生的 ADR，与病程长短无关，如当药物作用位点药物浓度变化时（如肾功能损害时的地高辛毒性）或浓度不变而药理作用不同时（如钾耗竭相关的地高辛毒性）。②时程依赖性反应：有 6 个类型，分别为即刻反应、首剂反应、早期反应、中期反应、晚期反应和延迟反应。即刻反应只在给药过快时发生，如万古霉素引起的红人综合征；首剂反应是第一次用药后出现的 ADR，如Ⅰ型过敏性反应；早期反应发生在治疗初期，随着用药的继续而减轻，如硝酸盐引起头痛；中期反应指稍稍延迟才出现的反应，但是如果一定时间之内仍没有发生，以后发生的危险很小，如奎宁引起的血小板减少；晚期反应是持续用药或反复用药风险增加，如许多甾体类药品不良反应；延迟反应在给药后一段时间，甚至停药后才发生，如沙利度胺引起短肢畸胎。

3. 患者易感性 药品不良反应的风险在暴露人群中各不相同。在某些情况下，易感受试者存在不良反应的风险，而其他受试者则没有。在一些特殊人群中，易感性呈连续分布，例如，易感性随肾脏功能损害的增加而增加。虽然不良反应的原因尚不清楚，但某些影响因素是确认的，包括遗传、年龄、性别、生理、外源性因素和疾病等，药品不良反应可能存在多种易感性因素。

以下为几种药品不良反应使用 DoTS 法分类的例子。①甾体类药物引起的骨质疏松：Do- 副作用，T- 晚期反应，S- 年龄与性别；②异烟肼引起的肝毒性：Do- 副作用，T- 中期反应，S- 遗传（药物代谢）、年龄、外源因素（乙醇）和疾病（营养不良）；③阿司匹林引起胃肠道溃疡和出血：Do- 副作用；T- 中期反应；S- 年龄（大于 65 岁）、性别（女性）、疾病（胃溃疡）。DoTS 法分类是对药品不良反应临床特点的描述，并非药品不良反应发生的机制。DoTS 法分类对于促进医生深入认识药品不良反应，药物的开发和管理、药物监督、患者监护及对药品不良反应的预防、诊断和治疗等提供一个重要的视角。

患者使用药物治疗疾病存在治疗起始、初期、后期等不同阶段，根据药物治疗不同阶段的特点不良反应监测重点也有所不同。例如，使用头孢哌酮注射剂行抗感染治疗，起始时应注意防范速发型超敏反应的发生，如过敏性休克、荨麻疹等不良反应；治疗阶段应注意中性粒细胞减少、肝损害与过敏反应及胃肠道反应等不良反应；治疗后期应关注肝损害、血液系统反应与二重感染等不良反应。药物使用的不同阶段其不良反应发生各有特点，应注意监护。

二、药品不良反应的发生原因

（一）药物方面

1. 药物作用的性质　药物在体内的作用具有选择性，当一种药物对机体的组织和器官有多种作用时，若其中一项为治疗作用，其他作用就成为不良反应。例如，阿托品有抑制腺体分泌，解除平滑肌痉挛，加快心率等作用。在麻醉时利用其抑制腺体分泌的作用，其松弛平滑肌引起腹胀气或尿潴留就成了副作用；在治疗胃肠痉挛时，口干和视物模糊就成为副作用。

2. 药物剂量　药物剂量过大，或者连续用药时间过长发生不良反应的可能性大。同一药物剂型不同，由于制造工艺和用药方法的不同，可以改变药物的生物利用度，影响药物吸收与血中药物的浓度，如不注意掌握，也会引起不良反应。

3. 药物杂质　由于技术原因，药物在生产过程中常残留微量中间产物或杂质（药物副产物、分解产物和代谢产物等），这些物质虽有限量，但也可引起不良反应。20 世纪 60 年代，丹麦曾发生服用非那西汀，出现发绀致死的药源性疾病。后研究证实非那西汀中的副产物对氯乙酰苯胺，有引起发绀的作用。阿司匹林中的副产物乙酰水杨酸水杨酯和乙酰水杨酸酐，能引起哮喘、慢性荨麻疹等药源性疾病，据报道其发生率约为 4%。散瞳药和缩瞳药，常会引起慢性滤泡性结膜炎，其原因为配制眼药过程中酸度的改变，影响了阿托品或毛果芸香碱的稳定性，产生分解产物直接刺激组织，逐渐形成慢性结膜炎。

（二）机体方面

1. 生理因素

（1）年龄：一般儿童因靶器官敏感性增强易发生不良反应。幼儿药物代谢酶活性不足，代谢和排泄药物能力均较慢，血浆蛋白结合能力差，对药物的敏感性高，易发生不良反应。老年人肝肾功能降低，使药物代谢清除能力降低，药物的血浆半衰期长，且老年人的血浆蛋白低，结合药物的能力低，血浆中有活性的游离药物增加，加上老年人用药品种多、时间长，所以老年人也易发生不良反应。

（2）性别：一般而言，不良反应的发生率女性高于男性。如氯霉素引起的再生障碍性贫血，女性为男性的 2 倍；保泰松致粒细胞缺乏，男性与女性的比例为 1 ∶ 4。

2. 遗传因素

（1）个体差异：同样剂量的药物，有的患者达不到治疗效果，而有些患者则出现毒性反应。药物代谢的个体差异是不同个体对药物反应不同的重要原因。药物代谢遗传差异使部分患者对某些药物的代谢能力低下，导致药物或其毒性代谢产物蓄积，出现非预期毒性。如乙酰化是许多药物如磺胺类、异烟肼等在体内灭活的重要代谢途径，乙酰化的速度也受遗传基因的影响而表现为快型和慢型两种。慢型乙酰化者因体内乙酰化酶活性缺乏，消除药物的速度比其他人慢。慢型乙酰化者长期服用异烟肼，约有 23% 患者出现多发性外周神经炎，而快型乙酰化者，其发生率只有 3% 左右。

（2）特异质反应和变态反应：遗传控制的药品不良反应可以是量性异常，也可以是质性异常，发生与正常药理作用无关的反应。许多患者的遗传异常是在发生了不良反应后才暴露出来的。少数患者的特异性遗传素质使机体产生特异质反应，这种反应是有害的，甚至是致命的，只在极少数患者中出现。如红细胞内缺乏葡萄糖 -6- 磷酸脱氢酶的患者，体内还原型谷胱甘肽不足，服用某些药物如伯氨喹，易引起溶血反应。某些药物或其代谢产物作为半抗原或全抗原刺激机体而发生的非正常的免疫反应，有时也称变态反应。药物引起的变态反应约占全部药品不良反应的 6% ～ 10%，其发生与剂量无关，而与患者的特异体质和免疫机制有关。

（3）种族：不同种族、民族的人有不同的遗传特点，有色人种与白色人种之间对药物毒性敏感程度常明显不一致。如日本人和因纽特人中有不少人是快乙酰化者，使用异烟肼易产生肝损害；而英国人和犹太人中慢乙酰化者达 60% ～ 70%，这些人使用异烟肼易产生周围神经炎。

3. 病理因素

疾病可以造成机体器官功能改变，继而影响药物在体内的药效学和药动学，诱发药品不良反应。脑膜炎或脑血管病者，用药后易发生神经系统不良反应。有中耳炎或中耳炎病史者，小剂量氨基糖苷类抗生素也能引起听神经损害。有潜在消化性溃疡者，低剂量布洛芬也能引起消化道出血。肝脏疾病患者药物代谢能力降低，引起血浆药物浓度升高，也可引起对某些药物敏感性增高，导致不良反应。肝硬化时利多卡因的代谢受损，可引起严重的中枢神经系统毒性。肝硬化患者地西泮的平均半衰期为105小时，而正常人为46小时。肾脏疾病患者药物排泄清除率降低，致血药浓度升高，易引起不良反应，同时也可引起对药物敏感性增加。肾功能严重不足的患者，庆大霉素半衰期可长达24小时，正常人约2.3小时。

（三）用药方面

1. 给药方法　给药途径不同，关系到药物的吸收、分布，也影响药物发挥作用的快慢强弱及持续时间。例如，静脉给药直接进入血液循环，立即发生效应，较易发生不良反应；口服刺激性药物可引起恶心、呕吐等，改为注射给药则可避免。如氯化钾用于低血钾者，只宜口服或缓慢静脉滴注给药，若静脉推注可导致心搏骤停，应绝对避免。注射用阿昔洛韦浓度过高、滴速过快，可引起患者急性肾衰竭。在注射给药时由于药物配伍不当、溶媒选择不合理等，使药物发生沉淀、混浊、结晶、变色等理化反应，不仅可使药效降低，还可对人体造成损害。

2. 联合用药　临床试验中严格使用一种被试验药物，而上市后可能同时使用多种其他药物。某些药物通过影响另一些药物的吸收、分布、代谢、排泄及血浆蛋白结合率等机制，使药效变化产生毒副作用。联合用药品种数越多，不良反应发生率将会越高。依他尼酸与氨基糖苷类抗生素合用，在听神经损害方面有相加作用，耳聋的发生率明显增加。氨基糖苷类抗生素与抗组胺药合用，抗组胺药在对抗氨基糖苷类抗生素前庭功能紊乱的同时，可掩盖其听神经毒性症状，使其不易及时发觉，后果严重。有些药物长期使用后能加速肝药酶的合成并增强其活性，使机体对另一些药物的代谢加速。在临床上，酶诱导作用常可使药物稳态血浓度降低，为了达到和维持疗效，必须加大剂量。一旦停用诱导剂，原来药物的血浆浓度立即升高，从而产生不良反应。

第三节 药品不良反应的识别和监测

一、药品不良反应的识别

当患者接受药物治疗而发生药品不良事件时，临床医药工作者需要评估药品不良事件与药物治疗间是否存在因果关系。如果这种关系已经确定，则药品不良事件即可被判断为药品不良反应。因此，应严格遵循临床诊断的步骤和思维方法，注重调查研究与收集资料，在此基础上综合分析作出判断。药品不良反应的识别要点如下：

1. 药品不良反应出现在用药治疗之后 从用药开始到出现临床症状的间隔时间称为药品不良反应的潜伏期，不同药物的不良反应潜伏期差异较大。

2. 药品不良反应与用药剂量相关 有些药物药效具有“天花板效应”，当达到最大治疗效应时，继续盲目增加药物剂量后，疗效并不增加而不良反应加重。

3. 去激发（dechallenge）反应 撤药的过程即为去激发，亦有用“除去暴露”一词来描述此过程的，减量则可看作是部分去激发。若要判断药物与出现的不良反应有无因果关系，可采用中止药物治疗或减少剂量后继续观察和评价反应的强度及持续时间。如果去激发后反应强度未减轻，说明反应与药物关系不大，但是不可轻易排除，有可能因为观察时间短未发现不良反应的缓解。当多药联用时，逐一去激发有助于确定是何药造成的损害。

4. 再激发（rechallenge）反应 为了验证药品和不良反应之间的因果关系，可根据情况选用激发试验，就是再给患者用一次药，以观察不良反应是否出现，这一过程叫作再暴露，即再激发。药物再激发的临床结局多样，可无症状，也可致命，因此再激发试验有伦理限制，尤其是那些可能对患者造成严重损害的药品不良反应，再激发会造成严重后果，应绝对禁止。临床上可采用皮肤试验、体外试验的方法来代替。人为的药物再激发必须基于灵活的方案调整以及事先制定好针对每种药品不良反应所采取的具体措施，且必须满足两个前提：对包括伦理委员会／审查委员会在内的机构有充足的解释理由，以及能作为实践指南的基础。

5. 药品不良反应与药理作用特征相关 某些药品不良反应是其原有作用的过度延伸与增强，因而可从其药理作用来预测，如降血糖药引起低血糖反应，抗凝药造成自发性出血等。某些药物可以引起特征性的病理改变，如地高辛引起心脏房室传导阻滞和心律失常等。但在临床工作中，许多药品不良反应的临床表现与一些常见病、多发病的症状相同或相似。例如，地高辛引起的药品不良反应早期常出现胃肠道反应，而慢性充血性心力衰竭患者因胃肠道淤血也会出现这些症状。如果怀疑不良反应由药物之间的相互作用所致，需要判断药物联合应用时间与不良反应出现时间是否有关联，撤除或再次给予相应药物后，不良反应是否发生相应变化。

6. 掌握相关文献报道　已发表的文献报道及药品说明书中列入的药品不良反应资料是临床医药工作者获取药品不良反应信息及知识的主要途径，能帮助了解与药品不良反应相关的临床特点、发生率、风险因子以及发生机制等。需要指出的是，已有的医药文献关于药品不良反应的记载可能并不完全。此外，如果药物新近上市，还未积累较多的临床数据时，可能会出现说明书上没有描述甚至没有文献报道的一些药品不良反应。所以除及时掌握更新药品不良反应信息外，在某些情况下，药品不良反应的判断仍依赖于医药工作者的独立取证与分析。

7. 进行必要的血药浓度监测　治疗药物监测（TDM）是在药动学原理的指导下，应用现代分析技术，测定血液中或其他体液中药物浓度，用于设计或调整给药方案，以提高药物的疗效和减少不良反应的发生。通过对治疗指数窄的药物及中毒症状易与疾病本身相混淆的药物进行 TDM，既有助于调整给药方案，提高药物疗效、减少或避免毒副作用的发生，又可诊断是否存在药物过量中毒，还可作为医疗差错或事故的鉴定依据和评价患者是否按医嘱处方用药的手段。例如，地高辛的毒性作用通常与血清浓度＞ 2 ng/mL 有关，但也可以发生于地高辛水平较低时，尤其是伴随低钾血症、低镁血症或同时存在甲状腺功能减退时。

药品引起人体产生不良反应是一个复杂的过程，影响这种过程的因素同样是复杂多样的，这就给药品不良反应的识别带来许多困难，表现为对药品不良反应因果关系的判断常常具有某种程度的不确定性。因此需要对药品不良反应报告进行规范化。一份规范有效的报告包括以下四个元素：可识别的患者、可识别的报告者、怀疑药物及不良反应。“可识别”是指能够确认患者和报告者存在。当患者的下列一项或几项可获得时，即认为患者可识别：姓名或姓名缩写、性别、年龄（或年龄组，如青少年、成年、老年）、出生日期、患者的其他识别代码。提供病例资料的初始报告人或为获得病例资料而联系的相关人员应当是可识别的。对于来自互联网的病例报告，报告者的可识别性取决于是否能够核实患者和报告者的存在，如提供有效的电子邮箱或者其他联系方式。药物包括怀疑药物与并用药物，由于患者常常使用两种以上药物，存在药物之间相互作用的可能。与不良反应明显无关的药物可以不填，否则应当上报怀疑与并用药物。药物通用名和商品名、剂量、给药途径、治疗日期、批号、并用的医疗产品及日期都应当填报。不良事件应包括事件或问题的描述、事件发生日期、报告时间、相关的试验 / 实验室数据（可能的话）、不良事件的处理及结果。

目前，药品不良反应因果关系评定的方法很多，通常以 Karch 和 Lasagna 评定方法为基本标准，该法将因果关系的确定程度分为肯定、很可能、可能、条件、可疑、暂时不能评定六级。我国原卫生部 ADR 中心推荐的评分法（1994 年版）为 5 级评价标准，包括肯定、很可能、可能、可疑和不可能。1994 年以后，参考 WHO 乌普萨拉监测中心的 6 级标准，我国逐渐采用 6 级评定方法，并于 2004 年发布《药品不良反应报告和监测管理办法》（局令第 7 号），该办法同时制定了 2005 年版的《药品不良反应报告和监测工作手册》。2012 年，国家药品不良反应监测中心再次发布了修订的《药品不良反应报告和监测工作手册》。我国于 2017 年加入国际人用药品注册技术协调会（简称 ICH），并于 2018 年参照国际人用药品注册技术协调会《上市后安全性数据管理：快速报告的定义和标准》（ICHE2D），制定了《个例药品不良反应收集和报告指导原则》（国家药监局 2018 年第 131 号）。上述文件都提到了目前药品不良反应因果关系评定的参考依据。

我国目前使用的关联性评价共分为 6 个级别：

（1）肯定相关：用药与不良反应的发生存在合理的时间关系；停药后反应消失或迅速减轻及好转（即去激发阳性）；再次用药不良反应再次出现（即再激发阳性），并可能明显加重；同时有说明书或文献资料佐证，并已排除原患疾病等其他混杂因素影响。

（2）很可能相关：无重复用药史，余同“肯定相关”。或虽然有合并用药，但基本可排除合并用药导致不良反应发生的可能性。

（3）可能相关：用药与反应发生时间关系密切，同时有文献资料佐证；但引发不良反应的药品不止一种，或不能排除原患疾病病情进展因素。

（4）可能无关：不良反应与用药时间相关性不密切，临床表现与该药已知的不良反应不相吻合，原患疾病发展同样可能有类似的临床表现。

（5）待评价：报表内容填写不齐全，等待补充后再评价，或因果关系难以定论，缺乏文献资料佐证。

（6）无法评价：报表缺项太多，因果关系难以定论，资料又无法获得。

二、药品不良反应的监测

（一）药品不良反应监测的意义

药品不良反应监测工作的实质就是药品风险管理，是药品风险的发现、识别、评估和控制的过程。对已经发现或经评估确认的药品风险采取适当的控制措施，是监测工作的落地环节。控制措施主要包括修订药品说明书、发布《药品不良反应信息通报》、发布《药物警戒快讯》、暂停或召回药品、撤销药品批准证明文件等。2008—2020 年，国家药品不良反应监测中心共发布77期《药品不良反应信息通报》。发布《药品不良反应信息通报》也是警示不良反应风险的重要手段，但通报的发布可能带来较大的社会影响，监管部门对采取该措施也较为慎重。2005—2020年，发布《药物警戒快讯》共212期。《药物警戒快讯》主要报道欧美日等国家药品监管部门采取的风险管理措施，我国对其中涉及严重风险的药品均启动了相关评估工作。

此外，国家药品不良反应监测中心自2012年起建立了药品风险预警系统，通过计算机模型辅助发现以质量问题为主的“药品不良事件聚集性信号”，并对其中认为需要关注的信号开展了核实、调查、评价和药品检验等工作。近十年每年处理此类关注的信号平均为130余条，并对其中发现质量问题的药品采取了相关风险控制措施，如暂停生产、销售和使用等。对经评估认为风险大于获益的药品，监管部门根据监测机构的技术评估意见，采取了撤销药品批准证明文件的决定。2009年以来先后将盐酸芬氟拉明、西布曲明、右丙氧芬、阿米三嗪萝巴新、克仑特罗、丁咯地尔、甲丙氨酯、酮康唑、氯美扎酮、苯乙双胍、吡硫醇、特酚伪麻、磺胺索嘧啶和特洛伪麻等品种撤出了国内市场。

（二）药品不良反应的监测方法

药品上市前都须经过一系列的临床试验研究，但这并不足以完全保证药物治疗的安全性。这是由于上市前的临床试验存在其固有的局限性：①病例少；②研究时间短；③经过筛选的试验对象与上市后的实际用药人群有差别，老年人、儿童、孕妇和有并发症的患者常被排除在临床试验之外；④用药方案与观测指标受限，导致潜伏期长的或罕见及合并用药导致的药品不良反应不能在临床试验中被发现，因此需要药品上市后进行不良反应监测，收集药品不良反应的研究成果等相关信息，进而为患者提供更加安全有效的用药方案和药物。药品不良反应的监测便于向药品的经营、使用、生产及药政部门提供药品不良反应情况的咨询，利于业务的开展和服务质量的提高。主要的药品不良反应监测方法有自发呈报系统（spontaneous reporting system）、处方事件监测（prescription event monitoring，PEM）、医院集中监测（hospital intensive monitoring）、病例对照研究（case-control study）、队列研究（cohort study）和记录联结（recorded linkage）等。

1. 自发呈报系统 是一种自愿而有组织的报告系统。医院、药厂及药品经营部门都有责任向监测单位报告药品不良反应，任何人都可以报告即填写ADR报告表。正式自发呈报系统最早有英国的“黄卡系统”。自发呈报系统的优点是监测面大、简便易行、费用小，对提出某种药物流行病的假设有很大作用，是检测出罕见的、长期用药引起的、延迟出现的不良反应以及药物相互作用的唯一可行方法。不足之处为资料可有偏差，漏报严重。

2. 处方事件监测 收集新上市药品的若干个处方，然后要求处方医生填写问卷回答有关患者的一系列问题，包括任何新的诊断、任何原因的就医或住院、一种并发症意外加重（或改善）、任何可疑的药物反应或任何需要记入病历的主诉。通过收集处方来积累数据，从中找出ADR信号，计算其发生率和报告率，其目的是对新上市药品进行重点监测，以弥补自发呈报系统的不足。相对于前瞻性队列研究，PEM费用较低，不影响医生处方习惯和处方药品，偏倚性小，可以研究潜伏期较长的ADR。缺点是治疗分配未进行系统性随机，用于随机研究的统计方法不适用于PEM；研究的可信性取决于医生调查表回收率。

3. 医院集中监测 指在一定的时间和范围内，根据研究目的详细记录特定药物的使用和药品不良反应的发生情况。医院集中监测包括患者源性监测（patient-oriented monitoring）和药物源性监测（drug-oriented monitoring）。设重点监测医院或病房，由医生、护士和药师组成监测队伍，在一定时间内对所用药物进行监测。其特点是结果可靠、判断较准、可以计算ADR的发生率以及进行药物流行病学研究，但监测面小，花费人力、物力多。

4. 病例对照研究 病例对照研究是以确诊的有某特定不良反应的患者作为病例，以不产生该不良反应但具有可比性的个体作为对照，通过询问、实验室检查或复查病史，搜集既往各种可能的危险因素的暴露史，测量并比较病例组与对照组中各因素的暴露比例，经统计学检验，若两组差别有意义，则可认为某因素与不良反应之间存在着统计学上的关联。该方法进行迅速，费用较低，对确定临床表现独特的不良反应十分有效。缺点是易出现资料偏差，资料不全时难以选择对照。

5. 队列研究 队列研究是将某一特定人群按是否暴露于某可疑因素或暴露程度分为不同的亚组，追踪观察两组或多组成员结局（如不良反应）发生的情况，比较各组之间结局发生率的差异，从而判定这些因素与该结局之间有无因果关联及关联程度的一种观察性研究方法。队列研究的基本原理是在一个特定人群中选择所需的研究对象，根据某个时期是否暴露于某个待研究的危险因素，或其不同的暴露水平而将研究对象分成不同的组，如暴露组和非暴露组，高剂量暴露组和低剂量暴露组等，随访观察一段时间，检查并登记各组人群待研究的预期结局的发生情况，比较各组结局的发生率，从而评价和检验危险因素与结局的关系。

6. 记录联结 记录联结是将一个人有关的记录如出生、死亡、婚姻、住院情况和用药处方等，通过一种独特的方式把各种信息联结起来，可能会发现与ADR有关的事件。

第四节 药品不良反应的防治原则

药物通过调整机体原有的功能状态而产生效应，这种“调整”的程度和范围目前还不能完全受人们的控制。因此，药物治疗在取得疗效的同时也伴随着药品不良反应的风险。理想的药物治疗是以最小的药品不良反应风险来取得最佳的治疗效果。

一、药品不良反应的预防原则

1. 详细了解患者的病史，正确对症用药 选药要有明确的指征，不仅要针对适应证，还要排除禁忌证。故在确定治疗方案和选定治疗药物前，详细了解患者的病史、药物过敏史和用药史，对某药有过敏史的患者应终身禁用该药；对可能发生严重过敏反应的药物，可通过皮肤试验等方法筛查有用药禁忌的患者。

2. 严格掌握药物的用法用量，个性化用药 药物治疗中严格遵照说明书的用法、剂量、适应证和禁忌证，并根据患者的生理与病理学特点实行个体化给药。根据不同人群的不同需要调整药物用法和剂量，如老年人生理功能退化，一般患病也较多，用药品种较多，更要把控用量，防止可能出现的不良反应；儿童，尤其是新生儿，其剂量应按体重或体表面积计算，用药期间应加强观察；孕妇用药应特别慎重，尤其是妊娠头三个月应避免用任何药物，若用药不当有可能致胎儿畸形。

3. 合理选择联合用药种类，避免不必要的联合用药 联合用药须谨慎，可用可不用的药物尽量不用。联合用药时，既要增加疗效，也要尽量排除药物相互作用可能引起的不良反应。

4. 密切观察患者用药反应，必要时监测血药浓度 对于治疗窗窄的药物，血药浓度的升高与不良反应的发生密切相关，及时检测患者血药浓度能及时预测治疗过程中可能出现的不良反应，有利于及时调整剂量或更换治疗药物。对于长期用药患者，如用头孢类、氨基糖苷类等抗菌药物以及利尿剂，应定期监测肝肾功能、电解质及酸碱平衡；长期使用地高辛、氨茶碱的患者，尽可能到有条件的医院做血药浓度监测。

5. 提高患者防范意识，及时报告异常反应 加强宣传培训是预防药品不良反应工作的重要手段。面向公众科普宣传，能提升公众对药品不良反应的认识，使公众认识到什么是药品不良反应，发生了如何及时处理等常识，可有效减少一般 ADR 向严重 ADR 的转化。只有提升全民对药品不良反应的认识，才能更好地发挥社会共治的作用。

6. 加强对执业者的专业水平训练和职业道德教育，避免用药错误 有相当部分的药品不良事件和药源性疾病的发生与医药人员在处方、配制、发药和用药过程中的差错、事故有关，这类药品不良事件属“可避免的药品不良事件”。要做好对监测报告单位有关人员的培训，创新培训手段，加大培训力度，普及医疗机构、企业工作人员药品不良反应知识，增强药品不良反应监测的主动性。

二、药品不良反应的治疗原则

1. 及时停药，去除病因 及时停药，去除病因是治疗药品不良反应最根本的措施，可达到釜底抽薪的治疗目的。绝大多数轻型患者在停用相关药物后疾病可以自愈或停止进展。如不停药，疾病可能恶化，甚至造成死亡。如果不能确定几种药物中哪一种是不良反应发生的原因时，可按其药物反应的规律，结合轻重缓急情况，逐个停用或改用其他药物治疗。在某些特殊的情况下，尽管致病药物已经确定，但由于治疗疾病的需要而不能停用时，医生一定要权衡利弊，根据患者药品不良反应的发生情况作出减量或停用的选择。

2. 采取有效的救治措施 多数药品不良反应在经过上述处理后均可逐渐消失，恢复正常。对较严重的药品不良反应和药源性疾病，则需采取进一步措施。

（1）促进排泄，延缓吸收：对于一些与剂量相关的不良反应的治疗，临床医生可采用静脉输液、利尿、导泻、洗胃、催吐、使用毒物吸附剂以及血液透析等方法加速药物的排泄，延缓和减少药物的吸收。药物皮下或皮内注射于四肢者，可将止血带缚于注射处近心端，以延缓其吸收。对口服用药者，可用 1 ∶ 1 000 ～ 1 ∶ 5 000 高锰酸钾溶液反复洗胃；通过机械刺激咽喉促使呕吐，也可皮下注射阿扑吗啡 3 ～ 5 mg 或口服 1% 硫酸铜溶液 100 ～ 200 mL 催吐；使用毒物吸附剂如药用炭吸附药物，同时用导泻剂（如 70% 山梨醇）将已吸附药物的吸附剂排出体外。磺胺药、甘露醇引起的肾损害可通过输液、利尿，疏通肾小管，促进药物在肾小管中的排泄。通过改变体液的 pH，也可加速药物排泄，如弱酸性药物巴比妥类引起的严重不良反应，可静脉输注碳酸氢钠碱化血液和尿液，促进药物排出。碳酸锂过量中毒时，静脉输注 0.9% 氯化钠注射液有助于锂排出。

（2）使用解救药物：利用药物的相互拮抗作用降低药物的药理活性，减轻和消除药品不良反应。例如，鱼精蛋白能与肝素结合，使后者失去抗凝活性，可用于肝素过量引起的出血。贝美格有中枢兴奋作用，可用于巴比妥类及其他催眠药物引起的深度昏迷。纳洛酮为阿片受体拮抗剂，能对抗吗啡过量的中枢神经系统反应。谷胱甘肽能激活多种酶，促进药物在体内的代谢，可用于治疗药物性肝炎等。这些均属于特异性的解救药物，及时用药，效果明显。当缺少特异性解救药物时，可采取对症支持疗法。发生药品不良反应时，过度依赖药物治疗有时会造成 A 药→ A 药 ADR → B 药→ B 药 ADR 的瀑布式药品不良反应。

（3）药物过敏反应的抢救：当发生药物过敏性休克时，应立即停止使用可疑过敏药物，并分秒必争地就地抢救，以免延误救治时机。发现患者休克后立即使患者平躺，抬高下肢，吸氧，开放静脉通道，并注意保暖。肾上腺素是治疗过敏性休克的首选药物，具有心脏兴奋、升高血压等作用，还可加用糖皮质激素，以缓解过敏性休克的症状。对皮肤黏膜等过敏反应可使用抗组胺类药物，如氯雷他定、氯苯那敏、异丙嗪、依巴斯汀、苯海拉明等，还可视病情外用糖皮质激素局部治疗等。如继发感染，可给予抗菌药物治疗。在使用抗菌药物时，要考虑到患者可能处于高敏状态，原发反应可能就是由于抗菌药物引起或可能发生交叉过敏反应，应注意选择患者不会过敏的药物谨慎试用，并密切观察。

第五节 药物警戒

1974 年，法国人首先提出了药物警戒（pharmacovigilance，PV）的概念。尽管法国开展药物安全监测比最早建立药物监测体系的欧美国家晚了 10 余年，但法国人通过这个概念赋予药物安全以新的内涵。药物警戒可以理解为监视、守卫，时刻准备应付可能来自药物的危害。

“药物警戒”一词问世 30 年来，其概念及含义不断演变与拓展。时至今日，药物警戒已不仅仅是药品不良反应监测报告，而且药品不良反应监测报告仍是药物警戒的重要部分，是药物警戒的基础工作。今天的药品不良反应监测报告，无论是在医疗决策中，还是在地区、国家作药物再评价时，乃至政府部门调整药物政策时都起着重要的作用。2019 年 12 月 1 日起施行的《中华人民共和国药品管理法》（简称《药品管理法》）第十二条第二款规定：“国家建立药物警戒制度，对药品不良反应及其他与用药有关的有害反应进行监测、识别、评估和控制。”标志着我国正式在法律层面上确立了药物警戒制度，并明确其具体含义包括药物有害反应的监测、识别、评估和控制四个方面。

一、药物警戒的定义

WHO 国际药品监测合作中心关于药物警戒的定义如下：药物警戒是发现、评价、理解和预防不良反应或其他任何可能与药物有关问题的科学研究与活动。2021 年，我国《国家药监局关于发布 < 药物警戒质量管理规范 > 的公告》（2021 年第 65 号）中指出，药物警戒活动是指对药品不良反应及其他与用药有关的有害反应进行监测、识别、评估和控制的活动。最近，它涉及的范围已经扩展到：①草药；②传统药物和辅助用药；③血液制品；④生物制品；⑤医疗器械；⑥疫苗。

药物警戒与药品不良反应监测的含义相近，它们的最终目的都是提高临床合理用药的水平，保障公众用药安全，改善公众身体健康状况，提高公众的生活质量。但是两者工作内容有显著区别：药物警戒涵括了药物从研发直到上市使用的整个过程，包括涉及药品不良反应监测以及其他与药物相关的问题。如低于法定标准的药物，药物与化合物、药物及食物的相互作用；药物治疗错误；对没有充分科学根据而不被认可的适应证的用药；急性与慢性中毒病例报告；药物相关死亡率的评价；药物滥用与误用等。而药品不良反应监测仅仅是指药品上市前提下的监测，是一种相对被动的手段。药物警戒则是积极主动地开展药物安全性相关的各项评价工作。药物警戒是对药品不良反应监测的进一步完善。

二、药物警戒的主要工作内容

药物警戒从用药者安全出发，发现、评估、预防药品不良反应。药物警戒要求有疑点就上报，不论药品的质量、用法、用量正常与否，更加重视以综合分析方法探讨因果关系，容易被广大报告者接受。药物警戒的主要工作内容如下：①早期发现未知的药品不良反应及其相互作用；②发现已知药品不良反应的增长趋势；③分析药品不良反应的风险因素和可能的机制；④对风险/效益评价进行定量分析，发布相关信息，促进药品监督管理和指导临床用药。

三、药物警戒的目的

药物警戒的目的如下：①评估药物的效益、危害、有效及风险，以促进其安全、合理及有效的应用；②防范与用药相关的安全问题，提高患者在用药、治疗及辅助医疗方面的安全性；③告知患者药物相关的安全问题，对患者进行教育，增进其对涉及用药的公众健康与安全的认识。

四、药物警戒的意义

宏观上来说，药物警戒对我国药品监管法律法规体系的完善具有重要意义，这是仅仅进行药品不良反应监测工作所不能达到的。开展药品不良反应监测工作对安全、经济、有效地使用药品是必需的，但要使药品不良反应监测工作更加深入和更有成效，就离不开药物警戒的引导。药物警戒工作既可以节约资源，又能挽救生命，这对处于社会主义初级阶段的我国来说具有重要的意义。

第五章 药物治疗

第一节 药物治疗的流程

药物治疗是临床医师与药师利用可支配的药物资源对机体的异常生理、病理或病理生理状态进行矫治的过程。临床医师与药师在药物治疗过程中的一般思维过程如下：首先需要明确患者的问题，即对患者和疾病的明确认识；其次拟定治疗目标并选择适当的药物、剂型、剂量与疗程；最后开具处方并指导患者用药，开始药物治疗的过程。

在药物治疗过程中，需要以药学服务为主旨，充分发挥包括医（医师）、药（药师）、护（护师）、患（患者）在内所有临床相关人员的积极性，监测临床与实验室各项指标，如符合预期结果则继续原治疗方案，如发现治疗效果不佳则要找到原因、修正原治疗方案或制定新的治疗方案，直至完全或尽可能达到预期治疗目标，使患者痊愈或病情得到最大程度的改善。目前在临床实际工作中，对患者在药物治疗过程中的作用普遍重视不够，很多临床工作人员将患者作为治疗的被动承受者，这一观点不利于药物治疗方案的实施和监测，应加以改进。在很多临床病症中，患者的主观感受不仅重要，有时甚至具有唯一性，无法被客观检测指标所替代，对治疗方案的疗效评估具有重要价值。不仅如此，治疗方案的经济性标准对不同经济背景的患者而言也具有巨大差异，所以患者也应作为药物治疗方案制定的重要参与者之一。这也与临床药学工作中“以患者为中心”的药学服务理念相一致。

一、明确诊断

正确诊断是开始正确治疗的关键性步骤之一。正确的诊断是在综合分析各种临床信息的基础上作出的，包括患者主诉、详细的病史、体格检查、实验室检查和其他特殊检查。正确的诊断意味着对疾病的致病因素、病理改变与病理生理学过程有较清楚的认识，在此基础上，使治疗措施准确地针对疾病发生发展的关键环节起效，促使病情向好的方向转归。临床药师的主要职责是在医师作出正确诊断的前提下，协助医师制定药物治疗方案，实施正确的药物治疗。

二、确定治疗目标

治疗目标是在对疾病和患者自身情况充分了解的基础上，确立的希望达到的疾病治疗最终结果。目标确立是一个决策过程，不仅要从治疗疾病本身出发，更应从患者综合结果（outcome）考虑，因此，需要充分考虑并尊重患者的个体意愿。治疗目标越明确，治疗方案越简单，选择药物就越容易。例如，将高血压患者的舒张压降至某一水平，控制糖尿病患者的血糖至正常范围，镇咳或缓解焦虑等均为明确的治疗目标。但是，治疗目标往往需要既能改善患者目前的病理生理状态，又能改善患者的远期生活质量，这导致了药物治疗方案的复杂性，也影响着患者可能获得的最大疗效。例如，控制高血压是高血压治疗的首要目标，但是治疗高血压需要终身用药，治疗目标不仅是严格控制血压，更应是降低心脑血管并发症的风险，减少长期用药可能带来的不良反应；针对孕妇的药物选择不仅要考虑妇女的疾病，还要考虑药物对胎儿的潜在危险；对类风湿关节炎患者，既要抑制炎症、缓解疼痛，又要尽可能延缓类风湿关节炎的病程进展；同样诊断为乳腺癌，早期的治疗目标是清除肿瘤细胞、延长生存期，而晚期则是改善症状、提高患者生命质量，因此，乳腺癌的早期与晚期治疗方案有很大的不同。

治疗目标的确定实际也设立了一种对治疗结果的期望，建立了医患双方对最终治疗结果的评估标准。需要注意的是，如果患者对治疗结果的期待与医药工作者确定的治疗目标不同，当这种期待在治疗过程中未能实现时，可能导致患者对医药工作者的不信任，从而影响患者对治疗的依从性（compliance）。因此，要通过与患者的有效交流，使患者对自己疾病的治疗效果产生正确的预期。

三、选择治疗方案

针对一个治疗目标往往有多个治疗方案、多种治疗药物，需要综合考虑疾病、患者各方面的情况和药物的药理学特征，按照安全、有效、经济、适当的原则，确定治疗药物、剂型、剂量、给药时间、给药方式、时间间隔、疗程和注意事项等，选择最佳治疗方案。例如，对类风湿关节炎患者，有必要了解患者过去是否对阿司匹林发生过不良反应，有无溃疡病史，经济承受能力如何，家族中是否有其他遗传相关性疾病患者等。基于这些信息，可从非甾体抗炎药中选择一种合适的药物。

药物治疗方案还要取决于药物在这个患者体内的药动学特征。如果已知该患者与药物消除有关的主要器官有疾病，则需对一般性的给药方案进行适当调整。布洛芬主要经肾脏消除，因此治疗前须评估患者的肾功能。若肾功能正常，则根据布洛芬的半衰期（约 2 小时），每日给药 3 ～ 4 次，推荐的剂量是每次 200 ～ 400 mg。若肾功能减退，则应适当减少用药剂量。选用缓释制剂可减少给药次数，降低药品不良反应，但治疗成本会有所增加。

四、开始治疗

开具一张书写清楚、格式规范的处方，表面看来标志着医师一次接诊的结束，但对于药物治疗，这恰恰是开始。再好的药物治疗方案，如果患者不依从治疗或错误用药，仍然不能获得预期的疗效。随着保健意识的增强和医药知识水平的提高，患者越来越不愿意被当作药物治疗的被动接受者，而是希望拥有对称性的信息，甚至能提出很多自己的意见。因此，临床医药工作者应向患者提供必要的信息，指导用药，使患者成为知情的治疗合作者。例如，需要向患者解释药物将会怎样影响其疾病过程或症状；为什么在症状缓解后不要立即停用抗菌药物；哪些不良反应是常见的，其出现并不影响继续用药（如头晕可能是某种药物的常见不良反应，一般不会造成严重后果，只要不开车就不影响继续使用）；哪些反应即使轻微也必须引起高度重视（如服用有潜在骨髓抑制作用的药物后出现咽痛）。对前述类风湿关节炎患者还须告知：疗程是长期的，出现哪些情况才会改变治疗（如发生胃肠道出血），并要清楚地说明需要立即就诊的主要毒性反应。

药物治疗中规范的给药方式可提高治疗效果，降低不良反应发生率。药品说明书作为具有法律效应的药品说明文件，严格限定了药品的用法、用量及给药速度等信息。静脉滴注作为常用的给药方式，滴注速度对药物治疗具有重要的影响，如氨基糖苷类抗菌药物静脉输注过快，可造成单位时间内经肾脏排泄的药物浓度过高，易发生药物性肾损害；青霉素类药物应用剂量过大或滴速过快，可出现“青霉素脑病”。此外，部分特殊剂型，如呼吸系统疾病治疗用的吸入剂等，应避免使用方法不当使药物摄入不足而影响疗效。

五、监测、评估和干预

在确立治疗目标时，实际上就同时设定了反映疗效的观测指标与不良反应的观察终点（endpoint），需要在治疗过程中对这些指标和终点进行监测，以评估治疗效果，进行适度干预，决定继续、调整或是终止治疗方案。对一个具体患者，“首选”药物和“标准”方案并不一定产生最佳治疗效果。虽然治疗药物监测（TDM）和药物作用相关基因检测等措施有助于个体化用药，但目前优化药物治疗的最实用方法仍然是治疗→监测→治疗的反复尝试。

对治疗的监测有两种方式。①被动监测：向患者解释出现治疗效果的表现，告知患者如果无效或出现不良反应时应做什么。在这种情况下，是由患者自己监测。②主动监测：依据疾病类型、疗程、处方药量确定复诊时间，进行必要项目的检测，由医师自己评估治疗效果。通过 TDM 或药物基因学检测，可以回答以下两个基本问题：治疗达到预期效果了吗？不良反应影响药物治疗吗？

1. 治疗有效　如果患者按用药方案完成了治疗，疾病已治愈，则治疗可停止。如疾病未愈或为慢性，治疗有效且无不良反应，或者不良反应不影响治疗，可继续治疗。如在治疗过程中出现严重不良反应，应重新考虑所选择的治疗方案，检查对患者的指导是否正确，有无药物相互作用等因素。A 型药品不良反应是剂量依赖性的，可以尝试在换用另一个药物前降低剂量；B 型药品不良反应往往需要更换药物。

2. 治疗无效　如治疗无效（无论有无不良反应），应重新考虑诊断是否正确、治疗目标与处方药物是否恰当、剂量是否正确、疗程是否太短、给予患者的指导是否正确，以及患者是否正确服药（依从性）和对治疗的监测是否正确。若能找出治疗失败的原因，则可提出相应的解决办法，如更换药物、调整给药方案、改善患者依从性等。若仍不能确定治疗为什么无效时，应考虑停药，因为维持无效的治疗有害无益，而且浪费资源。

无论何种原因需要停止药物治疗时，应切记不是所有的药物都能立刻停药。为防止出现停药反跳或撤药综合征，有些药物（如精神及神经系统用药、糖皮质激素、β受体拮抗剂等）需要经过一个逐渐减量的过程才能停药。

第二节 药物治疗方案的制定

一、药物治疗方案制定的一般原则

疾病的发展可以是基础疾病的进展和复发，也可以是诱发因素或并发症引起病情的发作或恶化，应当分清主要矛盾和次要矛盾，要密切关注和预测疾病的发展趋势，及时调整治疗方案。合理的药物治疗方案可以使患者获得安全、有效、经济、适当的药物治疗。药物治疗方案的制定应考虑以下几个方面。

（一）为药物治疗创造条件

有些疾病在实施药物治疗前需采取一些非药物措施（一般治疗），为药物治疗创造条件，提高药物治疗效果或减少药物治疗的不良反应。

1. 改善环境　如职业性哮喘患者，应改变工作环境。

2. 改变生活方式　如高血压患者，应限制摄盐量、合理饮食并进行有规律的体育锻炼。

（二）确定治疗目标，选择合适药物

药物治疗的目标可以是消除病因或祛除诱因，也可以是减轻症状和并发症。在疾病发展的不同阶段，应抓住主要矛盾，制定相应的阶段性治疗目标，解决主要的临床问题。

1. 消除病因　如大叶性肺炎是细菌引起的肺部感染，应用抗菌药物控制感染。

2. 祛除诱因　如肥胖、高血压、高血脂、糖尿病往往是心脑血管疾病的诱因，因此需要有效控制体重、血压、血脂、血糖。祛除诱因是防治心脑血管疾病的重要措施之一。

3. 预防发病　如维持足够的钙和维生素 D 摄入，以降低骨质疏松症发生的危险。

4. 控制症状　如针对肿瘤患者的疼痛给予镇痛药，对咳嗽、咳痰患者给予镇咳祛痰药治疗。

5. 治疗并发症　如严重脑栓塞患者，可因脑缺血并发脑水肿和颅内高压，应及时应用甘露醇等脱水药，减轻脑水肿和颅内高压，防止脑疝的发生。

6. 辅助治疗　可为其他治疗创造条件或增加其他疗法的疗效。如肿瘤患者，先进行化疗使肿瘤缩小，再接受手术治疗，或先手术治疗，然后辅以化疗，以期进一步清除肿瘤细胞。

（三）选择合适的用药时机

许多疾病都强调早治疗，如肿瘤提倡早诊断、早治疗，因为越早治疗，肿瘤细胞越敏感，治愈率越高；而对中晚期肿瘤，可能先化疗以抑制原发病灶，消灭亚临床病灶，然后实施手术治疗，也可以先行手术治疗，然后辅助以化疗消灭残余癌细胞。对缺血性脑卒中患者，早治疗才能抓住血栓溶解的机会，改善预后。在严重高血糖的糖尿病的治疗中，早期使用胰岛素才能保护胰岛 β 细胞，减缓糖尿病的发展进程，延长患者生存期。但并不是所有的疾病都要求尽早药物治疗，如高血压、糖尿病等，在改善生活习惯如控制饮食、适度运动等能有效控制时，可以先不实施药物治疗。

（四）选择合适的剂型和给药方案

对于新生儿，几乎所有的药物都要静脉给药，因为他们的胃肠道功能不完善，药物吸收差，而且新生儿的肌肉组织非常少，不能采用肌内注射。夜间哮喘应当用缓释制剂才能控制发作。哮喘用药经雾化吸入有起效快、用药量少和副作用轻等优点。为有效控制清晨可能出现的血压升高或关节僵硬，可选用具有时滞脉冲释放的抗高血压药物或推迟晚上服用抗类风湿药物的时间等。药物使用剂量应依据年龄、身高、体重、病情轻重、肝肾功能、药物反应的遗传多态性以及不良反应做适当调整，希望以最低的剂量和最小的不良反应达到理想的治疗效果。如果剂量不合理可能出现适得其反的后果。例如，糖尿病治疗过程中因用药不当出现低血糖昏迷等。随着病情的好转或进展，需相应调整给药方案。合用其他相关药物时，应严密观察两药可能叠加或拮抗的相互作用，调整剂量。有时药物的生物利用度还受食物的影响。

（五）选择合理的联合用药

临床上，一般根据治疗目标的需要，选用不同类别的药物，以实现不同的治疗目标。针对某一具体治疗目标，尤其是在使用一种药物难以控制时，如癌症、严重感染、高血压等，为了达到更好的临床效果，可以选用两种或两种以上药物进行合理的联合用药。联合用药应该达到以下目标。①增强疗效：针对某一具体治疗目标，联合用药在疗效方面应该产生协同效应即 1+1 ＞ 2，或相加效应即 1+1=2。如肿瘤的化疗，往往选用不同作用机制或作用于不同细胞周期时相的抗肿瘤药物组成合理的化疗方案，达到协同抗肿瘤的效果。②减轻毒副作用：如用α肾上腺素受体激动剂去甲肾上腺素对抗氯丙嗪过量引起的低血压；针对肿瘤化疗产生的剧烈呕吐和严重骨髓抑制，可联合应用止吐药和促进骨髓造血的药物。③控制不良反应的风险与费用不增加：临床上联合用药的品种数与不良反应发生率以及药品的费用呈正相关，因此要严格规范联合用药，单一药物治疗有效，就尽量不要联合用药。同时要对联合用药方案进行效益与风险评估以及药物经济学评价。例如，肿瘤化疗方案的制定，不能只关注对肿瘤细胞的杀伤效果，还要关注患者的耐受程度和经济承受能力。④使用方便，患者的依从性好：联合用药必须方便可行，如果可行性差，患者的依从性不好，则难以实施，达不到预期效果。

（六）确定合适的疗程

疗程依据疾病、病情、治疗目标、治疗反应等因素确定，可以是数天，也可以是终身治疗。①根据不同的疾病或病原体确定疗程：如普通感冒的治疗只需数天而许多慢性疾病如高血压、糖尿病等的治疗是长期甚至终生的；一般细菌性肺炎的抗菌治疗需要 1 ～ 2 周，抗结核短期化疗疗程为 6 ～ 9 个月，隐球菌脑膜炎的抗真菌治疗需要维持 6 ～ 12 个月。②根据不同的病情确定疗程：如医生依据肺癌患者的病情轻重、一般情况、肿瘤的细胞类型等决定化疗疗程，通常为 4 ～ 6 个疗程。③根据不同的治疗反应确定疗程：如治疗措施得当，病情及时控制，可按期结束治疗；也可能由于种种原因，病情未能及时控制，应适当调整用药方案，并延长用药治疗的时间。

（七）药物与非药物疗法的结合

许多疾病需要综合治疗，包括药物治疗、手术治疗、康复治疗、心理治疗等。药物与非药物疗法应该密切配合、优势互补、合理应用。在不同病程阶段，药物治疗与其他疗法之间的主、次地位可以相互转换，应抓住主要矛盾，及时采取相应的调整措施。如脑卒中患者，早期以恢复脑血供、减轻脑水肿为主，病情稳定期则以康复治疗为主。

二、药物治疗方案制定的方法

（一）治疗药物的选择

随着医药工业的发展，为临床提供的药物数量日益增多。不过在大量涌现的新药中，绝大多数仍是现有药物的同类药，真正作用方式全新和作用机制未知的药物较少。因此，开始选择药物时，应首先着眼于药物类别，而后在同类别中选择合适的品种。治疗药物选择的总原则是安全、有效、经济、适当。

1. 安全性（safety）

用药安全是药物治疗的前提。理想的药物治疗应有最佳的效益 / 风险比（benefit/risk ratio），不同的药物治疗，患者的获益不同，从而对安全性的要求（或者说对风险的可接受程度）也不一样。例如，普通的抗感冒药一般只是有助于减轻不适感觉，或许也能缩短本来就不长的自然病程，但如果有导致脱发或骨髓抑制的风险，那是不能接受的；而抗肿瘤药物能延长患者的生存期，即使引起脱发甚至骨髓抑制，也能被临床接受，即感冒治疗时为减轻不适而致脱发比肿瘤治疗时为延长生命而致脱发的效益 / 风险比要小很多，因此前者的临床接受程度要明显低于后者。

2. 有效性（efficacy）

是选择药物时与安全性同样重要的标准，临床使用无效药物是没有意义的。由于药物必须达到最低有效血药浓度才能产生疗效，因此理想的药物应具有很好的药动学特性，采用简便的给药方案即可达到所需治疗浓度。药物起效快慢不同，维持时间长短不同，也有效能强弱的区分。为了尽快起效，可选用快速吸收起效的药物，或采用首次给药剂量加倍的方法。如尽快缓解心绞痛要用硝酸甘油舌下含化，要尽快缓解剧烈疼痛须注射吗啡类镇痛药，而不能口服非甾体抗炎药。

3. 经济性（economy）

主要受治疗成本（cost of treatment）的影响，根据安全性和有效性作出的最理想选择也可能是最昂贵的，财力有限时不可能使用。所以治疗成本、患者的经济状况、医疗保险情况等是选择药物时不得不面对的实际问题。有时患者宁可采用医疗保险可支付的药物而不是选择疗效最好的药物；当给患者开出太多的药物时，他们可能只取其中一部分。这种情况下，医师应只开具真正需要的、适当的和患者能负担的药物，而不要让患者自行从处方中挑选他认为“最重要”的药物。

另外，考虑药物的治疗成本时应该注重治疗的总支出即治疗总成本，而不是单一的药费。较高的药费支出有可能（与低费用药物相比）缩短住院天数、避免或减轻不良反应、早日恢复工作，使患者从住院费、不良反应治疗费和工资损失中获得充分补偿，治疗成本反而降低。显然这种具有成本效果（cost-effectiveness）的药物即使药费较高，也是值得选用的。

4. 适当性（appropriateness）

治疗药物选择的时候尽量做到“五个适当”，即适当的患者、适当的适应证、适当的药物、适当的信息、适当的监护。一个药物的剂型和给药方案应该尽量方便患者，否则会降低患者对治疗的依从性。例如，采用缓释制剂减少了给药次数，不容易发生漏服现象，患者依从性高。但是保证治疗效果应该同样重要，例如，沙丁胺醇吸入剂用于控制急性支气管哮喘发作是安全有效的常用药品，但对一名 3 岁的儿童患者来说，常难以掌握吸入的正确方法，吸入剂量难以控制，可能就不如采用静脉滴注的方法。当治疗目标或者治疗结果确定时，治疗获益相对确定，医师、药师在药物选择过程中，应主要考虑药品的安全性问题，尤其在选择新上市的药品时。

（二）给药方案的制定

制定给药方案应按照临床诊断确定的疾病的不同阶段、疾病严重程度等因素进行。一般疾病发展过程可分为潜伏期、前驱期、症状明显期、转归期等四个阶段，给药方案应根据疾病进展阶段不断调整。此外，给药方案的制定还应重视平衡药物疗效和不良反应的矛盾，应用较大剂量的药物可提高疗效，但不良反应发生率也会增加。

病情与药物基本确定后，选择最佳剂量、最佳剂型、最佳给药方式、最佳给药时间与间隔的组合，就是设计给药方案的过程。有时，虽然使用的药物种类是相同的，但是不同给药方案的疗效或对患者生活质量的影响差异会非常大。因此，制定最佳的给药方案是临床医师与药师的重要技能。

产生治疗效应的最低血药浓度称为治疗阈（therapeutic threshold），而出现机体不能耐受的不良反应的最低血药浓度称为治疗上限（therapeutic ceiling）。两者之间的范围称为药物的治疗窗（therapeutic window）。制定给药方案的目标是将血药浓度水平尽可能稳定地维持在治疗窗内。达到这一目标需要考虑两个因素：①治疗窗的位置和宽度，这是由药效学因素决定的；②血药浓度 - 时间曲线的形态特征，这取决于药动学过程。即使每日给药量相同，不同的给药方案对血药浓度的影响也会很大。

基于半衰期设计的给药方案：

1. 半衰期小于 30 分钟的药物　维持这些药物的治疗浓度有较大的困难，特别是治疗指数小的药物更是如此。如肝素的半衰期约为 30 分钟，这样的药物一般要静脉滴注给药。治疗指数大的药物可以分次给药，但给药间隔越大，维持量也越大，才能使药物在体内的浓度保持在高于治疗阈且低于治疗上限的水平。青霉素是一个具有代表性的例子，它的给药间隔（4 ～ 6 小时）比其半衰期（约 30 分钟）长很多倍，因其治疗指数高，常用剂量产生的血药浓度高于大多数微生物有效的杀菌浓度。

2. 半衰期在 30 分钟～ 8 小时的药物 主要考虑治疗指数和用药的方便性。治疗指数大的药物，只需每 1 ～ 3 个半衰期给药 1 次，甚至频率还可以更低。治疗指数小的药物，理论上必须每个半衰期给药 1 次，若频率再高，也可静脉滴注给药。

3. 半衰期在 8 ～ 24 小时的药物 最方便理想的给药方案是每个半衰期给药 1 次。如果需要立即达到稳态血药浓度，可首次给药剂量加倍。

4. 半衰期大于 24 小时的药物 对于半衰期大于 24 小时的药物，每日给药 1 次很方便，也可提高患者对医嘱的依从性。如需要立即达到治疗浓度，可给予一个初始的负荷量。

三、治疗药物监测和药物作用相关基因检测

（一）治疗药物监测

确定给药方案后，即开始药物治疗的过程。在此过程中，往往需要进行治疗药物监测（TDM）。TDM 是通过测定血药浓度和观察药物临床效果，根据药动学原理调整给药方案，从而使治疗达到理想效果的一种方法。

1. 适用 TDM 的药物

治疗窗窄、毒副反应大且不易鉴别的药物，如茶碱、地高辛；个体间血药浓度变化较大的药物，如华法林、三环类药物；具有非线性动力学特征的药物，如苯妥英钠；肝肾功能不全的患者使用主要经肝肾代谢、排泄的药物，如氨基糖苷类抗菌药物、利多卡因；长期使用可能蓄积的药物；合并用药产生相互作用而影响疗效的药物；常规剂量下易出现毒性反应的药物。

2. 开展 TDM 的基本条件

血药浓度与临床疗效或毒副作用具有良好相关性，否则无法从血药浓度数据推测药效情况；已知药物的治疗窗，否则给药方案的调整没有目标；具有快速、稳定、灵敏、特异的检测方法，否则实施血药浓度监测不具有可行性。由于多种原因，目前临床上真正开展 TDM 的药物数量有限。

（二）药物作用相关基因检测

在一个生物群体中，同时存在两种或多种不连续的变异型、基因型或等位基因，称为基因多态性，生物群体基因多态性现象十分普遍。患者个体之间的基因多态性造成个体处置药物的能力和对药物的反应存在先天性差异，从而造成药物治疗的个体差异。现在越来越多的药物基因组生物标记物及其检测方法被发现，药物基因组学已成为指导临床个体化用药、评估药物严重不良反应发生风险的重要手段，通过研究各种基因多态性与药物反应

之间的关系，指导临床个体化精准用药，提供“量体裁衣”式的个体化治疗方式，提高治疗效果的同时降低药物的不良反应，节约医疗费用。

1. 药物作用相关基因检测流程

（1）征求患者知情同意：采样前需告知患者检测项目的目的、意义、基本过程、项目可能存在的不足（如检测结果可能出现与临床用药实际不相符的情况）等信息。

（2）填写规范的申请单：由有资格开具申请单的临床医师开具。

（3）样本采集：标本采集人员应经过系统培训。用于药物作用相关基因检测的标本类型有多种，包括全血标本、组织标本（新鲜组织、冰冻组织、石蜡包埋组织、穿刺标本）、口腔拭子、骨髓、腹水、胸腔积液等。

（4）标本送检及接受登记：重点审核样品检测的合规性及必要性。

（5）标本处理和基因检测：用于基因检测的方法包括聚合酶链反应（PCR）- 直接测序法、PCR- 磷酸测序法、荧光定量 PCR 法、PCR- 基因芯片法、PCR- 电泳分析等多种方法。根据检测标本的类型和检测位点确定。

（6）检测报告的开具、解释和发放：开具的基因检测报告应清晰易读且易被理解，报告单上应采用标准化的基因命名和计量单位；临床药师对检测报告进行解释，提出用药建议供医师参考。

2. 药物作用相关基因检测在个体化用药中的作用

根据药物基因组生物标志物检测指导个体化用药主要包括两种类型：一是根据个体的遗传信息调整用药方案，以增加药物疗效，减少药品不良反应的发生；二是根据个体的遗传信息确定用药的种类，避免应用针对特定基因型个体无效或可能产生严重不良反应的药物。

四、药物治疗方案的调整

如果通过 TDM 发现采用推荐的标准剂量方案没有获得预期的治疗效果，而且诊断、药物的选择、患者依从性等方面均没有问题，则说明该患者的个体药效学和 / 或药动学特征与群体参数明显偏离。当有下述情况时，需要针对患者个体的药效学和 / 或药动学特征，对标准剂量方案进行相应调整，实行个体化给药。

（一）治疗窗改变

药效学的改变可影响治疗窗的位置和宽度。当患者对药物产生了耐受性或同时使用具有拮抗作用的药物时，治疗窗的位置可上移，这时需要更高的血药浓度才能产生同样效应。例如，使用吗啡镇痛的晚期肺癌患者，机体对吗啡易产生耐受性，虽然体重逐渐减轻，但吗啡用量要递增才能维持镇痛效果。高敏性患者或同时使用协同作用药物时，治疗窗的位置可下移，只需较低的血药浓度就能产生同样效应。如心绞痛患者同时使用硝酸酶类药物和β受体拮抗剂时，两类药物相互协同可增强疗效，但也容易出现低血压，应适当减小剂量。

治疗窗的宽度也可发生改变。例如，儿童支气管哮喘患者的中枢神经系统对氨茶碱比成人更敏感，易发生惊厥（治疗上限降低），而支气管平滑肌的敏感性相对差异不大（治疗阈不变），从而使治疗窗变窄，对剂量方案的准确性要求更高。治疗窗变宽的例子不多，而且一般不必因此改变剂量方案。对个体患者，确定治疗窗的唯一方式是通过（标准剂量）试用、仔细监测和判断。

（二）血药浓度 - 时间曲线改变

药动学的改变可使血药浓度 - 时间曲线（药 - 时曲线，C-t 曲线）整体降低或升高，或大幅波动而超出治疗窗外。具体而言，药 - 时曲线受到吸收、分布、代谢和排泄四个过程的影响。当吸收减少、分布增多、代谢和排泄加快时，药 - 时曲线将降低，反之则药—时曲线将升高。这种影响已能通过药动学模型来定量描述，并可根据药动学参数来制定和调整剂量方案。

（三）治疗窗和药 - 时曲线均改变

这种情况在临床上也可见到。例如，老年抑郁症患者，选用盐酸丙米嗪治疗时，一般从推荐的成人剂量（每次 25 mg）的半量开始。原因有 2 个：①老年人对三环类抗抑郁药较敏感（治疗窗下移），采用成人全量时，血药浓度可能超出治疗窗，导致不良反应，尤其是抗胆碱能和心脏的副作用；②老年人因肝肾功能减退，使丙米嗪及其活性代谢产物（去甲丙米嗪）在体内的代谢和肾脏清除减慢，使药 - 时曲线升高，若用成人全量，则明显增加患者发生不良反应的风险。

为了获得与治疗窗相适应的药 - 时曲线走势，有三种调整给药方案的途径，即改变每日剂量、改变给药次数，或同时改变两者。每日剂量决定了药 - 时曲线水平位置的高低，给药次数影响药 - 时曲线上下波动的程度。当药 - 时曲线整体低于或高于治疗窗时，应相应增加或减少每日剂量。改变每日剂量后，药物需要经过 4 ～ 5 个半衰期才能达到新的稳态浓度。如要缩短这一过程，增量时可先给负荷量，再给新维持量，减量时先停药一次，再开始给新剂量。但对那些增减剂量不宜过快的药物不能采用这种方法。

当药 - 时曲线波动过大或治疗窗较狭窄时，应增加给药次数。但对门诊患者要考虑到用药间隔过短、用药过于频繁会影响治疗的依从性，因此最好选择缓释制剂等长效剂型。另外，如希望增加药 - 时曲线的波动时，可减少给药次数。例如，氨基糖苷类抗菌药物的抗菌效应主要与药物的峰浓度相关，而不良反应主要与药物在体内的持续时间有关，将一日剂量一次给药，药物峰浓度增加而持续时间缩短，有利于增效减毒。糖皮质激素隔日疗法，将两日总量在隔日早晨一次给予，在保证疗效的同时也减轻了对垂体 - 肾上腺皮质轴的反馈性抑制影响。

第三节 药学监护

一、药学监护对象

目前药学监护主要是面向个体患者。药学监护主要由临床药师负责实施，并与医师和护士相互配合，共同完成药学监护所有工作。药学监护贯穿于药物治疗全过程。药师根据患者所接受的药物治疗情况和特殊的病理生理状态等确定监护内容，解决已发生的或潜在的用药问题，提供个体化药物治疗方案和药学服务。

药学监护重点对象包括 6 种：①就医或变更治疗方案频繁者；②多科就诊或多名医师处方者；③患有 2 种以上慢性疾病者；④服用 5 种以上药品者；⑤正在服用高危药品或依从性差者；⑥药品治疗费用较高者。

二、药学监护流程

药学监护主要包括患者评估、制定监护计划、实施监护计划及患者随访评估等四个步骤，每个步骤均需做好书面记录及资料归档。

1. 患者评估　患者评估是药学监护关键的一步。医疗机构制定患者药学监护评估表，通过采集患者基本信息（特别是疾病信息及临床检查结果），评估患者药物治疗需求，评估药物治疗的安全性、有效性、经济性及适当性，判断药物治疗的合理性。药学人员应当在与患者建立互信关系的基础上建立药历。

2. 制定监护计划　根据患者评估结果，药师制定患者个体化药学监护计划，内容包括确定预期治疗目标，药物治疗中存在的风险及风险处理措施，同时决定不同年龄、不同疾病的患者所采取的监护方式。

3. 实施监护计划　监护计划征得医护人员及患者同意后，按照制定的监护计划，对患者实施全面和系统的监护。根据患者的病程变化及药物治疗效果，对出现的问题及时调整监护策略并解决，保证药物治疗的安全性、有效性、经济性。如发现药物治疗问题，应当按照药物治疗问题影响患者的严重和难易程度，依先后顺序解决。

4. 患者评估随访　患者治疗中及治疗后，评估患者经过药物治疗获得的效果与预期效果吻合程度，及时修改监护计划。此外，患者出院或结束治疗后，制定随访评估计划表，确定随访时间和随访内容，进行持续药学监护，不断提高药物治疗水平，鼓励患者、家属或看护者积极参与药物治疗和用药评估的全过程。此外，向患者提供慢病管理，可作为患者随访评估的有益探索。

三、用药依从性评估和用药指导

1. 用药依从性评估　广义的依从性（compliance）是指患者的行为与医疗或保健建议相符合的程度。从药物治疗的角度来看，依从性是指患者对药物治疗方案的执行程度。无论药物治疗方案制定得多么正确，如果患者不依从（noncompliance），也将难以产生预期的治疗效果。

（1）患者不依从的主要类型及不依从原因：患者用药不依从的主要类型包括不按处方取药、不按医嘱用药、提前终止用药、不当的自行用药及重复就诊等。任何类型都会对疾病的治疗产生不利影响。

患者用药不依从的常见原因包括疾病因素（一些疾病无明显症状，患者缺少症状提醒而漏服药物）、患者因素（对医生不信任、经济条件限制、减少药物使用量等）、医药人员因素（未进行用药指导等）、药物因素（剂型不方便使用、味道不便于接受等），以及给药方案复杂，患者不能按规定服药等五个方面。

（2）患者不依从的后果：患者不依从的直接后果取决于以下两个方面：①不依从的程度；②药物的浓度，效应关系和治疗窗大小。如果药物的治疗窗较窄（如氨茶碱），潜在的毒性反应限制了用药剂量，使血药浓度较低而处于浓度 - 效应曲线的中段陡峭区间时（曲线斜率较大，效应对浓度变化敏感），不规则用药将导致疗效减退或产生毒性反应。

不依从的间接后果是导致医师在监测治疗结果时作出错误判断。将患者不依从而造成的治疗失败误认为是诊断错误或所采用的药物治疗无效，从而有可能进一步导致额外的化验检查、改变剂量、更换毒性及费用更高的二线药物等错误决策，使患者承受更大的药品不良反应风险和经济损失。

（3）改善患者依从性的方法：改善患者的依从性可从四个方面着手。①与患者建立良好的医患关系，赢得患者的信任与合作：这要求临床医药工作者尊重患者的感受和观点，理解患者，使患者乐于与医生沟通；②优化药物治疗方案：一个优化的药物治疗方案是选用尽可能少的药物、起效迅速、尽可能少的药品不良反应、合适的剂型、简单的剂量方案（每日 1 ～ 2 次）和尽可能短的疗程；③加强药学监护，提高依从性；④用通俗易懂的语言向患者提供充分的用药指导。

2. 用药指导　向患者提供用药指导的目的是帮助患者正确认识、使用药物，保证药物发挥应有的疗效。指导或者回答问题过程中应突出重点，使用通俗性语言，因为一般患者很难在短时间内记住许多陌生的专业术语。用药指导的基本内容包括以下几个方面：

（1）药物的疗效：为什么选择此药治疗；哪些症状会消失或改善，哪些不会；估计何时起效；如果不服药或不正确地服药将出现什么情况。

（2）药品不良反应：帮助患者适当了解药物的作用与不良反应，预防或避免不必要的困扰与危险。告知患者可能出现哪些（最重要的）药品不良反应，怎样识别这些药品不良反应，药品不良反应会持续多久、有多严重，采取什么措施。对于多疑者，可能还需要强调不良反应的发生是一个统计学概率事件，是整体人群的反应，对个人来说不一定发生。提醒的目的是万一发生时，可采取相应措施，如及时停药或者就医。

（3）药物使用：告知患者怎样服用此药，何时服用此药，连续服用多久，怎样贮存此药，以及剩余的药品如何处理。忘记按时服药是常见的事，可以提示患者利用闹钟、电脑、移动电话等提醒功能，或者推荐缓释剂型药物告诫患者什么情况下不应再服用此药，不要超过的最大剂量，以及为何必须全程服药。

（4）关于复诊：告知患者何时复诊，哪些情况下不必复诊，哪些情况下要提前复诊，下次复诊时医师需要了解什么信息。

（5）确认沟通效果：询问患者对上述各项是否理解，让患者复述最重要的信息。询问患者是否还有其他问题。

对任何疾病的治疗，成本效益最大化的方案是对患者进行宣传教育，避免可能发生的问题。经常有高血压患者说："血压高时，我才吃药；血压不高，就不吃了。"对此，经治医师或药师应告知患者高血压对机体器官的危害是长期的，治疗是终身的，治疗的目的并非仅控制血压，而是要防止并发症的发生。

服药方法是经常遇到的问题，尤其是一些新的或不甚普遍的剂型。有的长效片剂由于制剂技术的限制，必须整粒吞服，不能咀嚼或掰半，否则就会失去缓释作用。口服液体制剂使用有刻度的量杯准确量取，汤匙（调羹）是一个模糊概念，不宜推荐。

四、患者慢病管理

对慢性疾病（简称慢病）患者提供必要的慢病管理及居家药学服务也是药学监护的重要工作内容，主要由基层卫生服务机构负责实施。所谓慢病管理（chronic disease management，CDM），就是慢病管理团队对包括高血压、糖尿病、心脑血管疾病在内的慢病及高危患者进行早期筛查、定期监测、全方位评估并综合干预的过程。通俗来说，就是预防慢病发生，延缓慢病进程，预防与治疗并重。所谓预防，就是在身体不适或慢病发生前采取有针对性的措施，以非药物治疗为主，药物治疗为辅，将疾病消灭在萌芽中，若预防得当，可节约大量治疗费与药费。若需要药物治疗，应排除影响患者用药依从性的不利因素，保证药物规范应用，以发挥最大的治疗效果；定期监护患者各项指标，并根据用药情况采取干预措施。通过慢病管理，可缩短治疗疗程，避免或延缓并发症的产生，提升患者生存质量，同时节约社会医疗总费用。

第二篇 西药药理与应用

第一章　抗菌药物的合理应用

抗菌药物的应用涉及临床各科，虽然目前用于临床的抗菌药物约 150 种，但近年来细菌对抗菌药物的耐药性不断升高，特别是革兰阴性菌，出现了对所有或几乎所有抗菌药物耐药的全耐药（pandrug-resistant，PDR）、泛耐药（extensively drug-resistant，XDR）菌株，并呈增多趋势。合理应用抗菌药物，不仅对感染患者的治疗至关重要，也对防止耐药菌的产生及传播有深远意义。目前，全球范围内都存在抗菌药物不合理使用的问题，而我国抗菌药物的不合理使用严重，由此产生的抗菌药物不良反应和药害事件频繁发生，临床上治疗感染性疾病失败的病例较为常见。合理应用抗菌药物，是提高疗效、降低不良反应发生率以及减少或减缓细菌耐药性发生的关键。

第一节 抗菌药物临床应用的基本原则

抗菌药物临床应用是否合理，基于以下两方面：有无抗菌物应用指征；选用的品种及给药方案是否适宜。

一、抗菌药物治疗性应用的基本原则

（一）诊断为细菌性感染者方有指征应用抗菌药物

根据患者的症状、体征、实验室检查或放射、超声等影像学结果，诊断为细菌、真菌感染者，方有指征应用抗菌药物；由结核分枝杆菌、非结核分枝杆菌、支原体、衣原体、螺旋体、立克次体及部分原虫等病原微生物所致的感染，亦可应用相应的抗菌药物。缺乏细菌及上述病原微生物感染的临床或实验室证据，诊断不能成立者，以及病毒性感染者，均无应用抗菌药物指征。

（二）尽早查明感染病源，根据病原种类及药物敏感试验结果选用抗菌药物

抗菌药物品种的选用，原则上应根据病原菌种类及病原菌对抗菌药物敏感性，即抗菌药物敏感试验（以下简称“药敏试验”）的结果而定。因此有条件的医疗机构，对临床诊断为细菌性感染的患者应在开始抗菌治疗前，及时留取相应的合格标本（尤其是血液等无菌部位标本）进行病原学检测，尽早明确病原菌和药敏结果，并据此调整抗菌药物治疗方案。

（三）抗菌药物的经验治疗

对于临床诊断为细菌性感染的患者，在未获知细菌培养及药敏试验结果前，或无法获取培养标本时，可根据患者的感染部位、基础疾病、发病情况、发病场所、既往抗菌物用药史及其治疗反应等推测可能的病原体，并结合当地细菌耐药性的监测数据，先给予抗菌药物经验治疗。待获知病原学检测及药敏试验结果后，结合先前的治疗反应调整用药方案；对培养结果阴性的患者，应根据经验治疗的效果和患者情况采取进一步诊疗措施。

（四）按照药物的抗菌作用

各种抗菌药物的药效学和人体药动学特点不同，因此各有不同的临床适应证。临床医师应根据各种抗菌药物的药学特点，按临床适应证正确选用抗菌药物。

（五）综合患者病情、病原菌种类及抗菌药物特点制定抗菌治疗方案

根据病原菌、感染部位、感染严重程度和患者的生理、病理情况及抗菌药物药效学和药动学证据制定抗菌治疗方案，包括抗菌药物的选用品种、剂量、给药途径、给药次数、疗程及联合用药等。

二、抗菌药物预防性应用的基本原则

（一）非手术患者抗菌药物的预防性应用

1. 预防用药目的 预防特定病原菌所致的或特定人群可能发生的感染。

2. 非手术患者预防用药基本原则

（1）用于尚无细菌感染征象但暴露于致病菌感染的高危人群。

（2）预防用药适应证和抗菌药物选择应基于循证医学证据。

（3）应针对一种或两种最可能细菌的感染进行预防用药，不宜盲目地选用广谱抗菌药或多药联合预防多种细菌多部位感染。

（4）应限于针对某一段特定时间内可能发生的感染，而非任何时间可能发生的感染。

（5）应积极纠正导致感染风险增加的原发疾病或基础状况。可以治愈或纠正者，预防用药价值较大；原发疾病不能治愈或纠正者，药物预防效果有限，应权衡利弊决定是否预防用药。

（6）以下情况原则上不应预防使用抗菌药物：普通感冒、麻疹、水痘等病毒性疾病；昏迷、休克、中毒、心力衰竭、肿瘤、应用肾上腺皮质激素等患者；留置导尿管、留置深静脉导管以及建立人工气道（包括气管插管或气管切口）患者。

（二）围手术期抗菌药物的预防性应用

1. 预防用药目的 主要是预防手术部位感染，包括浅表切口感染、深部切口感染和手术所涉及的器官/腔隙感染，但不包括与手术无直接关系的、术后可能发生的其他部位感染。

2. 预防用药原则 围手术期抗菌药物预防用药，应根据手术切口类别（表2-1-1）、手术创伤程度、可能的污染细菌种类、手术持续时间、感染发生机会和后果严重程度、抗菌药物预防效果的循证医学证据、对细菌耐药性的影响和经济学评估等因素，综合考虑决定是否预防用抗菌药物。但抗菌药物的预防性应用并不能代替严格的消毒、灭菌技术和精细的无菌操作，也不能代替术中保温和血糖控制等其他预防措施。

表2-1-1 手术切口类别

切口类别	定 义
Ⅰ类切口（清洁手术）	手术不涉及炎症区，不涉及呼吸道、消化道、泌尿生殖道等人体与外界相通的器官。
Ⅱ类切口（清洁-污染手术）	上、下呼吸道，上、下消化道，泌尿生殖道手术，或经以上器官的手术，如经口咽部手术、胆道手术、子宫全切除术、经直肠前列腺手术，以及开放性骨折或创伤手术等。
Ⅲ类切口（污染手术）	造成手术部位严重污染的手术，包括手术涉及急性炎症但未化脓区域，胃肠道内容物有明显溢出污染，新鲜开放性创伤但未经及时扩创，无菌技术有明显缺陷如开胸、心脏按压者。
Ⅳ类切口（污秽-感染手术）	有失活组织的陈旧创伤手术；已有临床感染或脏器穿孔的手术。

（1）清洁手术（Ⅰ类切口）：手术脏器为人体无菌部位，局部无炎症、无损伤，也不涉及呼吸道、消化道、泌尿生殖道等人体与外界相通的器官。手术部位无污染，通常不需预防用抗菌药物。但在下列情况时可考虑预防用药：①手术范围大、手术时间长、污染机会增加；②手术涉及重要脏器，一旦发生感染将造成严重后果者，如头颅手术、心脏手术等；③异物植入手术，如人工心瓣膜植入、永久性心脏起搏器放置、人工关节置换等；④有感染高危因素，如高龄，糖尿病、免疫功能低下（尤其是接受器官移植者）、营养不良等患者。

（2）清洁-污染手术（Ⅱ类切口）：手术部位存在大量人体寄殖菌群，手术时可能污染手术部位引致感染，故此类手术通常需预防用抗菌药物。

（3）污染手术（Ⅲ类切口）：已造成手术部位严重污染的手术。此类手术需预防用抗菌药物。

（4）污秽-感染手术（Ⅳ类切口）：在手术前即已开始治疗性应用抗菌药物，术中、术后继续。此不属预防应用范畴。

3. 抗菌药物品种的选择

（1）根据手术切口类别、可能的污染菌种类及其对抗菌药物敏感性、药物能否在手术部位达到有效浓度等综合考虑。

（2）选用对可能的污染菌针对性强、有充分预防有效的循证医学证据、安全、使用方便及价格适当的品种。

（3）应尽量选择单一抗菌药物预防用药，避免不必要的联合使用。预防用药应针对手术路径中可能存在的污染菌。如心血管、头颈、胸腹壁、四肢软组织手术和骨科手术等经皮肤的手术，通常选择针对金黄色葡萄球菌的抗菌药物。结肠、直肠和盆腔手术，应选用针对肠道革兰阴性菌和脆弱拟杆菌等厌氧菌的抗菌药物。

（4）头孢菌素过敏者，针对革兰阳性菌可用万古霉素、去甲万古霉素、克林霉素；针对革兰阴性菌可用氨曲南、磷霉素或氨基糖苷类。

（5）对某些手术部位感染会引起严重后果者，如心脏人工瓣膜置换术、人工关节置换术等，若术前发现有耐甲氧西林金黄色葡萄球菌（MRSA）定植的可能或者该机构 MRSA 发生率高，可选用万古霉素、去甲万古霉素预防感染，但应严格控制用药持续时间。

（6）不应随意选用广谱抗菌药物作为围手术期预防用药。鉴于国内大肠埃希菌对氟喹诺酮类药物耐药率高，应严格控制氟喹诺酮类药物作为外科围手术期预防用药。

4. 给药方案

（1）给药方法：给药途径大部分为静脉输注，仅有少数为口服给药。静脉输注应在皮肤、黏膜切开前 0.5 ～ 1 小时或麻醉开始时给药，在输注完毕后开始手术，保证手术部位暴露时局部组织中抗菌药物已达到足以杀灭手术过程中沾染细菌的药物浓度。万古霉素或氟喹诺酮类等由于需输注较长时间，应在手术前 1 ～ 2 小时开始给药。

（2）预防用药维持时间：抗菌药物的有效覆盖时间应包括整个手术过程。手术时间较短（＜ 2 小时）的清洁手术术前给药一次即可。如手术时间超过 3 小时或超过所用药物半衰期的 2 倍以上，或成人出血量超过 1 500 mL，术中应追加一次。清洁手术的预防用药时间不超过 24 小时，心脏手术可视情况延长至 48 小时。清洁 - 污染手术和污染手术的预防用药时间亦为 24 小时，污染手术必要时延长至 48 小时。过度延长用药时间并不能进一步提高预防效果，且预防用药时间超过 48 小时，耐药菌感染机会增加。

三、制定抗菌药物治疗方案的原则

根据病原菌、感染部位、感染严重程度和患者的生理、病理情况及抗菌药物药效学和药动学证据制定抗菌药物治疗方案，包括抗菌药物的品种选择、给药剂量、给药途径、给药次数、疗程及联合用药等。在制定治疗方案时应遵循下列原则。

1. 给药剂量

一般按各种抗菌药物的治疗剂量范围给药。治疗重症感染（如血流感染、感染性心内膜炎等）和抗菌药物不易达到的部位的感染（如中枢神经系统感染等），抗菌药物剂量宜较大（治疗剂量范围高限）；而治疗单纯性下尿路感染时，由于多数药物尿药浓度远高于血药浓度，则可应用较小剂量（治疗剂量范围低限）。

2. 给药途径

（1）对于轻、中度感染的大多数患者，应予口服治疗，选取口服吸收良好的抗菌药物品种，不必采用静脉或肌内注射给药。仅在下列情况下可先予以注射给药：①不能口服或不能耐受口服给药的患者（如吞咽困难者）；②患者存在明显可能影响口服药物吸收的情况（如呕吐、严重腹泻、胃肠道病变或肠道吸收功能障碍等）；③所选药物有合适抗菌谱，但无口服剂型；④须在感染组织或体液中迅速达到高药物浓度以达杀菌作用者（如感染性心内膜炎、化脓性脑膜炎等）；⑤感染严重、病情进展迅速，须给予紧急治疗的情况（如血流感染、重症肺炎患者等）；⑥患者对口服治疗的依从性差。肌内注射给药时难以使用较大剂量，其吸收也受药动学等众多因素影响，因此只适用于不能口服给药的轻、中度感染者，不宜用于重症感染者。接受注射用药的感染患者经初始注射治疗病情好转并能口服时，应及早转为口服给药。

（2）抗菌药物的局部应用宜尽量避免，皮肤黏膜局部应用抗菌药物后，很少被吸收，在感染部位不能达到有效浓度，反而易导致耐药菌产生，因此治疗全身感染或脏器感染时应避免局部应用抗菌药物。抗菌药物的局部应用只限于少数情况：①全身给药后在感染部位难以达到有效治疗浓度时加用局部给药作为辅助治疗（如治疗中枢神经系统感染时某些药物可同时鞘内给药，包裹性厚壁脓肿脓腔内注入抗菌药物等）；②眼部及耳部感染的局部用药等；③某些皮肤表层及口腔、阴道等黏膜表面的感染可采用抗菌药物局部应用或外用，但应避免将主要供全身应用的品种作局部用药。局部用药宜采用刺激性小、不易吸收、不易导致耐药性和过敏反应的抗菌药物。青霉素类、头孢菌素类等较易产生过敏反应的药物不可局部应用。氨基糖苷类等耳毒性药物不可局部滴耳。

3. 给药次数

为保证药物在体内能发挥最大药效，杀灭感染灶病原菌，应根据药动学和药效学相结合的原则（PK/PD 参数）给药。青霉素类、头孢菌素类和其他β- 内酰胺类、红霉素、克林霉素等时间依赖性抗菌药物，应一日多次给药。氟喹诺酮类和氨基糖苷类等浓度依赖性抗菌药物可一日给药 1 次。

4. 疗程

抗菌药物疗程因感染不同而异，一般宜用至体温正常、症状消退后 72 ～ 96 小时。有局部病灶者须用药至感染灶控制或完全消散。但血流感染、感染性心内膜炎、化脓性脑膜炎、伤寒、布鲁氏菌病、骨髓炎、B 组链球菌咽炎和扁桃体炎、侵袭性真菌病、结核病等须较长的疗程才能彻底治愈，并减少或防止复发。

四、特殊生理、病理状态下抗菌药物合理应用原则

1. 抗菌药物在不同生理状况患者中的应用

（1）新生儿患者的抗菌药物应用：①新生儿期肝、肾均未发育成熟，肝代谢酶产生不足或缺乏，肾清除功能较差。因此，新生儿感染时应避免应用毒性较大的抗菌药物，包括主要经肾排泄的氨基糖苷类、万古霉素、去甲万古霉素等，以及主要经肝代谢的氯霉素。确有应用指征时，须进行血药浓度监测，据此调整给药方案，个体化给药，以确保治疗安全、有效。②新生儿期避免应用可能发生严重不良反应的抗菌药物。可影响生长发育的四环素类、喹诺酮类应避免应用，可导致脑性核黄疸及溶血性贫血的磺胺类和呋喃类应避免应用。③新生儿期由于肾功能尚不完善，主要经肾排出的青霉素类、头孢菌素类等β- 内酰胺类需减量应用，防止药物在体内蓄积而导致严重中枢神经系统毒性反应的发生。④新生儿的组织器官日益成熟，抗菌药物在新生儿的药动学亦随日龄增长而变化，因此使用抗菌药物时应按日龄调整给药方案。

（2）儿童患者的抗菌药物应用：①氨基糖苷类抗菌药物有明显的耳、肾毒性，儿童患者应尽量避免应用。临床有明确应用指征且又无其他毒性低的抗菌药物可供选用时，方可选用该类药物，并在治疗过程中严密观察不良反应。有条件者应进行血药浓度监测，根据监测结果个体化给药。②糖肽类抗菌药物有一定耳、肾毒性，儿童患者仅在有明确指征时方可选用。在治疗过程中应严密观察不良反应，有条件者应进行血药浓度监测，个体化给药。③四环素类抗菌药物可导致牙齿黄染及牙釉质发育不良，不可用于 8 岁以下儿童。④喹诺酮类抗菌药物对骨骼生长发育可能产生不良影响，避免用于 18 岁以下未成年人。

（3）孕妇的抗菌药物应用：①对胎儿有致畸或明显毒性作用的药物如利巴韦林，孕妇禁用。②对母体和胎儿均有毒性作用的药物，如氨基糖苷类、四环素类应避免应用；但在有明确应用指征时，应权衡利弊，用药时患者的受益大于可能的风险时，也可在严密观察下慎用。氨基糖苷类等抗菌药物有条件时应进行血药浓度监测。③孕妇感染时可选用毒性低、对胎儿及母体均无明显有害影响的、无致畸作用的药物，如青霉素类、头孢菌素类等β-内酰胺类等。

（4）哺乳期妇女的抗菌药物应用：哺乳期妇女接受抗菌药物后，某些药物可自乳汁分泌。通常母乳中药物含量不高，不超过哺乳期患者每日用药量的1%；少数药物乳汁中分泌量较高，如氟喹诺酮类、四环素类、大环内酯类、氯霉素、磺胺甲噁唑、甲氧苄啶、甲硝唑等。青霉素类、头孢菌素类等β-内酰胺类和氨基糖苷类等在乳汁中含量低。然而无论乳汁中药物浓度如何，均存在对乳儿的潜在影响，并可能出现不良反应。如氨基糖苷类可导致乳儿听力减退，氯霉素可致乳儿骨髓抑制，磺胺甲噁唑等可致核黄疸和溶血性贫血，四环素类可致乳齿黄染等。因此哺乳期妇女应避免使用氨基糖苷类、喹诺酮类、四环素类、氯霉素、磺胺类等。哺乳期妇女应用任何抗菌药物时，均宜暂停哺乳。

（5）老年患者的抗菌药物应用：老年人由于组织器官呈生理性退行性变，免疫功能下降，一旦罹患感染，在应用抗菌药物时须注意以下事项。①老年人肾功能呈生理性减退，按一般常用量接受主要经肾排出的抗菌药物时，由于药物自肾排出减少，导致药物在体内积蓄，血药浓度增高，容易发生不良反应。因此，老年患者尤其是高龄患者接受主要自肾排出的抗菌药物（如青霉素类、头孢菌素类和其他β-内酰胺类的大多数品种）时，可按轻度肾功能减退情况减量给药。②老年患者宜选用毒性低并具杀菌作用的抗菌药物，无用药禁忌者可首选青霉素类、头孢菌素类等β-内酰胺类。氨基糖苷类具有肾、耳毒性，应尽可能避免应用。万古霉素、去甲万古霉素、替考拉宁等药物应在有明确应用指征时慎用，必要时进行血药浓度监测，并据此调整剂量，使给药方案个体化，以达到用药安全、有效的目的。

2. 抗菌药物在不同病理状况患者中的应用

（1）肾功能减退患者的抗菌药物应用：许多抗菌药物在人体内主要经肾排出，某些抗菌药物具有肾毒性，肾功能减退的感染患者应尽量避免使用肾毒性抗菌药物，确有应用指征时，严密监测肾功能情况；根据感染的严重程度、病原菌种类及药敏试验结果等选用无肾毒性或肾毒性较低的抗菌药物；使用主要经肾排泄的药物，须根据患者肾功能减退程度以及抗菌药物在人体内清除途径调整给药剂量及方法。根据抗菌药物体内过程特点及肾毒性，肾功能减退时抗菌药物的选用有以下几种情况：①主要由肝胆系统排泄，或经肾脏和肝胆系统同时排出的抗菌药物用于肾功能减退者，维持原治疗量或剂量略减；②主要经肾排泄，药物本身并无肾毒性，或仅有轻度肾毒性的抗菌药物，肾功能减退者可应用，可按照肾功能减退程度（以内生肌酐清除率为准）调整给药方案；③肾毒性抗菌药物避免用于肾功能减退者，如确有指征使用该类药物时，患者抗菌药宜进行血药浓度监测，据以调整给药方案，达到个体化给药，疗程中需严密监测患者肾功能；④接受肾脏替代治疗患者应根据腹膜透析、血液透析和血液滤过对药物的清除情况调整给药方案。

（2）肝功能减退患者的抗菌药物应用：肝功能减退时，抗菌药物的选用及剂量调整需要考虑肝功能减退对该类药物体内过程的影响程度，以及肝功能减退时该类药物及其代谢产物发生毒性反应的可能性。药物在肝脏代谢过程复杂，不少药物的体内代谢过程尚未完全阐明。根据现有资料，肝功能减退时抗菌药物的应用有以下几种情况：①药物主要经肝脏或有相当量经肝脏清除或代谢，肝功能减退时清除减少，并可导致毒性反应的发生。因此，肝功能减退患者应避免使用此类药物，如氯霉素、利福平、红霉素酯化物等。②药物主要由肝脏清除，肝功能减退时清除明显减少，但药物并无明显毒肝功能减退性反应，肝病时仍可正常应用，但须谨慎，必要时减量给药。治疗过程中需严密监测肝功能，如红霉素等大环内酯类（不包括酯化物）、克林霉素、林可霉素等。③药物经肝、肾两途径清除，肝功能减退时药物清除减少，血药浓度升高。若同时伴有肾功能减退，血药浓度升高尤为明显，但如果药物本身的毒性不大。严重肝病患者，尤其肝、肾功能同时减退的患者在使用此类药物时需减量应用，如经肾、肝两途径排出的青霉素类、头孢菌素类等。④药物主要由肾排泄，在肝功能减退者中无须调整剂量，如氨基糖苷类、糖肽类等。

五、抗菌药物联合用药原则

单一药物可有效治疗的感染无须联合用药，仅在下列情况时有指征联合用药：

1. 病原菌尚未查明的严重感染，包括免疫缺陷者的严重感染。

2. 单一抗菌药物不能控制的严重感染，需氧菌及厌氧菌混合感染，2 种及 2 种以上细菌感染，以及多重耐药菌或泛耐药菌感染。

3. 需要长疗程治疗，但病原菌易对某些抗菌药物产生耐药性的感染，如某些侵袭性真菌病；或病原菌含有不同生长特点的菌群，需要使用不同抗菌机制的药物联合使用，如结核和非结核分枝杆菌。

4. 毒性较大的抗菌药物，联合用药时剂量可适当减少，但需要有临床资料证明其同样有效。如两性霉素 B 与氟胞嘧啶联合治疗隐球菌脑膜炎时，前者的剂量可适当减少，以减少其毒性反应。联合用药时宜选用具有协同或相加作用的药物联合，如青霉素类、头孢菌素类或其他β- 内酰胺类与氨基糖苷类联合。联合用药通常采用2种药物联合，3种及3种以上药物联合仅适用于个别情况，如结核病的治疗。此外，必须注意联合用药后药物不良反应亦可能会增多。

六、抗菌药物分级管理原则

根据安全性、疗效、细菌耐药性、价格等因素，将抗菌药物分为三级：非限制使用级、限制使用级与特殊使用级。具体划分标准如下：

1. 非限制使用级抗菌药物　是指经长期临床应用证明安全、有效，对细菌耐药性影响较小、价格相对较低的抗菌药物。

2. 限制使用级抗菌药物　是指经长期临床应用证明安全、有效，对细菌耐药性影响较大，或者价格相对较高的抗菌药物。

3. 特殊使用级抗菌药物　是指具有以下情形之一的抗菌药物：①具有明显或者严重不良反应，不宜随意使用的抗菌药物；②需要严格控制使用，避免细菌过快产生耐药的抗菌药物；③在疗效、安全性方面的临床资料较少的抗菌药物；④价格昂贵的抗菌药物。

临床应用抗菌药物应根据感染部位、严重程度、致病菌种类以及细菌耐药情况、患者病理生理特点、药物价格等因素综合考虑，参照各类细菌性感染的经验性抗菌治疗原则，对轻度与局部感染患者应首选非限制使用级抗菌药物进行治疗。严重感染、免疫功能低下者合并感染或病原菌只对限制使用级或特殊使用级抗菌药物敏感时，可选用限制使用级或特殊使用级抗菌药物治疗。

第二节　防耐药突变浓度理论与防耐药突变策略

细菌产生耐药性是一种自然的生物学现象，是细菌对抗菌药物的选择性压力的反应。自从抗菌药物使用以来，细菌耐药不断产生。但是，当抗菌药物被不合理使用时，就会加剧这一过程，而且抗菌药物使用得越多，这种压力也就越大。

20世纪以来，耐药菌的产生和蔓延已经成为世界性问题。由于微生物对许多现有药物产生了耐药性，结核病、肺炎、肠道感染等常见感染性疾病越来越难以治疗，严重危害人类健康。而新药研发周期很长，新的抗菌药物刚刚上市，耐药株随即出现，新药研发速度远远慢于细菌耐药突变的速度，从而出现许多多重耐药菌所致感染无药可医的严峻局面。传统的观念认为药物剂量不足是导致耐药的原因，从而盲目大量滥用抗菌药物，使耐药更加严重。如何预防和解决抗菌药物耐药问题已经成为全球亟须解决的重要课题。

1999 年，美国 K. Drlica 教授首先提出了防耐药突变浓度（mutant prevention concentration，MPC）和突变选择窗（mutant selection window，MSW）理论，将 MPC、MSW 作为评价抗菌药物新的药效动力学指标。该理论的提出为耐药机制研究开辟了新的领域，为 PK/PD 模型的建立提供了新的参量指标和方向，为临床合理使用抗菌药物、延缓耐药菌的发生发展提供了新的理论指导。

一、防耐药突变浓度理论的提出背景

美国 K. Drlica 教授团队在研究环丙沙星对牛结核分枝杆菌和金黄色葡萄球菌的作用中发现，随着琼脂平板中抗菌药物的浓度增加，平板中恢复生长的细菌数量出现两次明显下降，第一次下降发生在最低抑菌浓度（MIC）为 99 时，此时大量敏感性细菌的生长被抑制或杀灭；之后观察到一个相对稳定的平台期，通过 DNA 核酸序列分析，发现平台期生长的菌株是选择出的同源耐药突变菌株（第一步突变菌株）。随着药物浓度进一步增加，菌落数出现第二次明显下降，直到浓度高至某一限度时琼脂平板中无菌落生长，提示该浓度能阻断第一步突变菌株的生长，该浓度即定义为 MPC。显然，当药物浓度在 MPC 和 MPC 之间时，仅耐药突变菌株才能生存并不断扩增。该实验结果首先为 MPC 和 MSW 理论的提出提供了初步的实验证据。

1. 防耐药突变浓度（MPC） MPC 是指防止耐药突变菌株被选择性富集扩增所需的最低抗菌药物浓度。细菌耐药突变的自然发生频率为 10^{-8} ～ 10^{-7}，故需在接种菌量为 10^{10}cfu 的琼脂平板上测定。当抗菌药物浓度高于 MPC 时，可同时抑制敏感菌株和单次耐药突变菌株的生长，此时病原菌必须同时发生 2 次或更多次耐药突变才能继续生长，从而使细菌发生耐药突变的概率下降到 10^{-14} 以下，耐药突变风险显著降低。MPC 是评价抗菌药物抗菌效能、反映药物抑制耐药突变株生长能力大小的新的指标。

2. 突变选择窗（MSW） MSW 是指细菌 MPC 与 MIC 之间的浓度范围。每种抗菌药物对不同致病菌的 MSW 都是不同的。如果治疗药物浓度在 MSW 之内，耐药突变菌株可以“被选择”地留存下来，即使抑制了敏感菌生长，临床治疗可能成功，但也可能导致耐药突变。

3. 选择指数（selection index，SI） SI 是指 MPC 与 MIC 的比值，用于比较抗菌药物诱导耐药突变株产生的能力。SI 越大，表示 MSW 越宽，抗菌药物越容易选择诱导出耐药突变菌株。

4. 选择性压力（selective pressure）　即在抗菌药物浓度 - 时间曲线上低于 MIC 的曲线下面积。半衰期长而抗菌活性低的抗菌药物，较半衰期短而活性高的抗菌药物的选择性压力要大。

二、基于防耐药突变浓度与突变选择窗理论的临床治疗策略

MPC 与 MSW 理论认为，当药物浓度高于 MPC 时，在保证疗效的同时也能防止耐药突变；药物浓度如果在 MSW 内，即使抑制了敏感菌生长，临床治疗可能成功，但耐药突变菌株容易被选择性富集。研究发现，临床应用的大多数药物常规治疗剂量 C_{max} 低于 MPC，在应用过程中可能导致耐药突变菌株富集生长。要解决这一问题，需要尽量减少细菌在 MIC 之下和 MSW 之内的暴露时间，减少耐药突变体的发生和选择性富集扩增。目前有三种治疗策略可以考虑。

1. 选择更理想的药物

MPC 低、MSW 窄的药物是最理想的抗菌药物，或者药物在 MSW 以上的时间越长越好。若使用吸收消除均较缓慢的抗菌药物，则药物浓度落在 MSW 之内的时间就会很长，从而容易选择出耐药突变菌株。我们还应积极开发新一代抗菌药物，如 SI 更小或 MSW 更窄，力求减少 MPC 和 MIC 的浓度差距。

2. 增加用药剂量或改变给药方式

通过增加用药剂量或改变给药方式，使药物浓度迅速通过 MSW 而达到 C_{max}，延长其药物浓度在 MPC 上的时间（T_{MPC}）；在治疗结束后，药物浓度再迅速下降穿过 MSW，可以缩短药物浓度在 MSW 之内的时间（T_{MSW}），从而减少产生耐药突变的机会。

3. 联合用药

对于 MPC 较高的药物，治疗剂量过大会增加药物不良反应的发生率，因此单药治疗并不适合。MSW 理论认为，联合应用不同作用机制的药物提供了一种缩小 MSW 的治疗策略，即使这些药物各自都有较高的 MPC，也同样能延缓耐药发生。与前两种治疗策略相比，联合用药在临床应用中更容易实施。通过选择不同作用机制而体内过程相似的药物，使其同步分布于感染部位，此时细菌必须发生两次突变才能产生耐药（两次突变的概率约为 10^{-14}），而感染人体组织的细菌浓度远不能满足两次突变的浓度要求，从而可以缩小甚至关闭 MSW，减少耐药突变菌株的选择性富集扩增。

传统的 PK/PD 治疗策略以治愈疾病而不是以阻止耐药为目标，以体外测定的抑制敏感细菌的 MIC 值作为衡量抗菌药物抗菌活性的指标。以 MIC 为基础的治疗策略，通过抗菌药物抑制或杀灭敏感细菌，再依靠人体防御系统清除突变菌，从而控制感染。但从微生

物生态学角度来看，目前抗菌药物的使用仅仅着眼于敏感细菌，而在药物所产生的选择性压力下，突变亚群可能会逐渐发展成为优势菌群，从而导致细菌不同程度的耐药。以MPC和MSW为基础的PK/PD参数为细菌耐药突变研究提供了新的思路和方法。然而，MPC测定工作量大，尚没有在临床常规开展，仍缺乏足够的流行病学数据。以MPC和MSW为基础的研究大多为体外或动物实验，PK/PD研究仍然较少，要运用于临床仍需要大量的临床试验来佐证。

总之，MPC和MSW是评价抗菌药物防细菌耐药能力的新指标。在应用抗菌药物时，应尽量缩小MSW，力争遏制和延缓细菌耐药突变。除了选择更理想的药物、增加用药剂量、改善给药方式之外，联合用药理论上也是一条安全、有效的防耐药途径，在临床应用中更容易实施。理想的给药方案应是既达到良好的临床疗效，又要避免产生耐突变菌株。为达到这一目标，应要求治疗团队优化抗菌药物给药方案，结合抗菌药物的PK/PD特点和MPC、MSW理论的治疗策略将有助于延缓细菌耐药的发生。

第二章　常见耐药细菌感染的药物治疗

抗菌药物的发现可以使人类有效应对病原细菌感染。但是在抗菌药物的压力之下，细菌也会通过不断进化维持其感染性和致病性，表现形式之一就是通过多种机制获得对抗菌药物的抵抗能力，逃避被杀灭，这种抵抗能力被称为“细菌耐药”。根据发生的原因，细菌耐药又分为固有耐药和获得性耐药。固有耐药又称为天然耐药，是由细菌染色体固有基因决定，如链球菌对氨基糖苷类天然耐药，肠道革兰阴性杆菌对青霉素天然耐药，铜绿假单胞菌对多种抗菌药物不敏感等。获得性耐药是指细菌与抗菌药物接触之后，通过各种机制改变自身蛋白表达与代谢途径或产生基因变异，使其不易被抗菌药物杀灭。

抗菌药物的广泛使用尤其是不合理使用加剧了细菌的变异和进化，使其耐药性不断增强，临床上经常出现对多种抗菌药物都耐药的多重耐药细菌甚至“超级耐药细菌”感染。获得性耐药既可以横向传给其他细菌，也会传给下一代。目前临床上出现的一些“超级细菌”的不断传播，很可能使人类面临无抗感染药物可用的境地。临床上不仅要通过合理使用抗菌药物有效治疗耐药细菌的感染，同时应该尽可能遏制耐药细菌的产生与传播。

第一节 耐甲氧西林金黄色葡萄球菌感染

金黄色葡萄球菌（staphylococcus aureus）属于葡萄球菌属，是一种重要的 G^+ 致病菌。它既可以引起社区获得性呼吸系统感染、皮肤及软组织感染，也可以引起医院内呼吸机相关性肺炎、手术及各种侵入性操作（如气管切开、静脉置管等）导致的感染。

β- 内酰胺类包括青霉素类和头孢菌素类，是治疗金黄色葡萄球菌感染的首选治疗药物，但是该类药物不断开发与大量应用，迫使金黄色葡萄球菌不断发生变异，从而产生耐药现象。20 世纪 60 年代，人类首次分离出了耐甲氧西林金黄色葡萄球菌（methicillin resistant staphylococcus aureus，MRSA），由于青霉素结合蛋白（penicillin-binding protein，PBP）发生突变导致其几乎对所有的 β- 内酰胺类耐药，同时还可能对其他多种抗菌药物表现出交叉耐药性，是“超级细菌”的代表之一。20 世纪 80 年代，MRSA 已经开始在全球范围内流行，至今仍在继续。

一、耐药机制

MRSA 耐药机制复杂，包括自染色体介导的固有耐药、通过质粒转移介导的获得性耐药、基因表达调控有关的耐药和主动外排系统活性增强导致的耐药等。

1.β- 内酰胺类耐药机制　MRSA 携带的 mecA 基因在其耐药机制中起主要作用。mecA 基因编码的青霉素结合蛋白 2a（penicillin-binding protein 2a，PBP2a）与 β- 内酰胺类的亲和力低，使得金黄色葡萄球菌对 β- 内酰胺类产生耐药性。此外，MRSA 产生的 β- 内酰胺酶能够水解 β- 内酰胺类，也是耐药机制之一。

2. 万古霉素耐药机制　MRSA 通过质粒转移获得 vanA 基因簇，使细胞壁增厚、肽聚糖交联减少，PBP2 产量增加、PBP4 含量降低等，阻碍万古霉素与肽聚糖前体上的靶位结合，从而对万古霉素产生耐药。

3. 多重耐药机制　多种外源性耐药基因插入葡萄球菌基因组，形成葡萄球菌盒式染色体（staphylococcal cassette chromosome mec，SCCmec）。由于其携带的 mecA 基因与其他耐药基因紧密相邻，形成基因连锁，因此出现多重耐药。

4. 其他　MRSA 还可通过表达外排泵相关蛋白等机制形成耐药性。

二、致病机制

MRSA 具有共生菌和致病菌双重特性，主要定植在人体鼻前庭、腋窝、腹股沟和胃肠道等部位。机体免疫力低下或者黏膜破损时，MRSA 可由定植菌转变为病原菌，引起人体多种部位或脏器感染。研究表明，多数 MRSA 引起的感染与患者体内定植相关。目前 MRSA 已经成为重要的医院感染病原菌之一，多发生在烧伤、神经内科和神经外科病房及重症监护病房（ICU）。引发感染的主要危险因素还包括高龄、入住 ICU、呼吸机使用或静脉留置导管、广谱抗菌药物或糖皮质激素应用、肠外营养或者腹膜透析等。

三、实验室检查

MRSA 感染的确诊需要有病原学检验依据。通常采用细菌药敏方法或者 PBP2a 乳胶凝集试验来检测 MRSA。近年来，产色培养基、自动化药敏检测和一些分子生物学方法也在临床上有所应用。

1. 细菌药敏方法

（1）头孢西丁试验：包括药敏纸片法（含头孢西丁 30 μg/mL）和肉汤微量稀释法（头孢西丁浓度为 4 μg/mL）。头孢西丁试验检测 MRSA 比苯唑西林可靠性更高，已经成为检测 mecA 介导苯唑西林耐药的替代品。

（2）苯唑西林琼脂稀释法：培养基为含 4% NaCI 的 Mueller-Hinton 琼脂培养基，苯唑西林浓度为 6 μg/mL，结果阳性提示受试菌为 MRSA。

（3）产色培养基：使用 MRSA 产色选择性培养基具有较高的敏感性和特异性，可快速鉴定。

（4）自动化药敏检测：通过检测药敏板中菌液浊度、荧光强度来判读药敏试验结果，从而实现快速鉴定。

2. 免疫学方法　PBP2a 乳胶凝集试验可以快速检测 MRSA，并且具有较高的敏感性和特异性。

3. 分子生物学方法　nuc 基因编码金黄色葡萄球菌耐热性核酸酶，mecA 基因是 MRSA 的分子标志。利用实时定量 PCR 方法检测 nuc 基因和 mecA 基因，可以快速鉴定 MRSA。

四、治疗原则

MRSA 感染的病情严重程度和病死率，均高于甲氧西林敏感的金黄色葡萄球菌（MSSA）。在 MRSA 高度流行的医院或科室，对疑似重度 MRSA 感染患者，首先经验性选择抗 MRSA 药物治疗，再根据药敏试验结果调整到相应敏感的药物。不同类型的 MRSA 感染，疾病的严重程度不同，选择的药物、剂量、疗程、给药途径有较大差异，应根据实际情况进行调整。

鉴于 MRSA 特殊的耐药机制，无论 MRSA 菌株对 β- 内酰胺类体外药敏试验结果是否敏感，按美国临床实验室标准协会（clinical and laboratory standards institute，CLSI）的规定，均视为耐药，在临床治疗 MRSA 时均不应选用 β- 内酰胺类，包括青霉素类、头孢菌素、单环菌素类、碳青霉烯类等药物。同时应该注意以下药物治疗原则。①临床科室内抗菌药物轮流使用：环境中的细菌在一定时间内与一部分抗菌药物脱离接触，可使耐药细菌恢复为敏感菌；②联合用药：联合用药可以增加抗 MRSA 感染临床疗效，但同时有可能增加不良反应；③结合肾功能是否正常选择药物：肾功能正常者确诊为严重 MRSA 感染的患者，应选用万古霉素、达托霉素、利奈唑胺等一线药物治疗，必要时还可与其他药物联用；合并肾功能不全的 MRSA 感染者可选择利奈唑胺，或者在严密监测肾功能、血药浓度的情况下应用万古霉素等。

五、药物治疗

（一）治疗药物分类

1. 万古霉素和去甲万古霉素　万古霉素是糖肽类抗生素的代表，是治疗 MRSA 感染的经典药物。万古霉素体外对甲氧西林敏感的金黄色葡萄球菌的杀菌作用明显弱于 β- 内酰胺类，疗效也显著低于 β- 内酰胺类，因此不能将万古霉素作为甲氧西林敏感的金黄色葡萄球菌感染的一线药物。美国卫生系统药师协会（ASHP）、美国感染病学会（IDSA）和感染病药剂师学会（SIDP）联合发布的治疗指南指出，对于疑似或确诊的重症 MRSA 感染患者，推荐万古霉素个体化给药，AUC/MIC_{BMD} 比值（药 - 时曲线下面积与微量液基稀释法测定最低抑菌浓度的比值）应维持在 400 ～ 600（假设万古霉素 MIC_{BMD} 为 1 mg/L），以达到临床疗效并保证患者安全性。考虑到早期恰当治疗的重要性，应在治疗早期（24 ～ 48 小时）达到 AUC 靶值。万古霉素的常见不良反应是肾损害、过敏反应和红人综合征，属于妊娠 C 类药物。由于万古霉素具有肾脏毒性，合并肾功能不全的 MRSA 感染者应该在严密监测肾功能、血药浓度的情况下应用万古霉素。危重患者、需要肾脏替代治疗和接受持续输注的患者，建议根据实际体重计算负荷剂量。

去甲万古霉素抗菌谱与抗菌作用均与万古霉素相似，不良反应如肾毒性也与万古霉素相当。临床使用时应密切关注患者肾功能，根据患者肾功能下降程度减少用药剂量并适当延长给药间隔。

2. 替考拉宁 替考拉宁（teicoplanin）是从放线菌中提取的糖肽类抗生素，抗菌谱、抗菌活性及结构与万古霉素相似，亲脂性强、半衰期长，可静脉或肌内注射。替考拉宁口服不吸收，蛋白结合率高，绝大部分以原型经肾脏排出。替考拉宁组织穿透性能好，尤其是在皮肤、骨、肾脏、支气管、肺和肾上腺也能达到很高的浓度，可用于 MRSA 引起的皮肤与软组织感染、肺炎、骨关节感染、心内膜炎、腹膜炎及脓毒症。虽然替考拉宁临床肾毒性和红人综合征等不良反应的发生率低于万古霉素，但仍然需要密切关注。

3. 达托霉素 达托霉素（daptomycin）是一种新型环脂肽类抗生素，抗菌谱广，抗菌活性强，耐药发生率低，已成为治疗耐药革兰阳性菌感染的一线用药。达托霉素以钙离子依赖的方式破坏细菌细胞膜发挥快速杀菌活性，为浓度依赖性，且具有抗菌后效应（PAE），在低于 MIC 时仍然具有较好的抗菌活性。达托霉素目前被批准用于治疗 MRSA 引起的复杂皮肤与软组织感染、右室心内膜炎和菌血症。达托霉素主要经肾脏以原型排出，所以可用于 MRSA 导致的泌尿系统感染。由于达托霉素不能透过血脑屏障、容易被肺泡活性物质灭活，所以不适合用于中枢神经系统和呼吸系统感染的治疗。由于容易被肺泡活性物质灭活，达托霉素经过肺部后再进入左心室，可能无法达到有效的治疗效果，所以不适合用于治疗左室心内膜炎。

4. 利奈唑胺 利奈唑胺（linezolid）是第一个应用于临床的噁唑烷酮类抗菌药物，通过作用于细菌 50S 核糖体亚基抑制细菌蛋白质的合成，从而发挥抗菌活性，其抗菌谱和抗菌活性与万古霉素类似。利奈唑胺口服吸收良好，生物利用度接近 100%，口服给药 0.5 ～ 2 小时后即可达到最大血药浓度，因此静脉转口服给药时无须调整剂量。利奈唑胺属于时间依赖性抗菌药物，而且具有 PAE，AUC/MIC 作为评价利奈唑胺的 PK/PD 指标。利奈唑胺被批准用于 MRSA 导致的院内获得性肺炎、复杂性皮肤和皮肤软组织感染（包括未并发骨髓炎的糖尿病足部感染）。但是，利奈唑胺并没有被批准用于导管相关性血流感染、导管接触部位感染。利奈唑胺严重的不良反应主要表现为骨髓抑制所导致的血细胞减少，如血小板减少、贫血、白细胞减少等；其次是周围神经及视神经病变、乳酸酸中毒。利奈唑胺引起的骨髓抑制通常是可逆的，但周围神经病变和视神经病变是不可逆的或仅部分可逆。

5. 替加环素 替加环素（tigecycline）是一种四环素类衍生物，通过与病原菌核糖体30S亚单位结合，阻止氨酰化tRNA分子进入核糖体A位而抑制细菌蛋白质合成，从而发挥抗菌活性。替加环素的组织分布容积大、组织浓度高、血清浓度较低，因此慎用于菌血症。替加环素可以用于MRSA导致的复杂性腹腔内感染、复杂皮肤及软组织感染、社区获得性肺炎，但是临床研究表明呼吸机相关性肺炎患者使用本药的治愈率较低，死亡率更高。替加环素由于不良反应较多，在临床被视作特殊使用级抗菌药物，多用于其他抗菌药物治疗无效或者危重患者的治疗。胎儿、婴幼儿及儿童牙齿发育阶段使用本药，可能导致永久性牙齿损伤如变色（棕黄色），所以不推荐孕妇、哺乳期妇女和8岁以下儿童使用。对四环素类药物过敏患者应谨慎使用替加环素。临床使用替加环素时还应注意肝脏相关严重不良反应如肝功能障碍甚至肝衰竭。临床有报道使用替加环素后出现胰腺炎，如果使用替加环素后怀疑引发胰腺炎，应考虑立即停药。

6. 利福平 利福平（rifampicin）为利福霉素类半合成广谱抗菌药，对多种病原微生物均有抗菌活性，对部分MRSA具有较强的杀菌活性，在细胞内可达较高浓度且能够穿透生物膜。利福平属于肝药酶诱导剂，临床应用时应该注意药物之间的相互作用。临床可用于MRSA引起的骨关节感染、皮肤及软组织感染的治疗。单独应用利福平容易快速出现耐药，因而主要与其他抗菌药物联合用于MRSA感染的治疗。利福平有较强的肝脏毒性，肝功能不全患者使用时应注意减量，肝功能严重不全、胆道阻塞患者禁用。利福平可透过胎盘，3个月以内孕妇禁用，3个月以上孕妇慎用。同时利福平也可分布到乳汁中，哺乳期妇女应该慎用。

7. 复方新诺明（复方磺胺甲噁唑）（SMZ/TMP） 复方新诺明是磺胺甲噁唑（SMZ）和甲氧苄啶（TMP）的复方制剂，通过双重机制（SMZ抑制二氢蝶酸合成酶，TMP抑制二氢叶酸还原酶）协同阻断细菌叶酸合成通路。大部分社区获得性MRSA菌株对复方新诺明敏感。复方新诺明是门诊治疗MRSA引起的皮肤及软组织感染的主要选择药物之一，其主要不良反应是过敏反应、溶血性贫血和中性粒细胞减少。复方新诺明禁用于重度肝肾功能损害者、孕妇和2月龄以下婴儿。由于有增加高钾血症发生的风险，复方新诺明慎用于老年人，尤其是有慢性肾功能不全或接受肾素-血管紧张素抑制剂治疗时。

8. 夫西地酸 夫西地酸（fusidic acid）通过作用于核糖体延伸因子抑制细菌蛋白质的合成，从而发挥抑菌作用，对多数 MRSA 菌株敏感，但容易产生耐药性。夫西地酸主要在肝脏代谢，通过胆汁排泄，组织渗透能力极好，体内分布广泛，在脓液、痰液、骨关节、脑脓肿和眼内等血管分布较少的组织中具有高浓度。夫西地酸在临床上一般不用于严重的 MRSA 感染，局部用于治疗 MRSA 引起的皮肤软组织感染，口服或静脉输注可用于 MRSA 引起的骨关节感染。不良反应以血栓性静脉炎和静脉痉挛常见，可引起黄疸、酸中毒。肝功能不全和胆道异常的患者长期大剂量用药或联合其他代谢途径相似的药物（如林可霉素或利福平）时，应定期检查肝功能。禁用于妊娠后期。夫西地酸与喹诺酮类抗菌药物有拮抗作用，不应联合应用。

（二）治疗药物的选用

医院获得性 MRSA 的分离率高，几乎都是多重耐药，尤其在 ICU 和烧伤科，而且其病情严重程度和病死率均高于甲氧西林敏感的金黄色葡萄球菌（MSSA）。因此在 MRSA 高度流行的医院或科室，对疑似重度 MRSA 感染患者，应该首先经验性选择抗 MRSA 药物治疗，再根据药敏试验结果调整到相应敏感的药物。不同器官的 MRSA 感染，疾病的严重程度不同，选择的药物、剂量、疗程、给药途径有较大差异。

1. 皮肤及软组织感染

（1）皮肤感染：金黄色葡萄球菌是引发脓疱病和疖的主要病原菌，大多来自社区感染。社区获得性皮肤感染部位分离的 MRSA 大多对夫西地酸、莫匹罗星敏感。单纯的皮肤溃疡只需局部应用夫西地酸或莫匹罗星治疗，并发蜂窝织炎、邻近部位骨髓炎或菌血症的患者，或糖尿病患者足部溃疡部位有 MRSA 定植时，应考虑针对 MRSA 进行全身治疗。MRSA 感染导致的周围无蜂窝织炎的小脓肿在切开引流后一般不需要抗菌药物治疗。社区获得性 MRSA 所致的脓疱病，建议局部应用夫西地酸或莫匹罗星进行治疗。近年国内已有少数莫匹罗星耐药现象，需要注意监测。

（2）蜂窝织炎和皮肤软组织感染：对于疑似 MRSA 感染的蜂窝织炎或者皮肤软组织感染的门诊患者，建议进行经验性抗社区获得性 MRSA 治疗，可以选择口服复方新诺明、多西环素或者利奈唑胺。对于复杂皮肤软组织感染（定义为有深部软组织感染、外科或创伤伤口的感染、较大的脓肿、蜂窝织炎、皮肤溃疡和烧伤部位感染）的住院患者，建议外科清创联合广谱抗菌药物治疗，在培养结果出来之前要考虑经验性针对 MRSA 治疗，可选择万古霉素静脉注射、利奈唑胺口服或静脉注射，或达托霉素静脉注射但后续应该根据微生物学检验和药敏试验结果调整到相应敏感的药物。

2. 泌尿系统感染　对于 MRSA 引起的单纯的泌尿系统感染，建议根据体外药敏试验结果来选用呋喃妥因、甲氧苄啶、复方新诺明等口服药物治疗。对于 MRSA 引起的复杂泌尿系统感染，特别是涉及外科脓毒症，应全身应用糖肽类抗菌药物进行治疗。达托霉素经肾脏排泄，其中 2/3 为原型药物，在尿液中能够达到较高的浓度，也可以用于 MRSA 引起的复杂泌尿系统感染。替加环素、利奈唑胺等药物仅少部分经尿液排泄，在尿液中不能达到有效的浓度，不建议应用。

3. 骨、关节感染　骨和关节感染需要复杂的外科综合治疗，抗菌药物疗程较长，应根据药敏试验结果并结合外科措施来调整临床用药。急性假体发生的 MRSA 感染，在抗感染治疗的同时早期（症状出现 2 天内）手术对保存假体很重要。对于慢性假体感染，应及时进行外科清创，取出假体。在外科综合治疗的基础上，MRSA 引起的骨和关节感染首选静脉应用糖肽类单独治疗或联合利福平、夫西地酸钠作为治疗方案。利奈唑胺治疗人工关节感染和慢性骨髓炎有效，但疗程超过 4 周后不良反应发生率增加，主要为严重的贫血和周围神经病变。长期应用利奈唑胺的不良反应较多，需要密切监测肝功能、血常规和凝血功能。少量临床试验研究显示，达托霉素治疗骨和关节感染有效，在骨水泥（聚甲基丙烯酸甲酯混合物）中有较好分布。替加环素单独应用或与利福平联合应用，对骨和关节感染也有一定疗效。

4. 菌血症和心内膜炎　MRSA 是临床导致血流感染和心内膜炎的主要病原菌。临床建议首选糖肽类药物或利奈唑胺治疗 MRSA 引起的菌血症，疗程至少 14 天，如并发感染性心内膜炎或具有发生感染性心内膜炎高危因素者应延长疗程至 6 周。利奈唑胺疗程一般不超过 4 周，如需延长疗程，应注意其不良反应。万古霉素治疗 MRSA 引起的菌血症临床疗效优于替考拉宁。达托霉素治疗 MRSA 引起的菌血症及感染性心内膜炎与万古霉素疗效相当，肾脏毒性的发生率较万古霉素少，可作为万古霉素的替代选择。

5. 呼吸系统感染　MRSA 引起的呼吸系统感染主要包括社区获得性肺炎和医院获得性肺炎，后者包括呼吸机相关性肺炎和医疗护理相关性肺炎，常规推荐静脉应用万古霉素、去甲万古霉素、替考拉宁或利奈唑胺进行抗感染治疗。万古霉素一直被认为是 MRSA 肺炎的标准治疗，但仍然存在一定的临床治疗失败率。去甲万古霉素与万古霉素疗效相当。利奈唑胺与万古霉素在治疗呼吸道 MRSA 感染的疗效相当，但利奈唑胺治疗 MRSA 引起的呼吸机相关性肺炎疗效优于万古霉素。达托霉素可被肺表面活性物质灭活，不建议应用于呼吸道感染。应加强对呼吸道 MRSA 感染与定植的鉴别，减少抗 MRSA 感染药物过度使用。MRSA 肺炎的抗感染疗程需根据感染的严重程度决定，通常为 7 ～ 21 天，但一般不推荐短疗程，尤其是中重度肺炎疗程通常需要 2 ～ 3 周，最长可用至 28 天。如果同时有心内膜炎和 / 或骨髓炎，疗程需要 4 ～ 6 周。

6. 眼部及中枢神经系统感染 MRSA 引起的眼部感染和中枢神经系统感染，建议选用万古霉素单独或联合利福平治疗，也可以根据药敏试验结果选用利奈唑胺进行治疗。利奈唑胺在眼部的渗透性好，并且较酸性的万古霉素对眼部组织的毒性相对更小。

治疗 MRSA 引起的中枢神经系统感染，推荐万古霉素作为一线用药；如果万古霉素 MIC ≥ 1 μg/mL，考虑替代性抗菌药物治疗。对万古霉素静脉治疗无效的 MRSA 感染导致的脑膜炎，可以考虑万古霉素鞘内注射治疗；如果无法进行鞘内注射，可以考虑选用利奈唑胺进行治疗。

第二节 产超广谱 β- 内酰胺酶细菌感染

超广谱 β- 内酰胺酶（extended spectrum beta-lactamase，ESBL）是由质粒介导的能赋予细菌对多种 β- 内酰胺类抗菌药物耐药的一类酶，能水解青霉素类、头孢菌素类及单环内酰胺类等 β- 内酰胺类抗菌药物。随着 β- 内酰胺类抗菌药物的广泛应用，产 ESBL 细菌的临床分离率也越来越高，由此引起的耐药问题也日趋严重，给临床治疗带来极大的困难。临床分离的产 ESBL 细菌主要是肠杆菌科细菌，以肺炎克雷伯菌、大肠埃希菌、变形杆菌最为常见，近年来分离率居高不下并呈上升趋势，已经成为导致医院内感染的主要耐药细菌。

一、耐药机制

β- 内酰胺酶是耐药细菌产生的可催化水解青霉素、头孢菌素等 β- 内酰胺类抗菌药物分子中内酰胺键的一类失活酶，目前发现的已超过 4 000 种。β- 内酰胺酶可根据其分子结构（Ambler 分类）或功能（Bush-Jacoby-Medeiros 分类，简称 Bush 分类）进行分类。细菌在持续的各种 β- 内酰胺类抗菌药物的选择压力下，可以被诱导产生多种甚至不断变异的 β- 内酰胺酶。有些 β- 内酰胺酶可催化水解头孢他啶、头孢噻肟、头孢吡肟等第三代及第四代头孢菌素，以及氨曲南等单环 β- 内酰胺类抗菌药物，这些具有广谱催化水解活性的 β- 内酰胺酶统称为 ESBL。

二、实验室检查

临床分离的革兰阴性杆菌，尤其是克雷伯菌和大肠埃希菌，均应检测是否产 ESBL。推荐先做初筛试验，如初筛试验阳性，再做表型确证试验。对获得的产 ESBL 菌株，可以进一步研究分析，以确定 ESBL 分型，用于指导临床抗感染药物使用。

1. 初筛试验　采用纸片扩散法或者肉汤稀释法进行初筛。通常选用头孢泊肟、头孢他啶、氨曲南、头孢噻肟或头孢曲松中的至少 2 种抗菌药物，根据药敏试验结果来推测菌株是否可能产 ESBL。

2. 确证试验　对初筛试验结果提示可能产 ESBL 的菌株，需要做表型确证试验。确证试验需要同时使用头孢噻肟和头孢他啶，以及上述 2 种药物联合克拉维酸的复合制剂进行药敏试验。纸片扩散法中 2 种药物任何一种在联合克拉维酸后，抑菌环直径与不加克拉维酸的抑菌环相比增大≥ 5 mm 时，可以判定为产 ESBL；肉汤稀释法中，与克拉维酸联用的最低抑菌浓度（MIC）相对单独使用的 MIC 降低≥ 3 个倍比稀释度，可以判定为产 ESBL。

三、治疗原则

产 ESBL 细菌感染的抗菌药物治疗应该综合考虑细菌的耐药性、感染部位及严重程度、患者病理生理状况和药物的作用特点。临床药物治疗原则主要包括以下几方面：

1. 早期进行规范的细菌培养及药敏试验　确定患者是否存在产 ESBL 细菌感染：多数产 ESBL 菌株为多重耐药，抗菌药物选择难度大，临床需要根据 CLSI 公布的药敏试验标准（CLSI-M100）最新药敏试验折点选择恰当的抗菌药物进行治疗。

2. 根据感染的严重程度选用抗菌药物　对于产 ESBL 细菌导致的重症感染患者、继发脓毒症甚至脓毒症休克的患者，建议直接选用碳青霉烯类抗菌药物；产 ESBL 细菌所致的轻、中度感染，可结合药敏试验结果选用 β- 内酰胺类 /β- 内酰胺酶抑制剂如头孢哌酮 / 舒巴坦、哌拉西林 / 他唑巴坦，疗效不佳时再改为碳青霉烯类抗菌药物。

3. 根据患者的病理生理状况及抗菌药物 PK/PD 特点确定给药方案　抗菌药物的给药方案，包括给药剂量、给药间期和疗程等。例如，使用头孢哌酮 / 舒巴坦、哌拉西林 / 他唑巴坦治疗产 ESBL 细菌感染时，需要适当增加给药剂量和给药次数。

4. 必要时进行联合用药　大多数产 ESBL 细菌感染使用单药治疗即可，仅少数严重感染患者需要联合用药，如碳青霉烯类抗菌药物或者 β- 内酰胺类 /β- 内酰胺酶抑制剂联合喹诺酮类药物进行治疗。

5. 产 ESBL 菌株对青霉素类和所有头孢菌素类均表现为耐药。即使体外试验对上述药物敏感，临床上也可能无治疗效果。同时应该注意到，产 ESBL 菌株可以在治疗过程中发展而来，对最初分离敏感的菌株，经 3 ～ 4 天第三代头孢菌素的治疗后，有可能发展为产 ESBL 菌株并表现出耐药，因此临床对重复分离菌株应多次进行药敏试验。

四、药物治疗

（一）治疗药物分类

1 碳青霉烯类

碳青霉烯类属于β- 内酰胺类抗菌药物，其化学结构与青霉素类似，抗菌谱广，对革兰阳性球菌、革兰阴性杆菌和厌氧菌等均有很强的抗菌活性，同时对产 ESBL 细菌也有很强的活性，临床疗效显著。碳青霉烯类药物是目前治疗产 ESBL 细菌所致各种感染的最为有效和可靠的药物。目前临床上已上市的碳青霉烯类包括亚胺培南、美罗培南、比阿培南、厄他培南等。对于产 ESBL 细菌导致的严重社区感染和医院内感染，均可经验性使用碳青霉烯类抗菌药物进行治疗；对产 ESBL 菌株引起的重症脓毒症或脓毒症休克患者，可直接选用碳青霉烯类。超剂量使用碳青霉烯类时可出现神经系统毒性，如头痛、耳鸣、听觉暂时丧失、肌肉痉挛、神经错乱、癫痫等，尤其是肾功能不全伴癫痫者；所以一旦出现震颤、肌肉痉挛或癫痫，应立即减量或停药。美罗培南、帕尼培南不易发生神经系统的不良反应，可用于产 ESBL 细菌引起的中枢神经系统感染。肾功能不全患者应用碳青霉烯类药物时，给药方案须根据肾功能情况进行调整；碳青霉烯类药物宜单瓶输注，不与任何药物配伍；厄他培南不得使用含葡萄糖的液体作为溶媒；本类药物均应避免与丙戊酸联合使用；亚胺培南应避免与更昔洛韦联合使用。

2.β- 内酰胺类 /β- 内酰胺酶抑制剂复方制剂

β- 内酰胺酶抑制剂能够抑制β- 内酰胺酶活性，避免β- 内酰胺类抗菌药物被水解而失活。因此，β- 内酰胺类 /β- 内酰胺酶抑制剂复方制剂是临床治疗产β- 内酰胺酶尤其是产 ESBL 细菌感染的重要选择之一。

产 ESBL 细菌对β- 内酰胺类抗菌药物联合克拉维酸、舒巴坦或他唑巴坦的复方制剂较为敏感，故此类药物可首选用于产 ESBL 细菌所致的轻至中度感染。β- 内酰胺类 /β- 内酰胺酶抑制剂复方制剂对产 ESBL 细菌所致的严重感染临床疗效不够理想，因此不宜作为首选药物。在已上市的β- 内酰胺类 /β- 内酰胺酶抑制剂复方制剂中，头孢哌酮 / 舒巴坦、哌拉西林 / 他唑巴坦和头孢他啶 / 阿维巴坦的药效动力学作用较强，是产 ESBL 肠杆菌科细菌治疗的主要药物，主要用于产 ESBL 肠杆菌科细菌所致的感染，如尿路感染、肝脓肿、胆道感染、腹膜炎、医院获得性肺炎等。当细菌产生大量β- 内酰胺酶并同时伴有外膜蛋白丢失时，β- 内酰胺类 /β- 内酰胺酶抑制剂复方制剂的抗菌活性也会显著降低。舒巴坦对不动杆菌属细菌有很好的抗菌活性，所以对于产 ESBL 的不动杆菌属细菌导致的感染，β- 内酰胺类 / 舒巴坦的复方制剂是主要药物选择之一。哌拉西林 / 他唑巴坦、替卡西林 / 克拉维酸、头孢哌酮 / 舒巴坦、头孢他啶 / 阿维巴坦具有抗假单胞菌活性。哌拉西林 / 他唑巴坦和头孢哌酮 / 舒巴坦是临床治疗产 ESBL 铜绿假单胞菌所致感染的重要选择。头孢哌酮 / 舒巴坦、替卡西林 / 克拉维酸可用于产 ESBL 嗜麦芽窄食单胞菌敏感株所致感染的治疗。

3. 其他抗菌药物

（1）头霉素类：体外研究显示，头霉素类对于产 ESBL 细菌具有良好的抗菌作用，可以作为产 ESBL 细菌感染治疗的次选药物，也可以与氨基糖苷类等联合使用。头霉素类主要包括头孢美唑和头孢西丁。需要注意的是，头霉素类容易诱导细菌产生头孢菌素酶（AmpC 酶），从而出现耐药。

（2）甘氨酰四环素类：本类药物上市品种目前仅有替加环素，产 ESBL 菌株包括碳青霉烯类耐药的菌株对其敏感。目前批准替加环素的临床适应证包括腹腔感染、皮肤软组织感染和社区获得性肺炎。替加环素在尿液中浓度较低，不适合用于治疗尿路感染；常规剂量给药时血药浓度低，不适合用于血流感染的治疗。

（3）氨基糖苷类：尽管产 ESBL 菌株通常携带氨基糖苷类耐药基因，但对该类药物的耐药率总体不高（约 10%），尤其是阿米卡星和异帕米星。但该类药物具有耳、肾毒性，而且体内药物分布并不理想。临床上氨基糖苷类仅作为产 ESBL 细菌重症感染患者治疗的联合用药。

（4）氟喹诺酮类：产 ESBL 菌株通常对氟喹诺酮类耐药，中国细菌耐药监测网资料显示，产 ESBL 大肠埃希菌和肺炎克雷伯菌对环丙沙星的耐药率分别达 70% 和 30% 以上。因此氟喹诺酮类不适用于产 ESBL 细菌感染的经验治疗。如果体外药敏试验显示敏感，可用于产 ESBL 细菌导致尿路感染的治疗，或者作为产 ESBL 细菌重症感染的联合用药。

（5）呋喃妥因：产 ESBL 大肠埃希菌对其敏感性高，该药仅在尿液中可达有效浓度，故用于轻症尿路感染的治疗，或用于尿路感染的序贯治疗或维持治疗，也可用于反复发作性尿路感染的预防用药，但耐受性并不理想。

（二）治疗药物的选用

1. 产 ESBL 细菌感染危险因素评估

产 ESBL 细菌感染经验用药时须认真评估危险因素，并结合病情严重程度选择合适抗菌药物。产 ESBL 细菌感染的主要危险因素包括使用广谱抗菌药物、留置导管（包括中心静脉或动脉置管、经皮胃或空肠造瘘管、导尿管等）、存在结石或梗阻（如胆道、泌尿道结石症）、既往曾有产 ESBL 细菌感染、反复住院（包括护理中心）、曾入住 ICU、高龄、基础疾病（糖尿病、免疫功能低下等）、呼吸机辅助通气等。如果患者不存在上述危险因素，则抗细菌感染治疗往往不需要覆盖 ESBL。

2. 感染者病情严重程度评估

患者感染的严重程度是选用抗菌药物的重要参考依据之一。因此，在评估病原体和耐药性的同时须评估患者感染的严重程度，综合考虑后确定抗菌治疗方案。重症感染是指由感染引发脓毒症和脓毒症休克，严重程度的评估主要参照国际脓毒症指南进行，将感染按患者的病情轻重分为脓毒症（sepsis）、重症脓毒症（severe sepsis）和脓毒症休克（sepsis shock）三类。

3. 抗产 ESBL 细菌感染药物应用的管理

应努力实现产 ESBL 细菌感染治疗药物使用的多样性。虽然碳青霉烯类在 ESBL 介导的多重耐药细菌所致重症感染中具有最重要的地位，但是 β- 内酰胺类 /β- 内酰胺酶抑制剂复方制剂等其他药物也具备较好的临床疗效。临床上经验性治疗或确诊产 ESBL 细菌感染治疗时应尽量避免长期选择一种抗菌药物进行治疗。

4. 常见产 ESBL 细菌感染的治疗

（1）血流感染：血流感染的感染源包括医院获得性和社区获得性，若抗感染药物选择不当，病死率很高。临床血流感染治疗时应尽快明确感染源，积极处理原发病灶，如导管相关血流感染，应拔除导管，同时给予有效的抗菌药物治疗。临床应该综合考虑当地流行病学资料、患者之前用药情况、药敏试验结果以及患者病情严重程度等后，制定抗菌药物治疗方案。

（2）腹腔感染：腹腔感染按感染源可分为社区获得性和医院获得性，根据感染部位又可分为腹膜炎、胆囊炎、胆管炎、阑尾炎、肝或 / 和脾脓肿等。对于产 ESBL 细菌所致的轻至中度腹腔感染，可选用头孢哌酮 / 舒巴坦、哌拉西林 / 他唑巴坦或头霉素。腹腔感染继发脓毒血症或脓毒症休克的患者可以选用碳青霉烯类。腹腔感染病灶的清除和引流极为重要，需要对感染病灶进行外科干预的患者，应及时进行外科干预。

（3）颅内感染：当怀疑急性细菌性颅内感染时，应尽快采血培养及进行脑脊液常规、生化及培养，有时需结合头部 CT 检查结果，及时启动经验性抗感染药物治疗。针对产 ESBL 细菌相关的颅内感染，第三代头孢菌素临床疗效欠佳，易透过血脑屏障的碳青霉烯类治疗效果较好。针对难治性的产 ESBL 细菌相关的颅内感染，也可应用替加环素治疗。

（4）呼吸系统感染：痰液标本易被口咽部细菌污染，临床需要区分污染、定植和感染 3 种情况。产 ESBL 细菌相关的社区获得性肺部感染和医院获得性感染患者，推荐使用碳青霉烯类或 β- 内酰胺类 /β- 内酰胺酶抑制剂复方制剂如头孢哌酮 / 舒巴坦、哌拉西林 / 他唑巴坦治疗。

（5）尿路感染：尿路感染又称泌尿系统感染，包括单纯性尿路感染和复杂性尿路感染，其中复杂性尿路感染往往有泌尿系统的潜在基础疾病（解剖结构异常或功能障碍）。产 ESBL 细菌引起的急性单纯性下尿路感染可选用呋喃妥因或磷霉素氨丁三醇口服治疗；存在产 ESBL 细菌耐药危险因素的复杂性尿路感染，可选择 β- 内酰胺类 /β- 内酰胺酶抑制剂复方制剂、头霉素类、呋喃妥因或磷霉素，继发重症脓毒症或脓毒症休克的患者可直接选用碳青霉烯类。

（6）产 ESBL 细菌感染的中性粒细胞缺乏伴发热患者：中性粒细胞缺乏伴发热是指中性粒细胞缺乏患者单次口温测定≥ 38.3℃，或≥ 38.0℃持续超过 1 小时。此类患者机体免疫力低下，临床治疗难度较大。对于产 ESBL 细菌感染的高危患者，推荐使用碳青霉烯类联合氨基糖苷类（包括阿米卡星、妥布霉素等）。对于危险度分层为低危的患者，可以选择 β- 内酰胺类 /β- 内酰胺酶抑制剂合剂（如头孢哌酮 / 舒巴坦和哌拉西林 / 他唑巴坦等），或者选择头霉素类（头孢美唑、头孢西丁或头孢米诺）联合氨基糖苷类进行治疗。根据上述方案选择的抗感染治疗，疗程应至少覆盖整个中性粒细胞减少期间。

第三节　耐碳青霉烯类肠杆菌科细菌感染

碳青霉烯类抗菌药物如亚胺培南、美罗培南等对大多数革兰阳性菌、阴性菌、厌氧菌具有较强的抗菌活性，对 ESBL 和头孢菌素酶（AmpC）稳定，是治疗医院内耐药细菌、多重耐药细菌和超级耐药细菌感染的一线抗菌药物。但是近年来由于抗菌药物不合理使用等多种原因，耐碳青霉烯类病原菌（carbapenem resistant organism，CRO）日益增多，该类细菌对目前常用的抗菌药物均表现出较强的耐药性，经常被称为“超级耐药细菌”。对任一碳青霉烯类耐药（亚胺培南、美罗培南、多利培南的 MIC ≥ 4 mg/L，或厄他培南 MIC ≥ 2 mg/L），或者产碳青霉烯酶，即可称之为 CRO。目前临床上耐碳青霉烯类抗菌药物细菌的分离率也呈现逐年升高趋势，该类细菌已经成为医院内感染的主要病原菌之一，其中最常见的为耐碳青霉烯类肠杆菌科细菌（carbapenem resistant enterobacteriaceae，CRE），比如大肠埃希菌和肺炎克雷伯菌，感染后的死亡率可高达 50%，临床抗感染治疗面临无药可用的境况，严重威胁患者生命。美国疾病控制与预防中心发布的《细菌耐药威胁报告》将 CRE 列为“紧急威胁”的首位。

一、耐药机制

1. 产生碳青霉烯酶

碳青霉烯酶属于β- 内酰胺酶，能够水解碳青霉烯类，是 CRE 最常见的耐菌机制。目前临床常见的碳青霉烯酶包括 Ambler A 类（如 KPC、GES）、Ambler B 类（如 NDM、IMP、VIM）及 Ambler D 类（如 OXA-48、OXA-23 等）。上述碳青霉烯酶可以存在于肺炎克雷伯菌、大肠埃希菌及不动杆菌属等病原菌中，能够水解包括碳青霉烯类在内的几乎所有的β- 内酰胺类抗菌药物，导致耐药性的产生。

2. 外膜蛋白改变

细胞壁表面膜孔蛋白缺失或表达降低，导致碳青霉烯类不能通过扩散穿过细胞膜进入细菌胞内，从而导致耐药形成。例如，肠杆菌科细菌中外膜通道蛋白主要由 OmpC 和 OmpF 构成，菌株突变后使 OmpF 基因失活，导致外膜蛋白缺失，产生耐药性。

3. 外排泵高表达

存在于细菌细胞膜上的外排泵，可将细菌胞内的抗菌药物主动泵出，使其胞内浓度下降，从而导致耐药性形成。在肠杆菌科细菌中，外排泵 AcrAB-TolC 广泛存在，是对包括对碳青霉烯类在内的多种抗菌药物产生耐药的机制之一。

二、实验室检查

1. 表型初筛试验

主要有以下 2 种。①纸片扩散法：美罗培南（每片 10 μg）或亚胺培南（每片 10 μg）纸片抑菌圈直径 <22 mm；②肉汤稀释法或 E-test 法：美罗培南或亚胺培南 MIC ≥ 2 mg/L。

2. 表型确证试验

主要有以下 3 种。①改良碳青霉烯灭活试验（modified carbapenem inactivation method，mCIM）；② Carba NP 试验；③ EDTA- 碳青霉烯灭活试验（EDTA carbapenem inactivation method，eCIM）。其中 mCIM 和 eCIM 是国内最常用的检测方法。mCIM 和 Carba NP 试验主要用于检测碳青霉烯酶，而 eCIM 主要用于检测金属碳青霉烯酶；eCIM 与 mCIM 联合使用可用于区分金属碳青霉烯酶型和丝氨酸碳青霉烯酶型。

三、治疗原则

临床标本中分离到或分子生物学手段检测到 CRE，尤其是以痰液为主的非无菌标本检测时，首先应结合临床表现区分是感染还是定植；尽量根据药敏试验结果选择敏感抗菌药物，或选择中介或接近中介或有一定抑菌圈的抗菌药物进行足剂量联合治疗；有条件的实验室应检测联合药敏或分子耐药表型，实现精准治疗；根据 PK/PD 原理设计给药方案，如增加给药剂量、延长抗菌药物的滴注时间；对于肝肾功能异常者、老年患者，抗菌药物的剂量应作适当减少；在进行抗感染治疗的同时，应该注意消除感染危险因素，并积极处理原发疾病；抗菌药物治疗的疗程取决于感染的严重程度、基础疾病、抗菌药物对 CRE 的杀菌活性等多方面因素。

四、药物治疗

（一）治疗药物分类

1. 碳青霉烯类

碳青霉烯类治疗 CRE 引起的感染时，随着药物最低抑菌浓度的升高，其治疗成功率逐渐下降，对于最低抑菌浓度 > 8 μg/mL 的 CRE 感染，碳青霉烯类治疗成功率仅为 25% 左右。如果 CRE 对于碳青霉烯类的最低抑菌浓度 <8 mg/L，即可通过优化给药方案，使碳青霉烯类（如亚胺培南和美罗培南）仍然具有较好的临床抗感染疗效。

2. 多黏菌素

多黏菌素是多肽类抗菌药物，包括多黏菌素 B 和多黏菌素 E（黏菌素），可竞争性结合革兰阴性菌外膜中的磷酸酯部分，破坏细菌外膜的完整性，使胞内的物质外漏而发挥杀菌活性。多黏菌素对 CRE 具有良好的体外活性，但存在异质性耐药（heteroresistance）现象，一般须通过大剂量或联合给药方案解决。细菌的异质性耐药通常是指某个单一分离菌株，在其培养的群体中存在着对某种药物敏感性不同的亚群，即有些细菌亚群对该药物敏感，而另一些细菌亚群则存在耐药性，这时便称该细菌为这种药物的异质性耐药细菌株。多黏菌素治疗窗窄，有效血药浓度为 2.0 μg/mL，血药浓度在接近 2.5 μg/mL 时便会导致肾毒性。一般情况下，临床上首次给予负荷剂量，后续维持剂量根据肾功能情况进行调节。

3. 头孢他啶 / 阿维巴坦

阿维巴坦（avibactam）属于二氮杂双环辛酮化合物，是一种新型 β- 内酰胺酶抑制剂，抑酶谱广。与传统 β- 内酰胺酶抑制剂不同，阿维巴坦可与 β- 内酰胺酶长效共价结合，可抑制包括碳青霉烯酶在内的 A 类、C 类和某些 D 类 β- 内酰胺酶。头孢他啶 / 阿维巴坦（CAZ/AVI）是一种新型 β- 内酰胺类 /β- 内酰胺酶抑制剂复方制剂，临床被批准用于复杂性腹腔感染、医院获得性肺炎和呼吸机相关性肺炎的治疗。头孢他啶 / 阿维巴坦对于产 Ambler B 类（如 NDM、IMP、VIM）酶的 CRE 无效，此类病原菌导致的感染临床可以考虑联合应用氨曲南进行治疗。

4. 替加环素

替加环素属于四环素类衍生物，通过与细菌 30S 的核糖体亚基结合抑制蛋白质的合成而发挥抗菌活性。替加环素组织渗透广泛，皮肤、胆囊、肠和肺内组织分布均比较好，可用于 CRE 引起的腹腔、肺部、皮肤及软组织感染。由于其血药浓度较低，治疗血流感染较难达到有效的治疗浓度，临床用于血流感染时应提高使用剂量。标准剂量的替加环素治疗血流感染和肺炎，血药浓度和肺组织浓度可能不足。高剂量替加环素方案（负荷剂量 200 mg，100 mg 每天 2 次维持）已经被推荐用于严重 CRE 感染、血流感染和呼吸系统感染。替加环素一般在临床上与其他药物如多黏菌素类、碳青霉烯类或氨基糖苷类等联合用于 CRE 引起的感染，不推荐单独使用。

5. 氨基糖苷类

氨基糖苷类作用于细菌核糖体，能抑制蛋白质合成，并破坏细菌细胞膜的完整性，属于静止期杀菌药。虽然氨基糖苷类对感染灶内 CRE 清除率较高，但毒性（耳毒性和肾毒性）及难以达到的 PK/PD 目标值限制了其临床使用。临床上常联合使用阿米卡星 15 ～ 20 mg/（kg·d）用于 CRE 感染的临床治疗。临床研究发现，使用高剂量阿米卡星 >25 mg/（kg·d）在危重患者中达到 PK/PD 目标值的概率较高。临床上常用阿米卡星治疗 CRE 导致的尿路感染，疗效优于多黏菌素和替加环素；阿米卡星也经常与其他药物联合用于没有其他抗菌药物选择的重症感染（医院获得性肺炎和呼吸机相关性肺炎、严重脓毒血症和脓毒症休克等）。阿米卡星临床用量可以考虑增至 25 ～ 30 mg/（kg·d），但毒性风险可能增加，建议进行血药浓度监测。

（二）治疗药物的选用

1. 碳青霉烯类优化治疗方案

虽然 CRE 通过产生碳青霉烯酶等机制对碳青霉烯类产生耐药，但是只要碳青霉烯类的最低抑菌浓度低于 8 mg/L，经过给药方案优化后，仍然可以用于临床抗感染治疗。临床常用的碳青霉烯类治疗 CRE 感染优化方案如下：

（1）联合用药：在各种联合治疗方案中，含碳青霉烯类的方案对 CRE 感染的治疗效果较好。例如，当感染病原菌对美罗培南的最低抑菌浓度小于 8 mg/L 时，联合使用另一种抗菌药物可明显改善感染患者预后。

（2）增加剂量和延长静脉滴注时间：碳青霉烯类作用为时间依赖性，游离药物浓度超过最低抑菌浓度的时间（$fT_{>\mathrm{MIC}}$）达到 40% 以上时，能满足临床感染治疗需求。当感染病原菌对碳青霉烯类最低抑菌浓度小于 8 mg/L 时，可以结合 PK/PD 参数，增加碳青霉烯类剂量或者适当延长给药时间，以提高临床治疗效果。

（3）双碳青霉烯疗法（DCT）：双碳青霉烯疗法通常指厄他培南联合多利培南或者美罗培南的方案，其原理是厄他培南对 KPC 酶亲和力高而优先被水解，从而保证另一种碳青霉烯类的治疗浓度。临床研究表明，对于产 KPC 酶的 CRE 来说，双碳青霉烯治疗方案具有较好的治疗效果。所以，在其他药物选择受限的情况下，可使用双碳青霉烯疗法治疗产 KPC 酶的 CRE 引起的感染。

2.CRE 感染的其他抗菌药物治疗方案

（1） CRE 感染的经验性治疗：随着抗菌药物耐药性问题的日益严重，对特定人群可以考虑进行 CRE 感染的经验性治疗，在启动经验性治疗前需要进行风险评估。同时满足下述 3 个条件的患者，可以考虑进行经验性治疗：① CRE 主动筛查阳性或既往 CRE 感染或局部有 CRE 流行（近期住院患者中 CRE 检出率 >20%）；②出现发热或其他可能的感染症状和体征；③风险评估为高风险。

初始经验性抗 CRE 感染治疗方案，抗菌药物需要覆盖假单胞菌和其他常见的革兰阴性菌（如产 ESBL 的肠杆菌科细菌）和 CRE，并根据 CRE 主动筛查或既往 CRE 感染时的微生物学检测结果，以及 CRE 的局部流行情况进行抗菌药物选择。一般情况下，初始经验性抗 CRE 治疗 2 ～ 4 天后，根据临床疗效和微生物学证据进行抗感染疗效的再次评估。

（2）抗 CRE 感染的目标治疗：临床与微生物学检验证实的 CRE 感染患者需要进行目标治疗。临床应该依据微生物学证据选择具有高活性的抗菌药物单药或联合应用，同时需要考虑 CRE 的表型和感染部位。对于产 KPC 酶的 CRE 感染患者，足剂量的头孢他啶 / 阿维巴坦临床有效率优于其他敏感抗菌药物的联合治疗方案；头孢他啶 / 阿维巴坦之外的其他抗菌药物的联合治疗方案优于单药治疗方案，且含有碳青霉烯类的联合方案优于不含碳青霉烯类的联合方案。所以，目前的临床研究证据推荐对于非产金属酶的 CRE 感染患者，选择头孢他啶 / 阿维巴坦单药治疗，其次可以选择其他敏感抗菌药物的联合治疗方案。动态监测 CRE 对头孢他啶 / 阿维巴坦的最低抑菌浓度对于药物剂量的选择和联合用药方案选择有帮助；而对于产金属酶的 CRE 感染者，可以选择头孢他啶 / 阿维巴坦 + 氨曲南或其他抗菌药物的联合治疗方案。

3. 避免 CRE 菌株的产生

CRE 感染导致患者治疗费用增加，并且病死率很高。面对 CRE 威胁，医疗机构应了解患者 CRE 感染危险因素，采取相应干预措施，包括手卫生、接触隔离、医务人员培训、最低限度使用侵袭性操作、检出 CRE 时实验室及时通知医护、出院时了解患者 CRE 感染或定植情况以便再次入院后立即鉴别、加强抗菌药物管理、环境卫生、CRE 筛查、主动监测、氯己定擦浴等。

各级医疗机构应该制定抗菌药物治疗指南或方案，严格掌握抗菌药物的应用指征和应用疗程，限制不必要的、长时间的、特定抗菌药物的应用，尤其是碳青霉烯类的使用，避免 CRE 菌株的产生。虽然多重耐药细菌感染的重症患者有使用碳青霉烯类的指征，但是也应当提倡耐药细菌感染抗菌药物治疗的多样化，对于一些轻中度的多重耐药细菌感染，宜选择非碳青霉烯类。临床应用碳青霉烯类时，一定要强调病原学诊断。在应用碳青霉烯类药物前，必须送检标本做病原学检查，明确感染病原菌及药敏试验结果时，应当及时进行病情评估，并合理采用降阶梯治疗。

应该按病原菌类别、感染部位及抗菌药物 PK/PD 参数选择合适的碳青霉烯类。例如，亚胺培南、美罗培南、帕尼培南及比阿培南的体外抗菌活性相仿（最低抑菌浓度接近），为了保证某些重症感染及广泛耐药细菌感染（如 CRE 感染）足够的用量，可以选择有循证医学证据的给药剂量较大的品种，如厄他培南可用于中、重度细菌性感染，其半衰期长，可以一天一次给药。除厄他培南可用于结直肠择期手术的预防用药外，其他碳青霉烯类无预防用药指征，不可作为预防用药。此外，多重耐药定植菌或携带状态，也不宜使用碳青霉烯类进行治疗。

第三章 临床常见症状药物治疗

疾病的临床表现多样，有些只有主观感觉，如疼痛、眩晕等；有些既有主观感觉，又能凭借客观检查发现，如发热、黄疸、心悸、呼吸困难等；有些主观无异常感觉，是通过客观检查才发现，如黏膜出血、肝/脾大等。许多症状不仅是机体的一种自我保护性反应，如发热、疼痛、咳嗽、呕吐和腹泻等，而且有助于临床对疾病的正确诊断。临床上拟采取对症治疗时，要格外慎重，在进行对症治疗的同时，应积极治疗病因。

第一节 发热

正常人体温一般为 36 ～ 37℃，且受机体内外因素影响稍有波动，但一般波动范围不超过 1℃。正常人的体温受下丘脑调控，并通过神经、体液因素使产热和散热过程呈动态平衡，保持体温相对恒定。当机体在致热原（pyrogen）作用下或各种原因引起体温调节中枢功能障碍时，体温升高超出正常范围，称为发热（fever）。

一、病因与发病机制

（一）病因

1. 感染性发热 各种病原体如细菌、病毒、支原体、立克次体、螺旋体、真菌和寄生虫等感染人体均可引起发热。

2. 非感染性发热 指发热不是由病原体侵入机体感染所引起，而是因无菌性物质作用于体温调节中枢，使体温调节中枢功能紊乱或各种原因引起产热过多、散热减少，导致体温升高超过正常范围。主要有以下几类原因：

（1）无菌性组织损伤及坏死物质的吸收：常见于机械性、物理或化学性损伤，如大手术后组织损伤、大面积烧伤等；因血管栓塞或血栓形成而引起的心肌、肺等内脏梗死或肢体坏死；组织坏死与细胞破坏，如肿瘤、白血病、淋巴瘤、溶血反应等。

（2）抗原 - 抗体反应：如药物热、血清病、风湿病、免疫性疾病、结缔组织病等。

（3）内分泌与代谢性疾病：如甲状腺功能亢进、重度脱水等。

（4）皮肤散热减少：如广泛性皮炎、鱼鳞病等。

（5）中枢性发热：有些致热因素不通过内源性致热原而直接损害体温调节中枢，使体温调定点上移，造成产热大于散热，体温升高，称为中枢性发热。如中暑，重度安眠药中毒，脑出血、脑震荡和颅骨骨折。

（6）自主神经功能紊乱：自主神经功能紊乱影响正常体温调节过程，使产热大于散热，体温升高。属功能性发热范畴。

（二）发病机制

下丘脑体温调节中枢通过对产热及散热两个过程的精细调节，使体温维持于相对恒定水平（正常人为37℃左右）。发热是细菌或病毒等感染时，病原体及其毒素或其他致热原（抗原抗体反应、炎症、组织损伤和坏死肿瘤组织等）刺激中性粒细胞或其他细胞，使之产生并释放内热原，如白介素 -1（IL-1）。后者进入中枢神经系统，作用于体温调节中枢，使该处前列腺素 E（PGE）合成与释放增多，将体温调定点提高至37℃以上，这时产热增加，散热减少，因此体温升高，导致发热。

二、临床表现

临床上发热按体温的高低可分为 4 种程度：低热体温为 37.3 ～ 38℃，中热体温为 38.1 ～ 39℃，高热体温为 39.1 ～ 41℃，超高热体温在 41℃以上。

发热的临床过程一般分为以下 3 个阶段：

1. 体温上升期 该期体温上升的方式有骤升型和缓升型 2 种。该期患者常有疲乏无力、肌肉酸痛、皮肤苍白、畏寒或寒战等症状。

2. 高热期 体温上升达高峰后并保持一定时间，短则数小时，长则数天，甚至数周，持续时间的长短可因病因而异。该期患者可有皮肤发红并有灼热感、呼吸加深变快、心跳加快等表现。

3. 体温下降期 体温开始下降至正常水平。该期患者表现为出汗多、皮肤潮湿等。

三、热型及临床意义

将发热患者不同时间测得的体温数值分别记录在体温单上，把各体温数值点连接起来形成体温曲线，该曲线的不同形状称为热型（fever type）。不同病因所致热型不同，临床上可根据热型的不同进行发热病因的诊断和鉴别诊断。临床上常见的热型有稽留热（continued fever）、弛张热（remittent fever）、间歇热（intermittent fever）、波状热（undulant fever）、回归热（recurrent fever）、不规则热（irregular fever）等。

发热时，患者常常伴有其他症状，如寒战、皮疹、关节肿痛、结膜充血、淋巴结肿大、肝 / 脾大、出血甚至惊厥、昏迷等。伴随症状的不同，有助于发热病因的诊断和鉴别诊断。

四、治疗原则

注意合理休息，适当补充营养物质、水分及维生素。对高热者用冰袋和湿毛巾冷敷，或用 50% 的酒精擦拭四肢、胸背、头颈部以帮助退热。

1. 在明确病因和进行病因治疗的前提下用药　遇发热患者时不能首先使用解热药，应尽快明确诊断，因为一次小剂量的解热药也会扰乱热型，延误诊断。解热药属对症治疗药物，不能代替病因治疗，故用药前应明确病因，同时应积极治疗病因。

2. 严格掌握用药指征　只有在明确诊断和积极治疗病因的同时，或遇下列情况时才选用解热药：①发热 39℃以上，危及生命，特别是儿童高热惊厥；②热度虽不高，但伴有明显的头痛、肌肉痛、失眠、意识障碍，影响患者休息和疾病恢复时；③持续高热，影响心肺功能，或患者对高热不能耐受时；④某些未能控制的长期发热，如急性血吸虫病、丝虫病、伤寒、布氏菌病、结核及癌症等；⑤采取物理降温（酒精浴、冰袋冷敷等）无效时。

3. 控制药物剂量（宜小剂量）和给药次数（收效即停药），并注意补充液体，谨防出汗过多致脱水，特别对年老体弱的患者更应该注意。

4. 不宜同时应用 2 种以上的解热镇痛药，以免引起肝、肾、胃肠道的损伤。注意患者个体差异和药物过敏史，以避免各类药物的不良反应及禁忌证。使用解热药时，不宜饮酒或饮用含有酒精的饮料。

五、药物治疗

（一）治疗药物分类

1. 非甾体抗炎药　抑制环氧合酶（COX）活性和下丘脑 PGE2 的产生，促进体温调定点复原，发挥解热作用。

（1）对乙酰氨基酚（扑热息痛）：解热作用缓和持久，抗炎作用极弱，无明显胃肠刺激。

（2）阿司匹林：退热作用强，较大剂量或长期应用时，胃肠道不良反应比较明显。

（3）布洛芬：退热速度快，效果显著，胃肠道反应发生率低于阿司匹林。

（4）尼美舒利：较高地选择性抑制 COX-2，退热作用强于布洛芬，副作用主要是对肝脏的损害。儿童发热慎用尼美舒利。

（5）吲哚美辛：是最强的前列腺素合成酶抑制剂之一，有显著的解热和抗炎作用，但不良反应多。对癌性发热及其他不易控制的发热常能见效。

2. 甾体抗炎药　抑制体温中枢对致热源的反应，稳定溶酶体膜，减少内源性致热源。代表药物为糖皮质激素，有迅速而良好的退热作用，可用于严重中毒性感染所致的发热。

3. 其他 抑制下丘脑体温调节中枢药物。代表药物为氯丙嗪，降温作用随外界温度而变化，既降低发热者的体温，又可降低正常人体温，可与哌替啶、异丙嗪组成冬眠合剂。

（二）治疗药物的选用

解热药属于对症治疗药物。一般来说，非感染性疾病或感染已被控制，患者如果热度不高（38℃以下），通常不主张使用解热药。患者只要注意合理休息，补充足够的营养物质、水分和维生素，就可能有效地促使体温恢复正常。只有当热度较高（39℃以上），或者发热时间过长，且采取其他适当措施未能退热时，在对因治疗的同时，及早合理使用解热药。

1. 儿童高热的治疗

对体温过高或高热持续不退的患儿，尤其是既往有高热惊厥史和高热伴极度烦躁的患儿，为避免引起脑细胞损伤和由于体温过高而可能造成的不良影响，及时采取降温措施是很有必要的。临床常用的降温措施主要有 2 种：一是物理降温；二是药物降温。具体选用哪一种降温方法，应该根据患儿的年龄、体质和发热程度来决定。新生儿期发热不宜采用药物降温，因为新生儿体温调节功能尚未发育完善。一般感染所致的婴幼儿发热最好先采用适当的物理降温措施，可用冷水、冰块、冰袋置于大血管、前额处，但对麻疹等出疹性疾病的患儿不宜采用冷敷降温，以免刺激皮肤，影响皮疹透发。药物降温须注意剂量不要太大，以免使患儿出汗过多引起虚脱或电解质紊乱。儿科常用的解热药种类很多，一般可选择对乙酰氨基酚或布洛芬。对乙酰氨基酚退热效果迅速、可靠，不良反应较少，对胃肠道无明显刺激性，也不会引起凝血障碍，但偶见过敏反应，出现皮疹，大量或长期使用可能会引起溶血性贫血及肾脏损害。对于高热伴惊厥者，还可加用地西泮。

2. 老年人发热的治疗

老年发热患者，当体温超过 38℃时，应考虑药物降温，以防止出现其他并发症。药物降温方法如下：①柴胡注射液 4 mL 肌内注射，临床多用于高热的临时处理；②吲哚美辛栓 1/4 ～ 1/2 枚，放入肛内；③布洛芬一次 0.3 g，一日 2 次，主要用于普通感冒或流行性感冒引起的发热；④对乙酰氨基酚 0.25 ～ 0.5 g，一日 3 次或发热时服用，肝肾功能受损者慎用。因药物是通过全身大量出汗而达到降温目的的，所以应缓慢降温，不宜太快、过强，以免出汗过多引起虚脱和血压下降，尤以老年患者心功能较差时为慎。若出汗过多，轻者可自行喝淡盐水或糖水，重者应立即静脉输液，补充电解质（尤其是钾），以维持体液平衡。

3. 顽固性发热的治疗

严重感染、神经系统损伤、晚期癌症等都可引起顽固性发热，应根据引起发热的病因采取不同的对因治疗。细菌性感染引发的高热应通过实验室病原学检查，并进行药敏试验，选取最敏感的抗菌药物进行治疗。一般来说，通过合理的抗菌治疗，患者的热度会下降并恢复正常。若患者体温过高，在选用合适抗菌药物的同时，可联合使用对乙酰氨基酚，一旦体温低于38℃时，可考虑停用解热药。使用一般治疗后退热效果仍不好时，可采用类冬眠疗法，即用氯丙嗪（冬眠灵）25～50 mg、哌替啶（杜冷丁）100 mg、异丙嗪（非那根）25～50 mg组成冬眠合剂，加入5%葡萄糖溶液或生理盐水中静脉滴注。也可以短期使用糖皮质激素类药物，但有感染时必须与大剂量抗生素一起用，常用的有以下药物。①泼尼松龙片剂：5～10 mg/次，3～4次/日，或用注射剂，10～20 mg，加入葡萄糖盐水中静脉滴注；②氢化可的松片：20 mg/次日，2～3次/日，注射剂100～200 mg/日，静脉滴注；③地塞米松：0.75～1.5 mg/次，2～3次/日，或注射剂4～20 mg/次，静脉滴注。

第二节 疼痛

疼痛（pain）是机体对伤害性刺激所引起的反应（躯体运动性反应和/或内脏自主性反应），常伴有不愉快的情绪体验。它是一种复杂的生理心理活动，是临床上最常见的症状之一。一方面，疼痛可作为机体受到伤害的一种警示，可引起机体一系列防御性保护反应，也是疾病诊断的重要依据。另一方面，疼痛作为一种警示也有其局限性，如癌症等出现疼痛时，已为时太晚。某些长期的疼痛，能影响机体正常功能的发挥，引发不良的情绪和心理活动，对机体已是一种难以忍受的折磨。因此，必须合理应用镇痛药，缓解疼痛和减轻患者痛苦。

一、病因及发病机制

（一）病因

疼痛通常由导致组织损伤的各种伤害性刺激引起，包括物理性刺激如刀割、棒击、电流和高温等，化学性刺激如强酸、强碱等，以及生物性刺激如蚊虫、蜂类叮蛰等。此外，组织细胞炎症或损伤时释入细胞外液中的钾离子、5-羟色胺、乙酰胆碱、缓激肽、前列腺素和组胺等生物活性物质，亦可引起疼痛或痛觉过敏。

（二）发病机制

关于疼痛的发生机制，早在1965年人们就提出了疼痛的闸门控制学说。该学说认为脊髓后角胶质中的某些神经细胞对疼痛信息的传递具有闸门作用，控制着疼痛信息向中枢传递，其本身也受周围神经粗、细传入纤维活动和高级中枢下行控制作用的影响。因而，任何使细纤维活动增强和 / 或粗纤维活动减弱的因素均可导致疼痛。1970 年，人们又进一步发现轻度电刺激中脑导水管周围灰质或向该处注射微量吗啡，可引起极明显的镇痛效果，并据此提出内源性疼痛抑制系统的概念。随后又发现导水管周围灰质中的神经细胞含有丰富的阿片肽受体，其周围存在大量的阿片肽（opioid peptide）。现在认为，阿片受体和阿片肽共同组成了机体的抗痛系统。内源性阿片肽（如 enkephalin）可激动感觉神经突触前、后膜上的阿片受体，通过 G^- 蛋白耦联机制，抑制腺苷酸环化酶、促进 K^+ 外流、减少 Ca^{2+} 内流，使突触前膜递质释放减少、突触后膜超极化，最终减弱或阻滞痛觉信号的传递，产生镇痛作用。除内源性阿片肽及其受体外，5- 羟色胺、前列腺素等递质及其相应的受体也参与内源性疼痛控制系统。在成人中，疼痛还可由心理原因引起，而无明显直接的物质基础。一般来说，疼痛易受注意、暗示和期待等心情的影响，一个人的既往经历和当时的情境均可给疼痛感受带来很大影响。

三、临床表现及分类

（一）分类

1. 按起病缓急、病程长短分类

（1）急性疼痛：有明确的开始时间，持续时间较短，常用的止痛方法可控制疼痛。如软组织及关节急性损伤性疼痛、手术后疼痛、产科疼痛、痛风等。

（2）慢性疼痛：通常由慢性病理过程造成，逐渐发生，开始时间不是很明确，并可能持续加重。如软组织及关节劳损性或退变性疼痛、椎间盘源性疼痛、神经源性疼痛等。

2. 按疼痛程度分类　微痛或似痛非痛常与其他感觉复合出现，如痒、酸麻、沉重、不适感等。轻度疼痛的痛反应较轻，不影响正常的工作和生活。中度疼痛的痛反应较强烈，能影响机体的正常活动和功能发挥。剧烈疼痛的痛反应剧烈，难以忍受，可导致昏厥，应采取紧急救治措施。

3. 按疼痛性质分类　可有钝痛、酸痛、胀痛、闷痛、锐痛、刺痛、切割痛、灼痛和绞痛等。也可有钻顶样痛、爆裂样痛、跳动样痛、撕裂样痛、牵拉样痛和压扎样痛等。

4. 按疼痛来源分类　①躯体疼痛：疼痛部位明确，如临床上手术后疼痛或躯体损伤后疼痛；②内脏疼痛：胸腹部脏器受癌肿浸润、压迫或牵引引起的疼痛，定位不明确，表现为挤压痛、胀痛或牵拉痛等；③神经疼痛：癌肿浸润或治疗引起的神经末梢或中枢神经系统受损所致，表现为烧灼样、钳夹样的阵发性疼痛，往往伴有感觉或运动功能丧失。

（二）临床表现

疼痛的表现是复杂的，这与疼痛发生部位、影响因素和体位等均有关系。一般来说，疼痛部位多为病变或损伤所在部位，如胸痛、腹痛、腰背痛或关节痛等。疼痛性质有胀痛、闷痛、刺痛、切割痛、灼痛和绞痛等。疼痛程度有轻微疼痛至剧烈疼痛。疼痛持续时间有阵发性（1 ～ 5 分钟）疼痛，也有持续性（数小时或更长）疼痛。某些体位可使疼痛加剧或减轻，有可能成为诊断的线索。疼痛的伴发症状可有发热、寒战、恶心、呕吐甚至休克等。

四、治疗原则

（一）一般治疗

任何减弱细纤维传入和 / 或加强粗纤维传入的措施均有助于治疗或缓解疼痛。除用传统局麻药封闭或阻断传入通路的细纤维活动外，推拿、按摩、热疗、电疗等物理疗法也可缓解疼痛。针灸和轻度电刺激神经等疗法，在慢性疼痛治疗上已被广泛应用。

（二）药物治疗原则

应在明确病因和对因治疗的前提下使用镇痛药，本类药物属对症治疗药物，不能代替病因治疗，故用药前应明确病因，同时应积极治疗病因。原因不明的疼痛慎用镇痛药，以免掩盖症状，延误诊治。严禁滥用麻醉性镇痛药，只有在明确诊断、严格掌握指征的前提下，经授权医师开写处方才能使用。避免长期反复使用镇痛药，因为麻醉性镇痛药易产生药物依赖性和成瘾性，连续使用数日即可发生。应尽量先用非麻醉性镇痛药，麻醉性镇痛药不可长期使用。注意个体差异，呼吸功能不全者或老年人、婴幼儿较敏感，应尽量避免使用。严格掌握剂量，防止过量中毒。

五、药物治疗

（一）常用药物分类

1. 非甾体抗炎药

作用部位在外周，主要是通过抑制环氧合酶（COX），从而抑制局部前列腺素（prostaglandin，PG）的生成而发挥镇痛作用。非甾体抗炎药主要有阿司匹林、对乙酰氨基酚、吲哚美辛和高选择性 COX-2 抑制药如塞来昔布和尼美舒利等。该类药物仅有中等程度的镇痛作用，对慢性钝痛有效，对急性锐痛、严重创伤的剧痛、平滑肌绞痛无效，长期应用不产生欣快感和成瘾性。

2. 阿片类镇痛药

作用部位在中枢，通过激动脊髓胶质区、丘脑内侧、脑室及导水管周围灰质等部位的阿片受体，模拟内源性阿片肽对痛觉的调制功能而产生镇痛作用。阿片类药物分为强阿片类和弱阿片类药物，根据其内在活性又可以分为完全性激动剂（吗啡、氢吗啡酮、美沙酮、芬太尼、盐酸哌替啶和曲马多），部分激动剂（丁丙诺啡、喷他佐辛和布托啡诺）或激动-拮抗剂（纳布啡和纳诺啡）。该类药物镇痛作用强，对急性锐痛、严重创伤的剧痛、平滑肌绞痛等效果好，但反复应用易成瘾，故其又称成瘾性镇痛药或麻醉性镇痛药。

3. 抗抑郁药

可用于治疗各种慢性疼痛综合征。已经证明阿米替林（amitriptyline）、去甲替林（nortriptyline）和去甲丙米嗪（desipramine）对带状疱疹后遗神经痛有效，去甲替林对糖尿病外周神经痛很少有副作用，阿米替林与去甲丙米嗪疗效相当，而氯丙米嗪（clomipramine）比去甲丙米嗪更优越。三环类抗抑郁药通过阻止去甲肾上腺素和5-HT的再摄取（去甲肾上腺素和5-HT可以作用于中枢和脊髓水平），影响内啡肽介导的疼痛调节通路，从而产生镇痛作用。

4. 镇静催眠抗焦虑药

分为两类：①镇静类药即苯二氮䓬类药物，如地西泮和硝西泮等。该类药物具有镇静、抗焦虑及肌松作用，故常用于急性疼痛伴焦虑、肌痉挛或失眠患者，或在慢性疼痛治疗中作为辅助用药，但反复应用后，可引起药物依赖和耐药性，故不应滥用。②吩噻嗪和丁酰苯类药物，如氯丙嗪、异丙嗪及氟哌利多等。它们具有较明显的中枢神经系统抑制作用，并能增强催眠、镇痛及麻醉药物的作用，临床可用于慢性疼痛、癌性疼痛和神经性疼痛的治疗。疼痛患者大都伴有抑郁、焦虑、失眠等症状，适时增加抗抑郁、抗焦虑、镇静催眠药物的治疗，可改善患者的精神症状，以达到镇痛目的。

5. 糖皮质激素

在炎症反应引起的疼痛治疗中也常应用，临床上常用的糖皮质激素包括泼尼松、地塞米松和泼尼松龙等。

6. 其他类镇痛药

曲马多（tramadol），其作用机制包括对阿片μ受体和胺类受体（α_2肾上腺素受体、5-HT受体）的作用；美沙酮（methadone），除激动阿片受体外，还对兴奋性氨基酸受体有阻滞作用；阿托品和山莨菪碱是常用的平滑肌解痉药，用于缓解胃肠道、胆道、尿道平滑肌绞痛；卡马西平属细胞膜稳定药，对外周神经痛效果好等。

（二）治疗药物的选用

1. 癌性疼痛的药物治疗

以药物来控制癌性疼痛（简称癌痛）是最常使用的治疗方式，根据《精神药品临床应用指导原则》、《麻醉药品临床应用指导原则》、WHO“三阶梯”止痛原则、NCCN成人癌痛指南和癌痛治疗规范，准确评估患者病情，制定个体化治疗方案，因病施治，实现癌痛个体化治疗。临床上常用的镇痛药物分为非阿片类、阿片类及辅助性镇痛药3类。

（1）非阿片类镇痛药：原则上优先使用口服剂型。若无禁忌证，如患者无出血性疾患、过敏史及血小板低下等，轻至中度疼痛患者首选阿司匹林、对乙酰氨基酚等非甾体抗炎药（WHO第1阶梯）。

对乙酰氨基酚建议650 mg/4 h或1 g/6 h，最大剂量不要超过4 g/d，此类药物对肝脏有损害，应尽量避免剂量过量导致的肝毒性。布洛芬建议最大剂量不要超过3 200 mg/d。若有需要可短期使用酮咯酸氨丁三醇（ketorolac）注射剂，15 ～ 30 mg/6h，切勿连续使用超过5天。使用非甾体抗炎药要小心评估可能发生的副作用，如胃肠道出血、溃疡、肾功能低下等，一旦出现应考虑停用。非甾体抗炎药都有所谓天花板效应（在最大剂量的基础上继续增加剂量也不会增加镇痛效果，反而增加其副作用），所以若使用至最大剂量仍无法达到良好的镇痛效果，则应改用其他药物或加上其他辅助用药。

（2）阿片类镇痛药：通过活化中枢神经系统的阿片受体μ、δ、κ、ε、σ（主要在μ、δ、κ）产生包括镇痛在内的多种药理作用。主要分为2类：一类为天然的阿片生物碱，包括吗啡（morphine）、可待因（codeine）等；另一类为人工合成的阿片类镇痛药，包括美沙酮（methadone）、羟甲左吗喃（levophanol）、哌替啶（pethidine）、喷他佐辛（pentazocine）等。

非阿片类镇痛药如果镇痛效果不佳或疼痛程度加剧，可考虑加上弱阿片类药物如可待因、羟考酮（oxycodone）、氢可酮（hydrocodone）或曲马多（tramadol）（WHO第2阶梯）。当可待因使用剂量达到60 mg/4 h或曲马多使用剂量达到100 mg/4h时，则已达到最大剂量，如仍不能理想镇痛，则应该转换成吗啡。疼痛转为中度至严重程度应使用强效阿片类药物如吗啡和芬太尼（fentanyl）贴片等（WHO第3阶梯）。对于晚期癌症患者，为改善患者的生活质量，一般可不限制吗啡的用量。多数癌痛患者经规范的“三阶梯”方案治疗后，疼痛可得到缓解，但15%左右的癌症患者表现为顽固性癌痛。顽固性癌痛系指应用WHO的“三阶梯”癌痛治疗方案而不能有效控制的癌痛，如神经病理性疼痛、内脏疼痛、骨转移疼痛、交感神经参与的疼痛综合征等。当长期应用一种阿片类制剂出现了耐受时，可考虑更换另一种制剂来增加药物的镇痛效果，减少药物的副作用。一般来说，对一种阿片类药物耐受，经过更换为其他药物后，仍然会有镇痛效果。

（3）辅助性镇痛药：适时加用辅助性镇痛药，将有助于减轻癌症患者的痛苦，增加患者对癌症治疗的依从性（表 2-3-1）。

表 2-3-1　常用于癌性疼痛的辅助性镇痛药

药物分类	药物名称	适应证	常见不良反应
抗抑郁药	阿米替林、丙米嗪、去甲替林、度洛西汀、文拉法辛	神经病变性疼痛	镇静、口干、便秘、直立性低血压、尿潴留
抗惊厥药	加巴喷丁、普瑞巴林	神经病变性疼痛、肌阵挛反射	嗜睡、晕眩、恶心、皮疹、骨髓抑制
皮质类固醇	地塞米松、甲基泼尼松龙、泼尼松	涉及神经及骨骼的疼痛，如脊髓压迫、颅内压上升引起的疼痛	胃炎、失眠、体液潴留、食欲增加，长期使用不良反应显著
二膦酸盐	帕米膦酸二钠、唑来膦酸	骨转移引起的骨痛	低血钙、发热、肠胃不适、贫血
局部作用的药物	5% 利多卡因贴片	作用于局部，可作为阿片类药物、抗抑郁药和 / 或抗惊厥药的辅助镇痛药	全身吸收少，副作用小

2. 其他疾病所致疼痛的药物治疗

对炎症反应所致头痛、牙痛、神经痛、肌肉痛和关节痛，多选用非甾体抗炎药如阿司匹林、对乙酰氨基酚、吲哚美辛等。对胆结石、尿路结石导致内脏平滑肌痉挛引起的内脏绞痛，常选用哌替啶和阿托品联合或单用阿托品治疗。对外周神经性疼痛如三叉神经痛、舌咽神经痛等，多选用卡马西平或苯妥英等细胞膜稳定药。三环类抗抑郁药与阿片类药物及抗惊厥药物加巴喷丁和普瑞巴林相比，治疗周围神经病理性疼痛有较好的疗效。如果只是为了单纯镇痛，推荐的药物顺序为三环类抗抑郁药、阿片类、曲马多、加巴喷丁 / 普瑞巴林；如果既考虑镇痛，又考虑生活质量，推荐顺序为加巴喷丁 / 普瑞巴林、曲马多、阿片类、三环类抗抑郁药。加巴喷丁常用于成人疱疹后神经痛的治疗，为一线药物，曲马多和阿片类作为第二线或第三线药物。偏头痛治疗的药物可分为偏头痛特异性和非特异性药物。非特异性药物包括阿司匹林、对乙酰氨基酚或其他非甾体抗炎药、阿片制剂等；特异性药物包括麦角胺、双氢麦角毒碱和曲坦类，它们能够有效地治疗偏头痛和丛集性头痛，但不用于治疗其他类型的疼痛。

第三节 咳嗽、咳痰

咳嗽和咳痰是呼吸道疾病最常见的症状。它是人体清除呼吸道分泌物和有害刺激性因子的正常生理反射，但若咳嗽次数频繁，会造成胸痛、腹痛，严重者影响休息和睡眠，剧烈咳嗽还可能会造成晕厥，或者引起肺大疱破裂导致气胸而危及生命。临床治疗药物可分为两大类：一类是针对病因治疗的药物，如抗菌药物、抗病毒药物等；另一类是对症治疗，消除或缓解呼吸道症状，减轻患者痛苦及减少并发症的药物，主要有镇咳药和祛痰药。咳嗽、咳痰是人体的一种保护性生理功能，通过咳嗽、咳痰能有效清除呼吸道内的分泌物或进入气道的异物。因此，在对症治疗的同时，要合理使用镇咳药和祛痰药。

一、病因及发病机制

（一）病因

呼吸道感染是引起咳嗽、咳痰最常见的原因。各种原因所致的胸膜炎、胸膜间皮瘤、自发性气胸或胸腔穿刺等均可引起咳嗽和咳痰。急性左心衰竭所致肺水肿时，因肺泡及支气管内有浆液性或血性渗出物，也可引起咳嗽和咳痰。神经精神因素如皮肤受冷刺激、鼻黏膜或咽峡部黏膜受刺激时均可因反射引起咳嗽。慢性咳嗽既可由明显的器质性病变如慢性阻塞性肺疾病、肺癌、肺结核等引起，也可由下列疾病引起：如鼻后滴流综合征（PNDS）、咳嗽变异性哮喘（CVA）、胃 - 食管反流综合征（GERD）和嗜酸细胞性支气管炎（EB）等；还可能是某些药物（如血管紧张素转换酶抑制剂）的不良反应。

（二）发病机制

咳嗽反射弧包括以下四个环节。①呼吸道神经末梢感受器：包括机械感受器、化学感受器和肺牵张感受器；②传入神经：为迷走神经纤维；③延髓咳嗽中枢：位于延髓背侧部，邻近呼吸中枢；④传出神经：包括迷走神经传出纤维、喉上神经和脑神经。呼吸道黏膜因黏液、灰尘或异物的机械刺激，烟熏、毒气等的化学刺激，以及支气管痉挛引起肌张力增加，都可引起咳嗽。感受器冲动传入咳嗽中枢和咳嗽中枢兴奋的传出主要通过迷走神经。由于迷走神经末梢除分布于咽喉、气管和支气管外，尚分布于胸膜、肺、内脏等处，因此除了胸部受刺激可引起咳嗽外，咽喉、腹部内脏病变亦可引起咳嗽。

咳嗽动作首先是快速短促吸气，膈下降，声门迅速关闭，随即呼吸肌与腹肌快速收缩，使肺内压迅速上升；然后声门突然开放，肺内高压气流喷射而出，冲击声门裂缝而发生咳嗽动作及声音。咳痰是一种病态现象，正常气管、支气管腺体和杯状细胞只分泌少量黏液，以保持呼吸道的湿润。当呼吸道反复受到感染、异物、过热过冷的空气、刺激性气体、香烟或过敏因素的刺激时，黏膜充血、水肿，黏液分泌增多，毛细血管壁通透性增加，浆液渗出，此时含红细胞、白细胞、巨噬细胞和纤维蛋白等的渗出物与黏液、吸入的尘埃和某些组织坏死物等混合成痰，随咳嗽动作排出。

二、临床表现

咳嗽和咳痰的下列表现有助于疾病的诊断及鉴别诊断。

1. 咳嗽的性质　咳嗽无痰或痰量极少，称为干性咳嗽或干咳。干咳或刺激性咳嗽常见于急性或慢性咽喉炎、喉癌、支气管异物、支气管肿瘤、胸膜疾病以及原发性肺动脉高压和二尖瓣狭窄等。咳嗽伴有咳痰称为湿性咳嗽，常见于慢性支气管炎、支气管扩张、肺炎、肺脓肿和肺结核等。

2. 咳嗽的时间与规律　突发性咳嗽常由于吸入刺激性气体或异物、淋巴结或肿瘤压迫气管或支气管所引起；发作性咳嗽可见于百日咳以及以咳嗽为主要症状的支气管哮喘等；长期慢性咳嗽，多见于慢性支气管炎、支气管扩张症、肺脓肿及肺结核。夜间咳嗽常见于左心衰竭和肺结核患者。

3. 咳嗽的声音　如嘶哑性咳嗽，多为声带炎症或肿瘤压迫喉返神经所致；鸡鸣样咳嗽，多见于百日咳、会厌、喉部疾患或气管受压；金属音咳嗽，常见于纵隔肿瘤、主动脉瘤或支气管癌直接压迫气管所致；低微无力咳嗽，多见于严重肺气肿、声带麻痹或极度衰弱患者等。

4. 痰的性质和痰量　痰的性质可分为黏液性、浆液性、脓性和血性等。痰量多，多见于支气管扩张及肺脓肿等。黄色或淡黄色的痰多提示呼吸道有细菌性感染，多见于肺炎、慢性支气管炎；痰中带血，多见于肺结核、支气管扩张、肺癌；铁锈色痰，多见于大叶性肺炎；黑色痰，则见于煤炭工人和烧锅炉的工人。

5. 咳嗽伴随症状　有伴发热、胸痛、呼吸困难、咯血或哮鸣音等。

三、治疗原则

（一）一般治疗原则

咳嗽、咳痰是秋冬季节的常见病症。平时应多进行户外活动，提高机体抗病能力；适时增减衣服，防止过冷或过热；适当休息，加强饮食调护，注意食补养肺等。应用祛痰药时应注意痰的排出，结合湿化气道、体位引流，鼓励患者排痰，特别是在应用反射性引起呼吸道分泌增多的稀释性祛痰药时，更应注意有效地咳嗽以排出痰液。术后患者要注意止痛，防止因伤口疼痛而不敢咳嗽影响排痰。对痰液难于咳出者，必要时可用吸引器或纤维支气管镜吸出痰液。

（二）药物治疗原则

镇咳药和祛痰药仅为对症治疗，应注重对因治疗。病因明确时，要设法去除病因；病因不明，只用镇咳药，不仅效果不好，还会延误病情。只有在病因明确的基础上，为减轻患者痛苦和防止剧咳并发症（咳血、气胸、晕厥、肺气肿和支气管扩张等）而适当应用镇咳药。镇咳、祛痰要兼顾，多数咳嗽者同时有咳痰。有痰咳嗽时，应以祛痰为主，只用镇咳药，不仅效果不佳，反而对痰多虚弱患者易引起痰液壅塞气道，加重感染，重者甚至窒息死亡。

四、药物治疗

（一）常用药物分类

1. 镇咳药分类　分为中枢性镇咳药、外周性镇咳药和具有镇咳祛痰效果的中成药。中枢性镇咳药主要通过抑制延髓的咳嗽中枢而发挥强大的镇咳作用。中枢性镇咳药又分为成瘾性和非成瘾性镇咳药。成瘾性镇咳药主要有可待因（codeine）和福尔可定（pholcodine）。可待因镇咳作用持续 4 ～ 6 小时，过量易产生兴奋、烦躁不安等中枢兴奋症状，因久用可成瘾，应控制使用，可用于各种原因所致的剧烈干咳和刺激性咳嗽，尤其是伴有胸痛的干咳；口服或皮下注射，每次 15 ～ 30 mg，每天用量可为 30 ～ 90 mg。福尔可定作用与可待因相似，但成瘾性较弱，口服每次 5 ～ 10 mg。

非成瘾性镇咳药有喷托维林（pentoxyverine）、右美沙芬（dextromethorphan）。该类药物共同特点是治疗量无镇痛和呼吸抑制作用，无成瘾性。右美沙芬主要用于干咳，适用于感冒、急性或慢性支气管炎、支气管哮喘、咽喉炎、肺结核以及其他上呼吸道感染时的咳嗽，多种非处方性复方抗感冒药均含有本品。口服每次 15 ～ 30 mg，每天 3 ～ 4 次。口服吸收良好，服药 10 ～ 30 分钟起效。喷托维林是国内使用较久的镇咳药，作用强度为可待因的 1/3，同时具有抗惊厥和解痉作用，青光眼及心功能不全者应慎用，口服每次 25 mg，每天 3 次。右啡烷（dextrophan）为右美沙芬的代谢产物，患者对其耐受性较好。

外周性镇咳药主要通过抑制咳嗽反射弧中的某一环节如抑制肺牵张感受器，阻断肺-迷走神经反射，抑制咳嗽冲动的传导，而产生镇咳作用。常用药物有苯丙哌林（benproperine）、那可丁（narcodine）和二氧丙嗪（dioxopromethazine）等，临床主要用于刺激性干咳和阵咳。苯丙哌林作用为可待因的 2～4 倍，可抑制外周传入神经，亦可抑制咳嗽中枢，口服每次 20～40 mg，每天 3 次。那可丁为阿片所含的异喹啉类生物碱，作用与可待因相当，口服每次 15～30 mg，每天 3～4 次。具有镇咳祛痰效果的中成药主要有蛇胆川贝液、复方枇杷膏、鲜竹沥液和伤风止咳糖浆等。

2. 祛痰药分类　按祛痰药的作用方式，可将其分为 3 类。①恶心性祛痰药：如氯化铵、愈创甘油醚等；②黏痰溶解药：如乙酰半胱氨酸、溴己新、氨溴索等；③黏液稀释剂：如羧甲司坦等。

（二）治疗药物的选用

1. 儿童咳嗽、咳痰的治疗　儿童咳嗽一般不适宜使用中枢性镇咳药，如可待因、喷托维林（咳必清）等。婴幼儿的呼吸系统发育尚不成熟，咳嗽反射较差，气道管腔狭窄，血管丰富，纤毛运动功能较差，痰液不易排出，如果一咳嗽便给予较强的镇咳药，咳嗽虽暂时得以停止，但气管黏膜纤毛细胞的运痰功能和支气管平滑肌的收缩蠕动功能受到了抑制，痰液不能顺利排出，大量痰液蓄积在气管和支气管内，影响呼吸功能。一般较剧烈的刺激性干咳可选用镇咳药，但要在治疗原发病的基础上使用。儿童咳嗽适合选用兼有祛痰、化痰作用的镇咳药，糖浆优于片剂，因为糖浆服用后附着在咽部黏膜上，能减弱对黏膜的刺激作用。

2. 支气管扩张的治疗　支气管扩张的典型症状为慢性咳嗽伴大量脓痰和反复咯血，因此其治疗原则是消除病因、促进痰液排出、控制感染等，必要时行外科手术。保持呼吸通畅，排出气管内分泌物，减少痰液在气道及肺支气管内的积聚，除去细菌生长繁殖的场所，并合理应用抗菌药物，是控制感染的主要环节。在积极控制感染的同时，给予祛痰药，使痰液变稀薄容易咳出，以减轻支气管感染。指导患者根据病变的部位使患侧向上，开口向下，作深呼吸、咳嗽，并辅助拍背，使分泌物在气管内振荡，借助重力作用排出体外，必要时还可以进行雾化吸入，效果更好。患者作体位引流应在空腹时，每天可作 2～4 次，每次 15～20 分钟。作引流时要观察患者的呼吸、脉搏等变化，如有呼吸困难、心慌、出冷汗等症状时应停止引流，给予半卧位或平卧位吸氧。引流完毕应协助患者清洁口腔分泌物。对于咯血患者，若少量咯血，经休息，应用镇静药和止血药，一般都能止住。大量咯血可行支气管动脉栓塞术。

3. 咳嗽的特异性病因治疗　对呼吸道感染引起的咳嗽，应积极使用抗菌药物治疗。鼻后滴流综合征（PNDS）在成人中是引起慢性咳嗽最常见的原因，在儿童中是引起慢性咳嗽的第二常见的原因，局部使用糖皮质激素以及采用第二代抗组胺药联合减充血剂治疗有效。治疗胃 - 食管反流综合征（GERD）则需要采用制酸及胃动力药进行药物治疗，包括盐酸甲氧氯普胺、H_2 受体拮抗剂和质子泵抑制剂等。咳嗽变异性哮喘（CVA）的治疗原则与支气管哮喘相同，可吸入 β_2 受体激动剂，口服茶碱控释制剂或 β_2 受体激动剂。吸入或口服糖皮质激素可有效改善 CVA 的症状，并可阻止其日后发展成典型的哮喘。也可采用异丙托溴铵雾化吸入治疗，治疗时间不少于 6 ～ 8 周。嗜酸细胞性支气管炎（EB）患者仅对糖皮质激素治疗反应良好，而支气管扩张剂如 β_2 受体激动剂治疗无效，可吸入二丙酸倍氯米松（500 ～ 1 000 μg/d）等糖皮质激素，持续应用 4 周以上，初始治疗可联合应用泼尼松口服，每天 10 ～ 20 mg，持续 3 ～ 7 天。也可应用糖皮质激素雾化吸入，每天 1 ～ 2 mg，持续 7 天。

第四节 呕吐、腹泻

呕吐和腹泻是临床常见的消化道症状。呕吐是指胃内容物或一部分小肠内容物通过食管逆流出口腔的一种复杂的反射动作；腹泻是指排便次数明显超过平日习惯的频率，粪质稀薄，水分增加，或含未消化食物或脓血、黏液。呕吐和腹泻均有利于清除胃肠道内有害物质或异物，起保护作用，但过度的呕吐和腹泻也可引起脱水及酸碱、水电解质紊乱，因此须合理应用止吐药和止泻药。

一、病因及发病机制

（一）病因

1. 呕吐的常见病因　反射性呕吐常见于咽部刺激、胃肠道疾病、肝胆胰疾病、腹膜及肠系膜疾病以及泌尿系统疾病等。中枢性呕吐常见于神经系统疾病（如偏头痛、脑膜炎、脑出血、脑栓塞、高血压脑病、脑肿瘤、脑震荡、颅内血肿、癫痫持续状态等）、内分泌与代谢性疾病（如尿毒症、肝性昏迷、糖尿病酮症、甲亢危象、肾上腺皮质功能减退等）、感染性疾病（如急性病毒、支原体、立克次体、细菌、螺旋体或寄生虫感染）、药物（抗菌药物、抗肿瘤药、吗啡等）、中毒（吸入酒精、重金属、一氧化碳和有机磷等）和神经精神因素等。

2. 腹泻常见的病因　急性腹泻常见于肠道感染引起的肠炎、变态反应性肠炎、急性中毒和全身性感染（如败血症、伤寒或副伤寒等）。慢性腹泻常见于消化系统疾病（如慢性萎缩性胃炎、肠道感染、肠道肿瘤、胰腺疾病和肝胆疾病等）、内分泌与代谢性疾病（如尿毒症、肝性昏迷、糖尿病酮症、甲亢危象、肾上腺皮质功能减退等）、药物（洋地黄类、抗菌药物等）和神经精神因素（肠易激综合征等）等。

（二）发病机制

呕吐是一种极其复杂的反射过程，延脑催吐化学感受区（CTZ）、前庭器官、内脏等传入冲动作用于延脑呕吐中枢，使呕吐中枢发出传出冲动到达效应部位引起呕吐。呕吐时胃窦与幽门区收缩关闭，胃逆蠕动，胃体与胃底张力减低至贲门开放，最后膈肌和腹肌的突然收缩，腹压骤增，使得胃甚至小肠的食糜通过食管、咽部而排出。腹泻的发生机制也相当复杂，从病理生理角度可归纳为分泌性腹泻、渗透性腹泻、渗出性腹泻、动力性腹泻和吸收不良性腹泻。

三、临床表现

（一）呕吐的临床表现

1. 呕吐发生时间　晨间呕吐在育龄女性应考虑早孕反应，有时也见于尿毒症或慢性酒精中毒。有些鼻窦炎因分泌物刺激咽部，也有晨起恶心和干呕。夜间呕吐多见于幽门梗阻。

2. 呕吐与进食的关系　餐后近期内出现呕吐，并有骤起的集体发病情况，先应考虑食物中毒。活动期消化性溃疡位于幽门，因该处水肿、充血、痉挛，也常导致餐后呕吐；神经性呕吐多在餐后即刻发生。在餐后较久或积数餐之后才出现呕吐的，多见于消化性溃疡、胃癌等引起的幽门、十二指肠慢性不全梗阻。

3. 呕吐的特点　一般呕吐常先有明显恶心，然后出现呕吐。但神经性呕吐可不伴有恶心或仅有轻微恶心，呕吐并不费力，甚至可以随心所欲地呕吐。高血压脑病或颅内病变引起颅内压增高时，也常常没有恶心而突然出现喷射状呕吐。

4. 呕吐物的性质　幽门梗阻的呕吐物含有隔餐或隔日食物，有腐酵酸臭气味。呕吐物中含有多量黄色苦味胆汁，多见于频繁剧烈呕吐或十二指肠乳头以下的肠梗阻。大量呕吐多见于幽门梗阻或急性胃扩张，一次呕吐可超过 1 000 mL。呕吐物有大便臭味的可能是低位肠梗阻。呕吐物呈咖啡样或鲜红色，可考虑上消化道出血。

5. 呕吐伴随症状　伴有腹痛者，首先应考虑急腹症，要及时就诊。慢性腹痛并在呕吐之后获得暂时缓解，可能是消化性溃疡、急性胃炎或高位肠梗阻；但在胆囊炎、胆石症、胆道蛔虫病、急性胰腺炎等，呕吐一般不能使腹痛得到缓解。呕吐伴有头痛，应考虑高血压脑病、偏头痛、鼻窦炎、青光眼、屈光不正等。伴有眩晕者可能是梅尼埃病、迷路炎等，还需要了解呕吐是否由链霉素、卡那霉素、新霉素或庆大霉素等药物引起。

（二）腹泻的临床表现

1. 起病及病程 急性腹泻起病急，病程短，多为感染或食物中毒所致。慢性腹泻起病缓慢，病程较长，多见于慢性感染、非特异性炎症、吸收不良、肠道肿瘤或神经功能紊乱等。

2. 腹泻次数及粪便性质 急性感染性腹泻，每天排便次数可多达 10 次以上，如为细菌感染，常为黏液血便或脓血便。慢性腹泻，可为稀便，也可带黏液或脓血。

3. 腹泻与腹痛关系 急性腹泻常有腹痛，尤其以感染性腹泻较为明显。分泌性腹泻往往无明显腹痛。小肠疾病的腹泻疼痛常在脐周，便后腹痛缓解不明显；而结肠疾病疼痛多在下腹，且便后腹痛常可缓解。

4. 腹泻伴随症状 伴有发热、腹痛、呕吐等常提示急性感染；伴大便带血、贫血、消瘦等须警惕肠癌；伴腹胀、食欲差等须警惕肝癌；伴水样便则须警惕霍乱弧菌感染。

四、治疗原则

呕吐应禁食禁饮水 4 ～ 6 小时，以防呕吐物误入气管，呕吐停止后可逐渐恢复进食。昏迷患者头侧位，及时擦净口腔内呕吐物，禁止用毛巾堵住鼻、口腔，警惕呕吐物呛入气管。腹泻急性期需暂时禁食，使肠道完全休息，必要时由静脉输液，以防失水过多而脱水。慢性腹泻患者应根据病情调整饮食结构和次数。胃肠道感染应根据病原体选择抗菌药物治疗，在进行病因治疗的同时应积极对症治疗，加强支持治疗，纠正水电解质紊乱。

五、药物治疗

（一）止吐药的分类

已知 5-HT_3 受体拮抗剂、多巴胺（D_2）受体拮抗剂、M 胆碱受体阻滞药和组胺 H_1 受体拮抗剂均有不同程度的抗吐作用。胃肠促动药是增加胃肠蠕动力和胃肠物质转运的药物。

1.H_1 受体拮抗剂 如苯海拉明（diphenhydramine）、茶苯海明（dimenhydrinate，乘晕宁）、异丙嗪（promethazine）、美克洛嗪（meclozine）和桂利嗪（cinnarizine）等有中枢镇静作用和止吐作用，可以用于治疗晕动病、内耳眩晕症等。

2.M 胆碱受体阻滞药 如东莨菪碱（scopolamine），通过降低迷路感受器的敏感性和抑制前庭小脑通路的传导，用于预防和治疗晕动病引起的恶心、呕吐。

3.D_2 受体拮抗剂 具有阻断中枢化学感受区（CTZ）的多巴胺受体作用，降低呕吐中枢的神经活动。有些多巴胺受体拮抗剂还能阻断外周胃肠道的多巴胺受体，促进胃肠排空，常作为胃肠促动药（gastro-kinetic agent）用于临床。如甲氧氯普胺（metoclopramide），主要用于治疗胃轻瘫及慢性消化不良引起的恶心、呕吐；口服可预防各种原因包括妊娠引起的呕吐，大剂量静脉或长期应用可引起明显的锥体外系症状。多潘立酮（domperidone）又称吗丁啉（motilium），为苯咪唑类衍生物，对胃肠运动障碍性疾病有效；对偏头痛、颅外伤、放射治疗引起的恶心、呕吐也有效；对左旋多巴、溴隐亭治疗帕金森病引起的恶心、呕吐有特效。不良反应轻，可引起溢乳、男性乳房发育。本品不易通过血脑屏障，罕见锥体外系反应。西沙必利（cisapride）、莫沙必利（mosapride）为苯甲酰类药物，无多巴胺受体阻断作用。可加速食管、胃、小肠直至结肠的运动，可能与促使肠壁肌层内神经丛释放 ACh 有关。用于治疗慢性功能性消化不良、反流性食管炎、胃轻瘫等。不引起锥体外系和催乳素释放的不良反应。

4.5-HT_3 受体拮抗剂 5-HT_3 受体拮抗剂是新型止吐药，5-HT_3 受体广泛分布于脑内孤束核、CTZ 和外周组织中，5-HT_3 受体拮抗药对肿瘤化疗药物治疗或放射治疗引起的呕吐具有很好的止吐作用。如昂丹司琼（ondansetron）、阿洛司琼和格拉司琼，可选择性阻断中枢及迷走神经传入纤维 5-HT_3 受体，产生明显止吐作用。昂丹司琼口服吸收迅速，口服吸收率为 60%，0.5 ～ 1 小时达有效血药浓度，血浆蛋白结合率为 70% ～ 75%，血浆 $t_{1/2}$ 约为 3.5 小时。主要在肝脏羟化代谢，约 10% 以原型经肾脏排出。对抗肿瘤药如顺铂、环磷酰胺、阿霉素等引起的呕吐，作用迅速、强大、持久，还可用于治疗外科手术后呕吐。但对晕动病及多巴胺受体激动药如阿朴吗啡引起的呕吐无效。不良反应少，仅有短时和轻度头痛、头晕、便秘、腹泻等。由于锥体外系反应少，更适用于 30 岁以下的年轻患者。

5. 神经激肽 -1（NK-1）受体拮抗剂 阿瑞匹坦（aprepitant）为 NK-1 受体拮抗剂，与大脑中的 NK-1 受体高选择性结合，拮抗 P 物质。P 物质为一种位于中枢和外周神经系统神经元中的神经激肽，通过 NK-1 受体发挥作用，与呕吐、抑郁、疼痛和哮喘等多种炎症免疫反应相关。阿瑞匹坦可有效预防迟发性呕吐。阿瑞匹坦口服后 4 小时即可达血药峰浓度，可通过血脑屏障，主要在肝内代谢，可能与 CYP3A4 和 CYPIA2 有关。

6. 非典型抗精神病药物 奥氮平（olanzapine）是一种新的非典型抗精神病药，能与多巴胺受体、5-HT 受体和胆碱能受体结合，并拮抗其作用。奥氮平 5 ～ 10 mg 联合标准止吐方案（阿瑞匹坦、帕洛诺司琼及地塞米松）已被推荐用于预防高致吐风险化疗所致的恶心、呕吐。奥氮平有中枢神经系统抑制作用，对于有跌倒风险（如老年、疲惫不堪、虚弱）或有直立性低血压风险的患者，应慎用奥氮平或考虑减少剂量。

（二）呕吐治疗药物的选用

1. 急性胃肠炎呕吐　急性期患者应卧床休息，呕吐腹泻严重者暂时禁食，因失水较多，需静脉补充平衡盐液体。应积极针对病因进行治疗，根据不同的细菌感染选用不同的抗菌药物：成人可选用新霉素、庆大霉素、诺氟沙星、氨苄西林，甚至头孢菌素，但儿童不宜选用新霉素、庆大霉素、诺氟沙星等抗菌药物。适当进行对症治疗，如剧烈呕吐时可肌内注射甲氧氯普胺，每次 10 mg，2 ～ 3 次 / 天；腹痛时，可口服山莨菪碱，每次 10 mg、3 次 / 天，或口服阿托品，每次 0.3 mg，3 次 / 天。

2. 化疗呕吐　化疗药物所致恶心、呕吐不仅使患者产生对化疗的惧怕，影响疗程，更因丢失体液等而严重削弱机体自身的抵抗力，不利于预后，因此有效的止吐对化疗是必不可少的。5-HT_3 受体拮抗剂主要通过竞争性地阻断消化道黏膜释放出的 5-HT 与 5-HT_3 受体结合，从而产生抗呕吐的作用。现在临床中广泛应用的 5-HT_3 受体拮抗剂主要包括昂丹司琼、格拉司琼、托烷司琼等。5-HT_3 受体拮抗剂耐受性好，是现阶段治疗化疗呕吐较为常用的药物。NK-1 受体拮抗剂可用于预防和治疗中度或高度致吐性化疗药物所致的恶心、呕吐，临床常用的 NK-1 受体拮抗剂有阿瑞匹坦、福沙匹坦、奈妥匹坦等。奥氮平 5 ～ 10 mg 联合标准止吐方案（阿瑞匹坦、帕洛诺司琼及地塞米松）已被推荐用于预防高致吐风险化疗所致的恶心、呕吐。

3. 妊娠呕吐　轻度的妊娠呕吐一般不需特殊治疗。给予安慰和支持，解除思想顾虑，保证充分的休息和睡眠，并注意进食方法，饮食宜少量多餐，忌油腻，多清淡，多数人到怀孕 12 周以后，这些症状可以自行消失。对于少数孕妇反应严重，恶心、呕吐频繁，不能进食，以致影响身体健康，甚至威胁其生命，可小剂量短期应用镇静止吐药及维生素进行治疗。

（三）止泻药分类及常用药物

1. 阿片制剂（opium preparation）　如复方樟脑酊（tincture camphor compound）和阿片酊（opium tincture）为有效的止泻药而被广泛应用。多用于较严重的非细菌感染性腹泻。

2. 地芬诺酯（diphenoxylate）　又称苯乙哌啶，是哌替啶同类物。对胃肠道的影响类似于阿片类，具有收敛及减少肠蠕动作用。可用于急、慢性功能性腹泻。不良反应轻，有厌食、恶心、呕吐、皮肤变态反应等。长期大量应用可成瘾。

3. 洛哌丁胺（loperamide）　为氧哌啶醇衍生物，除直接抑制肠蠕动，还减少肠壁神经末梢释放 ACh，也可作用于胃肠道阿片受体，减少胃肠分泌。本药的止泻作用比吗啡强 40 ～ 50 倍，但不易进入中枢神经系统。止泻作用快、强、持久，用于治疗非细菌感染的急、慢性腹泻。不良反应常见腹绞痛、口干、皮疹，大剂量时对中枢神经系统有抑制作用。对儿童更敏感，2 岁以下儿童不宜应用。过量时可用纳洛酮治疗。

4. 匹维溴铵（pinaverium bromide） 为四价铵的复合物，是对胃肠平滑肌（特别是结肠部分）具高选择性解痉作用的钙通道阻滞药，能消除肠平滑肌的高反应性。临床上用于治疗肠易激综合征的相关症状（如腹痛、排便紊乱、肠道不适等）、胆道功能障碍有关的疼痛及胆囊运动障碍。

5. 蒙脱石（montmorillonite） 天然蒙脱石是双八面体层纹状结构微粒，不被胃肠道吸收，不影响葡萄糖、氨基酸的吸收。在临床上用于治疗急慢性腹泻，尤其对儿童急性腹泻治疗效果较好，也可用于胃肠道疾病的辅助治疗等。

6. 鞣酸蛋白（albumini tannas） 收敛药，在肠道中释放出鞣酸与肠黏膜表面蛋白质形成沉淀，附着在肠黏膜上，形成保护膜，减少炎性渗出物，发挥收敛止泻作用。用于急性胃肠炎及各种非细菌性腹泻、儿童消化不良等。

7. 碱式碳酸铋（bismuth subcarbonate） 能与肠道中的毒素结合，保护肠道免受刺激，起到收敛止泻作用。常用于腹泻、慢性胃炎的治疗，近年来多用于治疗幽门螺杆菌感染的胃、十二指肠溃疡。

8. 微生态制剂（probiotics） 多维乳酸菌制剂（compound vitamin lactobacillus）可以调节肠道菌群，对肠道内有害菌和腐败菌有抑制作用，促进肠道有益菌群生长，改善胃肠消化功能；提供婴幼儿生长发育所必需的多维生素和微量元素，促进儿童的生长发育；对新生儿黄疸有治疗作用；还可用于治疗便秘。

（四）腹泻治疗药物的选用

1. 急慢性胃肠炎腹泻 如果患者大便次数不是很多，腹痛也不是很明显，应不急于应用止泻药治疗，这样有利于引起腹泻的致病菌的排出，腹泻会很快好转，然后逐渐食用一些易消化、清淡的食物。对于大便次数一天在 5 次以上的急性腹泻或慢性腹泻急性发作，一方面要适当补液以纠正脱水和电解质紊乱，另一方面要进行病因治疗和对症治疗。治疗药物包括控制肠道感染药物、胃肠黏膜保护剂和肠道微生态制剂。根据不同的细菌感染，选用不同的抗菌药物。胃肠黏膜保护剂可选用蒙脱石散，以保护胃肠黏膜，凝固杀死肠道的细菌与病毒，起到止泻作用。微生态制剂主要为肠道活菌制剂，能够调节肠道菌群，改善胃肠道消化功能，但要注意不能与抑制或吸附活菌的药物合用，如药用炭、铋剂、酊剂、鞣酸制剂等。

腹泻次数多时，应及时补充生理盐水和葡萄糖，可静脉滴注碳酸氢钠和林格液纠正酸碱及水电解质紊乱，同时加服抗菌药物。如：小檗碱 0.2 ～ 0.4 g，3 ～ 4 次 / 天；庆大霉素片每次 40 ～ 80 mg，3 ～ 4 次 / 天。24 ～ 48 小时仍未见明显改善者可服用诺氟沙星，每次 0.2 g，3 ～ 4 次 / 天。不能口服者可静脉给药，一般用药 3 ～ 8 天。腹痛者用山莨菪碱 10 ～ 20 mg 或颠茄片（8 ～ 16 mg）口服，腹痛剧烈者可皮下注射阿托品 0.5 mg 或山莨菪碱 10 mg 缓解疼痛。可口服蒙脱石散，每次 3 g，3 次 / 天；首次剂量应加倍，用温开水调成糊状后口服。如果发病急，腹泻次数大于 10 次以上，或引起急性脱水、酸中毒者，可短期服用复方地芬诺酯，每次 1 片或复方洛哌丁胺（易蒙停）2 mg，1 ～ 3 次 / 天，一般不超过 1 周。

2. 腹泻型肠易激综合征 肠易激综合征（irritable bowel syndrome，IBS）是最常见的功能性胃肠道疾病。IBS 以腹痛、腹胀、排便习惯和 / 或大便性状改变为临床表现，但尚无可通过临床常规检查发现解释其症状的器质性病变。按照患者排便异常时的主要粪便性状，可分为腹泻型、便秘型、混合型和未定型四种亚型。对于存在腹痛症状的 IBS 患者，可以选择肠道平滑肌解痉药如匹维溴铵、奥替溴铵、阿尔维林进行治疗。止泻药中，洛派丁胺治疗腹泻型 IBS 可降低患者排便频率，蒙脱石治疗腹泻型 IBS 可减少患者水样泻和黏液便的排便次数。肠道不吸收的抗菌药物如利福昔明可改善腹泻型 IBS 患者的腹胀、腹泻症状。三环类抗抑郁药（TCA）除对中枢性疼痛和心理困扰有效外，还可减慢胃肠道运输，减轻腹泻。益生菌对改善 IBS 患者的腹胀、腹痛、腹泻、便秘有一定疗效。

第四章　治疗慢性心功能不全的药物

慢性心功能不全（chronic heart failure）也称充血性心力衰竭（congestive heart failure，CHF），是指在适当的静脉回流下，心脏排出量绝对或相对减少，不能满足全身组织器官代谢需要的一种病理状态。它同时又是一种“超负荷心肌病”。心肌收缩功能和（或）舒张功能出现障碍，造成体循环和 / 或肺循环淤血而组织供血不足，最终发展成为CHF，也是多种心脏疾病终末阶段的表现。

第一节 正性肌力药

一、强心苷类

强心苷（cardiac glycosides）是一类选择性作用于心脏，具有加强心肌收缩力作用的苷类化合物，临床用于治疗 CHF 已有 200 多年历史。

（一）来源与化学

强心苷主要来源于植物。天然存在于植物中的为一级强心苷，在提取过程中水解产生的为二级强心苷，如地高辛（digoxin）、洋地黄毒苷（digitoxin）等。临床常用的强心苷多来自玄参科（紫花洋地黄和毛花洋地黄）和夹竹桃科植物，如洋地黄毒苷、地高辛、西地兰（毛花洋地黄苷 C，cedilanid）和毒毛花苷 K（strophanthin K）等。此外，从海葱、羊角拗、马利筋、葶苈子、罗布麻等植物中也发现了强心苷类活性物质。动物药蟾酥中也含有强心苷。强心苷由苷元（配基）和糖结合而成。其中苷元具有强心作用，由不饱和内酯环和甾核构成，连接的 β 构型不饱和内酯环为产生强心作用的必需结构。强心苷所含的糖除葡萄糖外多为稀有糖，如洋地黄毒糖。糖的部分对强心苷的强心作用无根本影响，但可通过改变药物分子极性，而影响强心苷的药物代谢动力学特征。

（二）体内过程

强心苷类的药理作用基本相同，但因药物分子极性不同，因而体内过程各不相同，故药物作用有快慢、长短之分。如洋地黄毒苷分子极性小，脂溶性高，口服易吸收，血浆蛋白结合率高，且因其经肝与胆道排入肠道后被再吸收，形成肝肠循环，故血浆半衰期长，作用时间长。毒毛花苷 K 分子极性大，脂溶性低，很少形成肝肠循环，故血浆半衰期短，作用维持时间短。另外地高辛 60% ～ 90% 以原形从肾脏排出，患者肾功能不全时容易蓄积中毒。

（三）药理作用

1. 增强心肌收缩力 又称正性肌力作用。其加强心肌收缩力的作用特点如下：

（1）治疗剂量下可选择性地直接作用于心脏。

（2）心肌收缩时最大张力提高。

（3）加快心肌收缩速度，表现为左心室压力上升最大速率增大，心肌最大缩短速率加快，即达到某一程度的最高张力所需的时间减少。由于强心苷的正性肌力作用，在心脏前、后负荷不变的条件下，心脏每搏做功明显增加，搏出量增加。临床表现只增加 CHF 患者的心输出量而不增加正常人心输出量。原因是强心苷对正常人有收缩血管作用，从而增加外周血管阻力，限制了心搏出量的增加；CHF 状态下，强心苷抑制了交感神经活性，减弱血管收缩效应，外周阻力无明显升高，从而增加衰竭心脏的心输出量。

（4）降低衰竭心脏心肌耗氧量。

2. 减慢心率 即负性频率作用。CHF 时心肌收缩无力，心输出量减少，交感神经代偿性兴奋，心率加快。治疗量的强心苷使心肌收缩力加强，心输出量增加，从而刺激主动脉弓和颈动脉窦压力感受器，反射性地使迷走神经兴奋性增加，交感神经兴奋性降低，减慢心率。因此强心苷的负性频率作用是其正性肌力作用的继发结果。同时强心苷还能兴奋迷走神经中枢，并提高窦房结对乙酰胆碱的敏感性，从而减慢心率。心率减慢有利于心脏休息，并且舒张期延长，静脉回流充分，回心血量增多，可保证心输出量提高。同时冠状动脉血液灌注增加，有益于心肌的营养供应，对衰竭心脏有利。

3. 对传导组织和心肌电生理特性的影响 强心苷对心肌电生理特性的影响既有对心肌细胞的直接作用，也有通过提高迷走神经兴奋性的间接作用，其表现随药物剂量等因素不同，机制也各不相同。

（1）降低窦房结自律性：治疗量强心苷主要通过加强迷走神经活性而降低窦房结自律性，迷走神经加速 K^+ 外流，使最大舒张电位（MDP）与阈电位（threshold potential）间距加大，因此自律性下降而窦性频率减慢。

（2）提高浦肯野纤维自律性：因迷走神经对浦肯野纤维无重大影响，所以强心苷的直接作用起了主要影响，即抑制膜 Na^+-K^+-ATP 酶，使浦肯野纤维细胞内失 K^+，MDP 减少（负值减小），与阈电位间距缩短，自律性提高。这是强心苷引起室性早搏等心律失常的原因之一。

（3）减慢房室结传导速度：这主要是迷走神经所介导。迷走神经兴奋减慢 Ca^{2+} 内流，使呈慢反应电活动的房室结的除极减慢，因而其传导速度减慢。减慢传导是强心苷治疗心房颤动时降低心室率的重要依据。

（4）缩短心房有效不应期：是通过增加迷走神经活性而加速 K^+ 外流的间接作用所致。这一作用与强心苷治疗心房扑动的作用有关。

4. 对心电图的影响 强心苷对心肌电生理的影响在心电图中有相应的具体体现。治疗量的强心苷可使心电图呈现如下变化：Q-T 间期缩短，反映心室肌兴奋过程缩短；P-R 间期延长，反映房室传导减慢；P-P 间期增大，反映窦性心率减慢；T 波幅度变小或倒置，反映各部心肌动作电位时程缩短；S-T 段下降呈鱼钩状，反映动作电位 2 相时程缩短。

强心苷中毒时可出现各种心律失常的心电图表现，如室性期前收缩、房性心动过速、室性心动过速、室颤等。部分中毒病人还表现为心动过缓和房室结传导阻滞，其中室性期前收缩出现较早，为强心苷中毒的特异性表现。

5. 其他作用

（1）收缩血管平滑肌：强心苷可使下肢血管、肠系膜血管及冠状血管收缩，正常人外周血管阻力可增加 20%，局部血流减少。但在 CHF 患者，强心苷可直接或间接抑制交感神经活性，其作用超过强心苷的直接缩血管效应，反而使外周阻力有所下降。

（2）利尿：CHF 时强心苷通过加强心肌收缩力，使心输出量增多，肾血流增加，可间接产生利尿作用。强心苷还可抑制肾小管细胞 Na^+-K^+-ATP 酶，减少肾小管对 Na^+ 的重吸收 . 产生直接利尿作用。

（3）对神经系统的作用：中毒剂量的强心苷可兴奋延脑极后区催吐化学感受区而引起呕吐。严重中毒时还引起中枢兴奋症状，如行为失常、精神失常、谵妄甚至惊厥。中毒量强心苷引起中枢和外周条件的改变，明显增强交感神经的活性，参与心律失常的发病过程。

（4）抑制肾素 - 血管紧张素 - 醛固酮（RAAS）系统：血管紧张素Ⅱ和醛固酮都有促进心肌细胞肥大、增殖，引起心室重构，加剧心衰恶化的作用。强心苷可使血浆肾素活性降低，减少血管紧张素Ⅱ及醛固酮的含量，对心功能不全时过度激活的 RAAS 产生拮抗作用。

（四）强心苷正性肌力作用机制

目前认为心肌细胞膜上的 Na^+-K^+-ATP 酶是强心苷的受体，治疗量强心苷与之结合使酶活性下降，从而抑制 Na^+-K^+ 交换，导致细胞内 Na^+ 量增多、K^+ 量减少，进而通过 Na^+-Ca^{2+} 交换机制，减少 Na^+ 内流，增加 Ca^{2+} 内流，使细胞内 Ca^{2+} 量增加。增加的细胞内 Ca^{2+} 激活肌浆网上的 Ca^{2+} 依赖性钙通道的开放，使肌浆网内储存的 Ca^{2+} 进入心肌细胞内，使心肌细胞内 Ca^{2+} 含量进一步增加，心肌收缩力增强。该现象称之为“以钙释钙”。

强心苷中毒时 Na^+-K^+-ATP 酶活性受到明显抑制。此时心肌细胞内 Ca^{2+} 超载，Na^+ 外流及 K^+ 内流明显减低，细胞内低 K^+ 导致膜电位减小，自律性增加，可引起各种心律失常。

（五）临床应用

1. 慢性心功能不全 强心苷增强心肌收缩性，使心输出量增加，从而改善动脉系统缺血状况；强心苷使心排空完全，舒张期延长，使回心血量增多，静脉压下降，从而解除静脉系统淤血症状。强心苷对不同原因引起的心功能不全有不同程度的疗效：对伴有心房颤动或心室率过快的慢性心功能不全疗效最好；对心瓣膜病、先天性心脏病、动脉硬化及高血压引起的心力衰竭效果良好；对继发于甲状腺功能亢进、重症贫血及维生素 B_1 缺乏等疾病的心功能不全，疗效较差，因心肌能量代谢障碍；对肺源性心脏病、严重心肌损伤或活动性心肌炎（如风湿活动期）等，疗效不佳，因此时心肌缺氧、能量产生障碍，且缺氧又使血中儿茶酚胺增多和细胞进一步缺钾，这些因素都易引起强心苷中毒；对伴有机械性阻塞的心功能不全，如缩窄性心包炎、严重二尖瓣狭窄等疗效不佳或无效，因心室舒张和充盈受阻，药物难以使之改善。

2. 心律失常 强心苷适用于某些室上性心律失常，是治疗心房颤动和心房扑动的常用药物。

（1）心房颤动：由于心房发生大量而杂乱的冲动（400 ～ 650 次 / 分），使心室率快（100 ～ 200 次 / 分）而不规则，影响心脏排出足够的血液，导致严重循环衰竭。强心苷可通过兴奋迷走神经或直接抑制房室结，增加房室结的隐匿性传导（隐匿性传导是指心房发生的细微冲动，引起房室结的微弱兴奋，但所形成的动作电位幅度低，在传导过程中隐匿而不能到达心室，并留下不应期，阻碍后继冲动的通过）。强心苷增加房室结的隐匿性传导可使较多的心房冲动不能通过房室结下达到心室，从而减慢心室率。

（2）心房扑动：是快速而规则的心房异位节律，为 250 ～ 300 次 / 分。节律比心房颤动时规则，冲动穿透力强，更容易传入心室，使心室率过快而难以控制。强心苷可缩短心房的有效不应期，使心房扑动转为颤动，继而减慢心室率。

（3）阵发性室上性心动过速：强心苷能兴奋迷走神经，降低心房内自律细胞的自律性，而终止阵发性室上性心动过速的发作。

（六）不良反应

强心苷的安全范围小，有效血药浓度接近中毒血药浓度的 60%，且患者对强心苷的敏感性及耐受性有较大的个体差异，容易发生毒性反应。

1. 胃肠反应 为强心苷中毒最常见的早期表现，可出现厌食、恶心、呕吐、腹泻等。须注意与强心苷用量不足、心衰未被控制导致的胃肠道静脉淤血所引起的胃肠道反应相区别。

2. 中枢神经系统反应 包括眩晕、头痛、疲倦、失眠、谵妄及视物模糊、黄视症和绿视症等症状。其中视色障碍是强心苷中毒时的特有症状，可作为停药的指征。

3. 心脏毒性 为强心苷最严重的中毒反应，可引起多种类型的心律失常。

（1）快速性心律失常可有室性早搏、二联律、三联律，以及有异位节律点所致的房性、房室结性或室性心动过速，甚至发展为室颤。其中室性早搏及联律最常见且最早出现，约占心脏反应的 33%，属中毒先兆，为停药指征。室性心动过速最为严重，应立即停药并抢救，以免发展为致死性的室颤。

（2）各种程度的房室传导阻滞，约占 18%。

（3）窦性心动过缓，当心率降至 60 次 / 分以下时为中毒先兆，应停止使用强心苷。

（七）中毒防治

识别强心苷的中毒先兆并及时停药，对于防止严重中毒反应的发生十分重要。除根据患者的临床表现、心电图变化诊断是否发生中毒反应外，测定强心苷的血药浓度也可作为诊断依据：一般地高辛血药浓度超过 3 ng/mL，洋地黄毒苷超过 45 ng/mL 即可诊断为中毒。

1. 预防 低血 K^+、低血 Mg^{2+}、高血 Ca^{2+}、心肌缺氧和肾功能低下等均是强心苷中毒的诱发因素，用药过程中须加以注意。患者一旦出现中毒先兆症状，如室性早搏、窦性心动过缓（心率低于 60 次 / 分）、视色障碍等，都应及时减量或停药，并停用排钾利尿药和肾上腺皮质激素类药物。

2. 治疗 首先应停用强心苷。对于表现为快速型心律失常的中毒患者，应及时补钾，可选用苯妥英钠，与强心苷竞争 Na^+-K^+-ATP 酶，控制期前收缩并减慢房室传导。对于室性心律失常，还可选用利多卡因解救。对于极其严重的地高辛中毒患者，可静脉注射地高辛抗体 Fab 片段，与地高辛结合后，解除其对 Na^+-K^+-ATP 酶的抑制作用而迅速缓解药物的毒性反应。对于窦性心动过缓或传导阻滞者，可用阿托品治疗。

（八）给药方法

1. 全效量法 强心苷出现最大疗效的最小剂量称为全效量，或“洋地黄化量”。若患者病情较急，且在 2 周内未使用过强心苷，可在 24 小时内（速给法）或 3 ～ 4 天（缓给法）给足全效量，之后每日给予维持量。

速给法适用于急性 CHF 患者，多采用速效强心苷如毛花苷 C 等静脉注射。

缓给法适用于病情较缓和的患者，一般使用口服制剂。如首次口服地高辛 0.25 ～ 0.5 mg，以后每 6 ～ 8 小时口服 0. 25 mg，直至总药量达 1.25 ～ 2. 5 mg（全效量），之后每日给予 0.12 ～ 0.5 mg（维持量）。

由于个体间对强心苷的敏感性存在较大差异，此种给药方式必须做到剂量个体化，并根据患者个体的并发症及毒性反应随时调整给药剂量。

2. 维持量法 为减少强心苷的毒性反应，对于非急症患者，可按照一级消除动力学的规律，按照恒定的时间间隔给予恒定剂量的药物，4 ～ 5 个半衰期后血中的药物浓度便达“稳态”而发挥恒定疗效。如地高辛 $t_{1/2}$ 为 33 ～ 36 小时，每日给予维持量 0.25 mg，6 ～ 7 天后即可获得疗效，而不良反应明显减少。

（九）药物相互作用

奎尼丁、胺碘酮、维拉帕米、心律平等能提高地高辛血药浓度，其中奎尼丁能使 90% 患者的地高辛血药浓度提高约 1 倍。消胆胺在肠道与地高辛结合而使后者吸收减少，血药浓度降低。甲氧氯普安（胃复安）因促进胃肠运动可降低地高辛的口服生物利用度，丙胺太林则与之相反。

二、非强心苷类

非强心苷类正性肌力药主要有 β 受体激动剂和磷酸二酯酶Ⅲ（phosphodiesterase Ⅲ，PDE- Ⅲ）抑制剂等，但长期用其治疗严重的 CHF 时，可引起室性心律失常的发生率和死亡率升高，故不宜作为治疗 CHF 的常规用药。

近年来还研究了用于治疗 CHF 的钙增敏剂，如匹莫苯（pimobendan）、硫马唑（sulmazole）。这些药物除具有钙增敏作用（调节肌丝对钙的反应）外，还具有磷酸二酯酶Ⅲ的抑制作用，因而可增强心肌的收缩力。

第二节 肾素 – 血管紧张素 – 醛固酮系统抑制药

一、血管紧张素转化酶（ACE）抑制药

本类药物已经成为治疗 CHF 的基础用药，能降低左心室重构的发生率，提高 CHF 病人的生存率。对无症状的左心室功能障碍的病人，ACE 抑制药能预防或延迟症状出现。对心肌梗死后伴随左心室功能障碍的病人，ACE 抑制药减少 CHF 的发生率，同时明显提高心肌梗死后 CHF 病人的生存率。此外，ACE 抑制药可以明显提高有症状的 CHF 病人的运动耐力，提高生活质量。本类药抗 CHF 的主要作用环节如下：

（1）减少血液循环和局部组织中的Ang Ⅱ的产生和醛固酮的产生，降低交感神经的活性，加强利尿药的利尿作用。

（2）增加缓激肽的水平。该类药物可减少缓激肽降解，进而通过后者刺激NO、cGMP、血管活性前列腺素的产生，而发挥扩张血管等作用。

（3）调节心脏重构的过程。ACE抑制药抑制心脏的重构和肥厚是其降低CHF病死率的重要原因。其减少循环中特别是局部组织中Ang Ⅱ的产生，阻止Ang Ⅱ、NA和醛固酮的促生长作用可抑制心脏的重构。

本类药物的主要不良反应是高血钾症、低血压、咳嗽、肾功能不全和水肿。

二、血管紧张素Ⅱ受体阻断药

现有的血管紧张素Ⅱ受体阻断药主要拮抗AT_1受体，它们可以剂量依赖性地降低左心室充盈压，能阻断血管紧张素Ⅱ的致心肌肥厚作用，且对神经激素无明显不良影响。

目前该类药物还在临床评价中。常用药物有氯沙坦（losartan）、伊贝沙坦（irbesartan，厄贝沙坦）等。

三、醛固酮拮抗药

CHF发生时，血中的醛固酮水平明显增加，可能引起心脏、血管的重构，还可阻止心肌摄取去甲肾上腺素，游离的去甲肾上腺素增加可进一步诱发冠脉痉挛和心律失常，加速心衰过程。此外，长期应用血管紧张素转化酶抑制药和AT_1受体拮抗药治疗CHF时，患者血中醛固酮水平可能不降反而升高（醛固酮“逃逸”），进一步加剧症状。

目前使用的药物有螺内酯（spironolactone）和依普利酮（eplerenone）等。在常规治疗基础上加用醛固酮拮抗药，可有效减轻醛固酮“逃逸”现象，防止心肌纤维化，改善血流动力学，降低CHF病死率。

第三节 血管扩张药

一、直接扩张血管药

血管扩张药通过扩张血管，可明显降低心脏的前后负荷，降低心肌耗氧量，改善心脏的泵血功能。血管扩张药不仅可以改善CHF的症状，提高患者生活质量，与强心苷及利尿药合用时还可加强后者的治疗效果，降低CHF的病死率。

常用于治疗 CHF 的血管扩张药有硝普钠、肼屈嗪、硝酸甘油及 α_1 受体阻断药哌唑嗪等。不同种类的血管扩张药对动脉和 / 或静脉血管的选择性扩张作用不同，可根据心衰患者血流动力学变化的主要特点选择使用。

二、钙通道阻断药

长效钙通道阻断药如氨氯地平，因起效慢，作用持久，反射性兴奋交感神经作用较短效钙通道阻断药（如硝苯地平）轻。该类药物的作用如下：

（1）扩张外周动脉，减轻心脏后负荷，改善 CHF 的血流动力学。

（2）降低心肌细胞内的钙负荷，改善心室的舒张功能。

（3）抗左室肥厚。

（4）抗心肌缺血、抗动脉粥样硬化等。可用于治疗伴有高血压、心绞痛或因肥厚型心肌病所致 CHF。

第四节　β 受体阻断药

β 受体阻断药是治疗心绞痛、高血压及心律失常等心血管系统疾病的常用药物，但由于抑制心肌收缩力，曾一直被认为应禁用于 CHF。随着对 CHF 发病过程中交感神经活性增高及其不良影响的认识不断深入，1975 年，瑞典哥德堡大学的医生 Wagstein F 等将第一个选择性 β 受体阻断药普萘洛尔用于扩张性心肌病导致的严重 CHF，使症状缓解。由此改变了对 CHF 的治疗学概念。

β 受体阻断药对 CHF 的治疗作用主要如下：①促使衰竭心肌细胞的 β 受体密度上调，恢复心肌对儿茶酚胺的敏感性。②抑制交感神经兴奋介导的血管收缩和 RAAS 激活。③降低血中儿茶酚胺水平，改善儿茶酚胺增高引起的心血管损害。④降低心肌耗氧量和心脏做功，改善心肌功能。⑤减少心室重构。⑥减少 CHF 时心律失常的出现，改善预后，降低 CHF 时猝死的发生率。

常用于治疗 CHF 的 β 受体阻断药有卡维地洛（carvedilol）、拉贝洛尔（labetalol）、比索洛尔（bisoprolol）和美托洛尔（metoprolol）等。目前 β 受体阻断药仅在常规治疗无效或合并有高血压、心律失常、冠心病、心肌梗死等用药指征时，才谨慎使用。

第五章　肾上腺皮质激素类药物

肾上腺分为皮质和髓质，其皮质由内向外依次可分网状带、束状带和球状带三个同心带。肾上腺皮质激素（adrenocortical hormones）是肾上腺皮质分泌的各种类固醇的总称。按其生理作用可分为 3 类：①盐皮质激素（mineralocorticoid）：由球状带分泌，以醛固酮、去氧皮质酮为代表，主要影响水盐代谢，临床应用较少。②糖皮质激素（glucocorticoid）：由束状带分泌，以氢化可的松、可的松为代表，主要影响糖、脂肪和蛋白质代谢，受促肾上腺皮质激素（adrenocorticotropic hormone，ACTH）调节，具有多种生理、药理作用，临床应用广泛。③性激素（sex hormones）：由网状带分泌，如去氢异雄酮和雌二醇等。通常所指的肾上腺皮质激素不包括性激素。

第一节 糖皮质激素类药

一、体内过程

本类药物脂溶性大，口服、注射均可吸收。可的松和氢化可的松口服吸收快而完全，1～2 小时血药浓度达高峰，一次给药作用持续 8～12 小时。皮肤、黏膜（如呼吸道）、滑囊、眼结膜等局部应用均可有少量吸收，长时间大量用药可能引起全身作用。氢化可的松在血浆中 80% 与皮质激素转运蛋白（corticosteroid-binding globulin，CBG）结合，10% 与白蛋白结合，10% 以游离型发挥作用。人工合成的糖皮质激素类药物（GCS）与皮质激素转运蛋白结合率稍低（约 70%），故作用较氢化可的松强。当有肝病或肾病时 CBG 合成减少，游离型 GCS 浓度增加，易引起不良反应。本类药物主要在肝中代谢，大部分由尿迅速排出，可的松和泼尼松在肝内分别转化为氢化可的松和泼尼松龙才有活性，故严重肝功能不全的患者只宜选用氢化可的松或泼尼松龙。肝药酶诱导剂可加速本类药物的代谢，合用时应加大 GCS 的用量。

二、药理作用

生理状态下机体分泌的生理剂量糖皮质激素主要影响物质代谢过程，超生理剂量糖皮质激素除影响物质代谢外，还具有抗炎、免疫抑制、抗休克等药理作用。

（一）对物质代谢的影响

1. 糖代谢　糖皮质激素对于维持血糖正常水平及肝脏、肌肉糖原含量有重要作用。能增加肝糖原、肌糖原含量并升高血糖，其机制为：促进糖原异生，减慢葡萄糖分解，减少机体组织对葡萄糖的利用。

2. 蛋白质代谢　糖皮质激素能促进多种组织如胸腺、淋巴结、肌肉、皮肤、骨组织等蛋白质分解，使血清氨基酸含量升高及尿氮排出量增加，引起负氮平衡。大剂量可抑制蛋白质合成。故用药后可引起肌肉萎缩、皮肤变薄、伤口愈合延缓等。

3. 脂肪代谢　短期应用糖皮质激素对脂肪代谢无明显影响，长期大量应用能促进脂肪分解并抑制其合成，若使大量游离脂肪酸进入肝组织氧化分解，对糖尿病患者可诱发酮症酸血症；提高血清胆固醇含量，并使四肢皮下脂肪减少，脂肪重新分布在面、上胸、颈、背、腹部和臀部，形成向心性肥胖。

4. 水和电解质代谢　糖皮质激素具有与盐皮质激素（如醛固酮）相似的保钠排钾作用。还能促进肾脏对钙的排出，抑制小肠对钙的吸收，长期使用可引起低血钙，导致骨质疏松。

（二）抗炎

糖皮质激素有很强的抗炎作用，具有非特异性抗炎的特点。能抑制感染性炎症和非感染性（如物理性、化学性、机械性、过敏性）炎症。在急性炎症早期，可抑制局部血管扩张，降低毛细血管通透性，使血浆渗出减少、白细胞浸润及吞噬作用减弱，减少多种炎症因子释放，改善红、肿、热、痛等症状；对于慢性炎症或急性炎症的后期，能抑制毛细血管和成纤维细胞的增生，抑制胶原蛋白、黏多糖合成及肉芽组织的形成，减轻炎症引起的瘢痕和粘连。但须注意，炎症反应是机体的一种防御功能，炎症后期的反应更是机体组织修复的重要过程。因此，这种抗炎作用同时也降低了机体的防御功能，会引起感染扩散，伤口愈合迟缓。

糖皮质激素抗炎作用的基本机制是基因效应。糖皮质激素的靶细胞广泛分布于心、肝、肾、肺、脑、胸腺、骨、骨骼肌、胃肠平滑肌、淋巴组织、视网膜、成纤维细胞等处。当其进入靶组织细胞后，立即与胞浆糖皮质激素受体（glucocorticoid receptor，GR）结合，形成激素受体复合物进入细胞核，与 DNA 基因上的激素反应位点结合，通过 RNA 多聚酶Ⅱ和相关因子调节翻译，最终 mRNA 被转录并释放到胞浆，相应蛋白质被合成，出现激素效应。糖皮质激素还有可能通过快速效应机制产生药理作用。该机制包括非基因受体（如细胞膜类固醇受体）介导效应和生化效应。糖皮质激素也有可能与细胞中其他成分进行非特异性结合，如直接改变生物膜的磷脂成分、改变膜的稳定性而产生效应。其具体表现如下：

1. 抑制磷脂酶 A_2（phospholipase A_2，PLA_2） 糖皮质激素可抑制 PLA_2 的活性，使细胞膜上的磷脂不能释放出花生四烯酸及血小板活化因子（platelet-activating factor，PAF），因而减少具有扩张血管作用的前列腺素类与具有趋化及扩张血管作用的白三烯类等炎症介质的生成，降低血管通透性，从而产生抗炎作用。糖皮质激素的抗炎作用强度与其抑制 PLA_2 活性的强度相平行，其中地塞米松、倍他米松的作用最强。糖皮质激素抑制 PLA_2 的机制可能与一种磷脂结合的钙调蛋白——脂调素有关，糖皮质激素能诱导该蛋白的形成。

2. 稳定溶酶体膜 糖皮质激素可增加溶酶体膜的稳定性，使之不易破裂，阻止溶酶体内如组织蛋白酶、多种水解酶的释出，减轻细胞和组织的损伤性反应。

3. 增加血管张力，降低毛细血管通透性 糖皮质激素可抑制儿茶酚胺氧位甲基转移酶（catechol-o-methyltransferase，COMT），使儿茶酚胺降解减慢，故能提高血管对儿茶酚胺的敏感性，收缩血管；也能抑制透明质酸酶的活性，使毛细血管通透性降低，减轻炎症。

4. 抑制吞噬细胞功能 组织损伤时，降解的蛋白质被巨噬细胞吞噬并处理后，可形成抗原而引起一系列的免疫反应。糖皮质激素抑制巨噬细胞的趋化性（吸引白细胞聚集在抗原附近）和巨噬细胞移动抑制因子（macrophage migration inhibition factor，MIF，使巨噬细胞停留在抗原附近发挥吞噬作用），从而抑制免疫反应，减轻炎症。

5. 抑制炎症细胞功能 抑制中性粒细胞、单核细胞和巨噬细胞向炎症区域的聚集，减少其在炎症区域血管内皮细胞上的黏附和聚集。

6. 抑制炎症后期肉芽组织的增生 糖皮质激素可抑制成纤维细胞 DNA 的合成，也能抑制胶原蛋白及人结缔组织中黏多糖的合成，因而能阻碍细胞分裂和增生，减少胶原的沉积，抑制肉芽组织的形成。

7. 抑制某些细胞因子及黏附分子的产生 细胞因子（cytokine）如白细胞介素 -1（interleukin-1，IL-1）、白细胞介素 -3（interleukin-3，IL-3）、巨噬细胞集落刺激因子（macrophagecolonv-stimulating factor，M-CSF）、肿瘤坏死因子（tumor necrosis factor，TNF）等在炎症中起到重要的作用。它们能促进白细胞黏附于血管内皮，并游走到炎症部位，并能使血管通透性增加，刺激成纤维细胞增生及淋巴细胞增殖与分化。糖皮质激素与其受体结合，能影响细胞因子的转录，强烈抑制细胞因子介导的炎症反应。糖皮质激素还能在转录水平上直接抑制黏附分子如 E- 选择素和细胞间黏附分子（intercellular adhesion molecule，ICAM）等的表达，也能通过改变细胞对细胞因子的反应性而间接抑制黏附分子的活性，从而减轻由此介导的炎症反应。此外，糖皮质激素抑制巨噬细胞中一氧化氮合酶（nitric

oxide synthase，NOS），使一氧化氮（nitric oxide，NO）生成减少（NO 可增加炎症部位的血浆渗出）；抑制环氧化酶 2（COX-2）活性，影响相关介质的产生而发挥抗炎作用。

8. 诱导炎症细胞凋亡　糖皮质激素可使 C-myc、C-myb 等细胞增殖相关基因表达下调，特异性核酸内切酶表达增加，诱导炎症细胞凋亡。这一作用是 GR 依赖性的。

（三）免疫抑制与抗过敏

糖皮质激素对免疫过程的许多环节都有抑制作用，可抑制巨噬细胞对抗原的吞噬和处理，阻碍淋巴母细胞的增殖，加速致敏淋巴细胞的破坏和解体，使血中淋巴细胞迅速降低。糖皮质激素不影响淋巴因子的合成，但能抑制淋巴因子引起的炎症反应，故对皮肤迟发型变态反应和异体组织脏器移植的排斥反应具有抑制作用。小剂量糖皮质激素主要抑制细胞免疫，大剂量也抑制 B 细胞转化为浆细胞，使抗体生成减少，抑制体液免疫。目前认为糖皮质激素抑制免疫的机制主要如下：①诱导淋巴细胞 DNA 降解，具有糖皮质激素特异性。②影响淋巴细胞物质代谢，抑制葡萄糖、氨基酸、核苷的跨膜转运，减少淋巴细胞 DNA、RNA 和蛋白质合成，抑制 RNA 聚合酶活性及 ATP 生成。③诱导淋巴细胞凋亡，以 CD4 / CD8 双阳性未成熟淋巴细胞为主。④抑制核转录因子 NF-κB 活性，减少多种炎症细胞因子生成。

糖皮质激素可抑制抗原 - 抗体反应所致的肥大细胞脱颗粒现象，从而减少组胺、5 羟色胺、慢反应物质（SRS-A）、缓激肽等过敏介质的释放，减轻过敏性症状。

（四）抗内毒素

糖皮质激素能提高机体对细菌内毒素的耐受力，缓和机体对内毒素的反应，减轻细胞损伤，缓解毒血症症状。但不能破坏内毒素，对细菌外毒素亦无效。

（五）抗休克

超大剂量的糖皮质激素常用于严重休克的抢救，特别是感染中毒性休克，对过敏性休克、心源性休克、低血容量性休克也有一定的疗效，但对其评价尚有争论。一般认为抗休克的机制除与它的抗炎、免疫抑制及抗内毒素作用有关外，还与下列因素相关：①降低血管对某些缩血管活性物质（如加压素、血管紧张素）的敏感性，解除小血管痉挛，改善微循环。②稳定溶酶体膜，减少形成心肌抑制因子（myocardial depressant factor，MDF）的酶进入血液，从而阻止或减少 MDF 的产生。以上作用均有助于阻止或延缓休克的发展。

（六）影响血液与造血系统

糖皮质激素能刺激骨髓造血功能，使血液中红细胞和血红蛋白含量增加，大剂量亦使血小板和纤维蛋白原增多，缩短凝血时间。刺激骨髓中的中性粒细胞释放入血而使嗜中性粒细胞增多，但降低其游走、吞噬等功能。亦可使淋巴组织退化，抑制淋巴细胞分裂，使血中淋巴细胞减少。此外，也能减少血中单核细胞和嗜酸性粒细胞，这可能是由于细胞转移至肺、脾、肠等组织的缘故。

（七）其他作用

1. 退热　糖皮质激素对严重的中毒性感染如伤寒、脑膜炎、急性血吸虫病、败血症及晚期癌症的发热，常具有迅速而良好的退热作用。可能与其能抑制体温中枢对致热原的反应、稳定溶酶体膜、减少内源性致热原的释放有关。但在发热诊断未明前，不可滥用糖皮质激素类药物，以免掩盖症状使诊断困难。

2. 兴奋中枢　氢化可的松可减少脑中抑制性递质 γ- 氨基丁酸的浓度，提高中枢神经系统的兴奋性。用药后患者出现欣快、激动、失眠等，偶可诱发精神失常。大剂量对儿童可致惊厥或癫痫样发作。故精神病和癫痫患者慎用。

3. 促进消化　糖皮质激素能使胃酸和胃蛋白酶分泌增多，增加食欲，促进消化。

4. 影响骨骼　长期应用糖皮质激素可引起骨质疏松，出现腰背酸痛，甚至压缩性骨折等。其机制可能与其抑制成骨细胞活力、减少骨中胶原合成、促进胶原和骨基质分解，致骨形成障碍有关。

5. 允许作用（permissive action）　糖皮质激素对某些组织虽无直接活性，但可增加其他激素发挥作用，称为允许作用。如糖皮质激素可增加胰高血糖素的升高血糖作用和儿茶酚胺的血管收缩作用。

三、临床应用

（一）肾上腺皮质功能不全（替代疗法）

适用于腺垂体功能减退症、肾上腺皮质功能减退症（艾迪生病）、肾上腺危象和肾上腺次全切除术后。

（二）严重感染

可短期应用于中毒性感染或同时伴有休克者，如中毒性菌痢、中毒性肺炎、严重伤寒、流行性脑脊髓膜炎、结核性脑膜炎及败血症等。利用大剂量糖皮质激素的抗炎、抗内毒素、抗休克作用，迅速缓解症状。但应用时必须合用有效而足量的抗菌药物，以免感染病灶扩散。病毒性感染一般不宜使用，用后可能因降低机体的防御功能反使感染病灶扩散而恶化。但对传染性肝炎、乙型脑炎等严重病毒性感染，糖皮质激素亦可迅速缓解症状，为治疗赢得时间。冠状病毒感染引起的严重急性呼吸综合征（severe acute respiratory syndrome，SARS），适时恰当应用糖皮质激素可减轻肺组织渗出及损伤，提高患者对毒素的耐受力，并减轻后期肺纤维化程度，取得积极的治疗作用。

（三）休克

糖皮质激素可用于各种休克，有助于度过危险期。应用时需针对不同类型休克采取相应的综合性治疗措施。对感染性休克，在有效足量的抗菌药物治疗下，及早大量突击使用糖皮质激素，产生效果后即可停药。对过敏性休克，因本药起效较慢，应先采用肾上腺素，随后合用糖皮质激素。对心源性休克，须结合病因治疗。对低血容量性休克，补液补电解质或输血后效果不显著者，可合用超大剂量的糖皮质激素。

（四）某些炎症的后遗症

对结核性脑膜炎、胸膜炎、腹膜炎、心包炎、风湿性心瓣膜炎、睾丸炎及烧伤等，早期使用糖皮质激素可减轻炎症渗出，减轻粘连及瘢痕形成而引起的功能障碍。对于眼科炎症，如虹膜炎、角膜炎、视网膜炎、视神经炎等，有迅速消炎止痛、防止角膜混浊和瘢痕粘连的作用。

（五）自身免疫性疾病、过敏性疾病和器官移植

1. 自身免疫性疾病 此类疾病与异常免疫有关，即在机体内形成自身抗体或针对自身组织的细胞免疫，引起机体组织细胞的损害或生理功能紊乱。如风湿性及类风湿关节炎、风湿热、风湿性心肌炎、系统性红斑狼疮、结节性动脉周围炎、皮肌炎、硬皮病、肾病综合征、自身免疫性贫血等，应用糖皮质激素可缓解症状。一般采用综合疗法，不宜单用，以免引起不良反应。

2. 过敏性疾病 支气管哮喘、血清病、血管神经性水肿、过敏性鼻炎、严重输血反应、药物性皮炎、过敏性血小板减少性紫癜、顽固性荨麻疹及过敏性休克等，可应用糖皮质激素抑制变态反应所致的组织损害与炎症过程，缓解症状。

3. 器官移植 异体器官移植手术后也可使用糖皮质激素抑制免疫性排斥反应，与环孢素等免疫抑制剂合用疗效更好，并可减少两药的剂量。

（六）血液病及肿瘤

用于治疗急性淋巴细胞性白血病、再生障碍性贫血、粒细胞减少症、血小板减少症和过敏性紫癜等。能改善症状，但停药后易复发。糖皮质激素可短期应用于某些肿瘤引起的毒血症状、发热不退。

（七）皮肤病

局部应用可治疗接触性皮炎、湿疹、银屑病、肛门瘙痒等，多采用氢化可的松、氢化泼尼松或肤氢松等软膏、霜剂等。但对天疱疮及剥脱性皮炎等较严重的皮肤病仍需全身用药。

四、不良反应

（一）长期大剂量应用引起的不良反应

1. 医源性肾上腺皮质功能亢进症（Cushing’s syndrome，库欣综合征） 这是长期大剂量应用糖皮质激素引起物质代谢和水盐代谢紊乱的结果。表现为满月脸、水牛背、向心性肥胖、皮肤变薄、痤疮、多毛、浮肿、血钾降低、高血压、高血脂、高血糖等。一般停药后可自行消退，必要时可对症治疗，如用降压药、降血糖药，并采用低盐、低糖、高蛋白饮食及加用氯化钾可减轻症状。

2. 诱发或加重感染 由于糖皮质激素抗炎不抗菌，且降低机体的防御功能，细菌易乘虚而入诱发感染或促使体内原有病灶如结核、化脓性病灶等扩散、加重，必要时应并用抗菌药。在抵抗力原已减弱的白血病、再生障碍性贫血、肾病综合征及肝病患者则更易引起或加重感染。

3. 消化系统并发症 糖皮质激素可刺激胃酸和胃蛋白酶的分泌，抑制胃黏液分泌，降低胃肠黏膜对胃酸的抵抗力，可诱发或加重胃、十二指肠溃疡，甚至引起出血或穿孔。如与水杨酸类药物合用则更易发生。少数病人可诱发胰腺炎或脂肪肝。

4. 心血管系统并发症 由于钠、水潴留和升高血脂可致高血压和动脉粥样硬化。

5. 骨质疏松、肌肉萎缩、延缓伤口愈合 与糖皮质激素促进蛋白质分解、抑制其合成及减少钙、磷在肠道的吸收并增加其排泄，抑制成骨细胞活力等有关。骨质疏松可见于各年龄阶段人群，绝经期妇女、老年人更易发生，严重者可引起自发性骨折。可补充维生素D和钙盐。大剂量应用可引起股骨头坏死。

6. 糖尿病　糖皮质激素具有促进糖异生，降低组织对葡萄糖利用，抑制肾小管对葡萄糖重吸收等作用，长期超生理剂量使用会引起糖代谢紊乱，出现糖耐量受损或类固醇性糖尿病。可酌情给予降糖药，但敏感性较差。

7. 白内障、青光眼　大剂量长期应用可引起前房角小梁网结构胶原束肿胀诱发青光眼；还可致晶状体混浊引起白内障，局部及全身用药均可发生。用药期间应定期进行眼科检查。

8. 其他　由于糖皮质激素抑制生长激素分泌和造成负氮平衡，故可影响儿童生长发育。对孕妇偶可引起畸胎。个别病人可诱发精神病或癫痫。

（二）停药反应

1. 医源性肾上腺皮质萎缩和功能不全　长期应用糖皮质激素的病人，体内糖皮质激素浓度高，通过负反馈抑制下丘脑 - 垂体肾上腺皮质轴，使 ACTH 分泌减少，引起肾上腺皮质萎缩和功能不全。突然停药或减量过快，或停药后半年内遇到严重应激情况（如严重感染、创伤、出血），可发生肾上腺危象，表现为肌无力、低血压、低血糖甚至昏迷或休克等。肾上腺皮质功能的恢复与用药剂量大小、时间长短及个体差异有关。一般停用糖皮质激素后，垂体分泌 ACTH 功能恢复需 3 ～ 5 个月，肾上腺皮质对 ACTH 的反应性恢复则需 6 ～ 9 个月。因此，长期用药需缓慢减量，停药前加用 ACTH 或采用隔日给药法。在停药后可连续使用适量 ACTH1 周左右，停药后 1 年内遇应激情况时，应及时给予足量的糖皮质激素。

2. 反跳现象　指病人症状基本控制后，突然停药或减量过快引起原病复发或恶化的现象。其原因可能是病人对糖皮质激素产生依赖性或病情尚未完全控制所致。常需加大剂量再行治疗，待症状缓解后逐渐减量，直至停药。

五、禁忌证

抗菌药物不能控制的病毒、真菌等感染，活动性结核病、胃或十二指肠溃疡、严重高血压、动脉硬化、糖尿病、角膜溃疡、骨质疏松、孕妇、创伤或手术修复期、骨折、肾上腺皮质功能亢进症、严重的精神病和癫痫、心或肾功能不全等禁用。当适应证与禁忌证并存时，应全面分析、权衡利弊，慎重决定。一般来说，当病情危急时，虽有禁忌证存在，仍可慎重使用，待危急情况过去后，尽早停药或减量。对慢性疾病，尤其需要长期大量应用激素时，则必须严格掌握禁忌证。

六、用法和疗程

（一）大剂量突击疗法

用于严重中毒性感染及各种休克。氢化可的松首次可静脉滴注 200 ～ 300 mg，每日量可达 1 g 以上，以后逐渐减量，疗程 3 ～ 5 天。也有人主张每次静注 1 g 以上，每日 4 ～ 6 次。大剂量应用时宜合用氢氧化铝凝胶等防止急性消化道出血。

（二）一般剂量

长期疗法用于肾病综合征、结缔组织病、顽固性支气管哮喘、中心性视网膜炎、各种恶性淋巴瘤、淋巴细胞白血病等。开始口服泼尼松 10 ～ 30 mg 或相应剂量的其他糖皮质激素制剂，每日 3 次。获效后，按每 3 ～ 5 天减量 20%，至最小维持量，持续数月。

（三）小剂量替代疗法

用于腺垂体功能减退症、艾迪生病及肾上腺皮质次全切除术后。一般用每日晨给药法，即每日晨 7 ～ 8 时给药 1 次，常用短效制剂可的松 12. 5 ～ 25 mg，或氢化可的松 10 ～ 20 mg。

（四）隔日疗法

糖皮质激素的分泌具有昼夜节律性，上午 8 ～ 10 时分泌最多，随后逐渐下降，午夜 12 时分泌最少，这是由 ACTH 昼夜节律所致。临床用药可配合这种生理的节律性，即在一般剂量长期疗法中，对某些慢性病采用隔日一次给药法，即将 2 日的总量隔日上午 7 ～ 8 时一次服完。此时正值皮质激素正常分泌的高峰，对肾上腺皮质功能的负反馈抑制最小，可减轻药物的不良反应。常用中效制剂有泼尼松、泼尼松龙。

第二节 盐皮质激素

盐皮质激素（mineralocorticoid）主要有醛固酮（aldosterone）和去氧皮质酮（desoxycortone）两种。

一、药理作用

留钠排钾：可促进肾远曲小管和集合管对 Na^+ 的主动重吸收，伴有 Cl^- 和水的重吸收；同时使 K^+ 和 H^+ 排出增加。盐皮质激素与下丘脑分泌的抗利尿激素相互协调，共同维持水、电解质平衡。

二、临床应用

用于慢性肾上腺皮质功能减退症，去氧皮质酮与糖皮质激素合用作为替代疗法，以纠正患者失钠、失水和钾潴留等，恢复水和电解质平衡。

三、不良反应

过量或长期使用易引起水钠潴留、高血压、心脏扩大和低钾血症。

第三节 促皮质激素与皮质激素抑制药

一、促肾上腺皮质激素

促肾上腺皮质激素（adrenocorticotropic hormone，ACTH）是垂体前叶分泌的一种多肽类激素，主要作用于肾上腺皮质束状带，促进肾上腺皮质的组织增生以及皮质激素的合成和分泌，ACTH 缺乏将引起肾上腺皮质萎缩、功能不全。ACTH 的生成和分泌受下丘脑促肾上腺皮质激素释放激素（corticotropinreleasing hormone，CRH）的直接调控。分泌过盛的皮质激素反过来也能影响垂体和下丘脑，减弱它们的作用。临床所用 ACTH 多从牛、羊、猪垂体提取制得。由于作用间接，故显效较慢，并且须在肾上腺皮质功能完好时方能发挥作用。一般给药后 2 小时才显效，难于应急。临床主要用于诊断腺垂体 - 肾上腺皮质功能水平，以及长期用糖皮质激素停药前后，以防止发生皮质功能不全。

二、皮质激素抑制药

抗醛固酮类药如螺内酯等详见利尿药。皮质激素抑制药可代替外科的肾上腺皮质切除术，常用的有米托坦、美替拉酮、氨鲁米特等。

（一）米托坦

米托坦（mitotane，氯苯二氯乙烷）能选择性地使肾上腺皮质束状带及网状带细胞萎缩、坏死，但不影响球状带，故醛固酮分泌不受影响。主要用于不宜手术切除的皮质癌、复发癌以及皮质癌术后辅助治疗。可有厌食、恶心、腹泻、皮疹、嗜睡、头痛、乏力、运动失调等反应，减小剂量症状可以消失。

（二）美替拉酮

美替拉酮（metyrapone，甲吡酮）能抑制 11β- 羟化反应，干扰 11- 去氧皮质酮转化为皮质酮，同时也抑制 11- 去氧氢化可的松转化为氢化可的松，降低其血浆水平，但又能反馈性地促进 ACTH 分泌，导致 11- 去氧皮质酮和 11- 去氧氢化可的松代偿性增加，故尿中

17-羟类固醇排泄也相应增加。临床用于治疗肾上腺皮质肿瘤和产生ACTH的肿瘤所引起的氢化可的松过多症和皮质癌，还用于垂体释放ACTH功能试验。可有眩晕、消化道反应等。

（三）氨鲁米特

氨鲁米特（aminoglutethimide，氨基导眠能）能抑制胆固醇转变成20α-羟胆固醇，从而抑制氢化可的松和醛固酮的合成。能有效减少肾上腺皮质肿瘤和ACTH过度分泌时氢化可的松的增多。

（四）酮康唑

酮康唑（ketoconazole）是一种抗真菌咪唑类衍生物，能抑制胆固醇侧链分裂，对肾上腺和性腺类固醇的抑制无选择性。用于治疗肾上腺皮质功能亢进综合征（库欣综合征）。

第六章 降血糖药

糖尿病是因胰岛素绝对和相对不足引起糖代谢紊乱的一种疾病。临床上表现为多尿、多饮、多食和体重减轻，随着病程发展可引起心、脑、肾等多种并发症。

糖尿病可分为胰岛素依赖型糖尿病（insulin dependent diabetes mellitus，IDDM，1 型）、非胰岛素依赖型糖尿病（non-insulin dependent diabetes mellitus，NIDDM，2 型）、妊娠糖尿病和特殊类型糖尿病。2 型糖尿病占 90. 0% 以上，1 型糖尿病约占 5.0%，其他类型糖尿病仅占 0.7%，城市妊娠糖尿病的患病率接近 5.0%。

1 型糖尿病患者胰岛 β 细胞破坏，引起胰岛素绝对缺乏，需依赖胰岛素治疗才能生存。2 型糖尿病患者胰岛 β 细胞功能低下，胰岛素分泌缺陷或具有胰岛素抵抗，应在饮食控制和体力锻炼等措施的前提下，口服降血糖药治疗或使用胰岛素治疗。

目前降血糖药物可分为胰岛素、磺酰脲类、双胍类、α- 葡萄糖苷酶抑制剂、胰岛素增敏剂及餐时血糖调节剂等药物。此外，新型降血糖药如以胰高血糖素样肽 -1（GLP-1）为作用靶点的药物和胰淀粉样多肽类似物等也已进入临床。

第一节 胰岛素

胰岛素（insulin）是由胰腺胰岛 β 细胞分泌的一种多肽类激素，其由两条多肽链组成；A 链含 21 个氨基酸残基，B 链含 30 个氨基酸残基，A、B 两链通过两个二硫键共价相连。药用胰岛素由猪、牛胰腺提取制得。目前可通过 DNA 重组技术生产人胰岛素，也可将猪胰岛素 B 链第 30 位的丙氨酸用苏氨酸代替而获得人胰岛素。

一、体内过程

胰岛素口服易被消化酶破坏，生物利用度只有 0.1% ～ 2%，一般采用皮下注射，紧急情况下可静脉滴注。胰岛素主要在肝、肾、肌肉组织中灭活，经谷胱甘肽转氢酶还原二硫键成巯基而分成 A、B 两链，再由蛋白水解酶水解成短肽或氨基酸。胰岛素代谢较快，$t_{1/2}$ 为 9 ～ 10 分钟，但作用可持续数小时。为延长作用时间，胰岛素可制成中效及长效制剂。因蛋白质在等电点溶解度最小，故用碱性蛋白质如精蛋白、珠蛋白等与之结合，使等电点提高到 7.3，接近体液 pH，再加入微量锌使之稳定。这类制剂经皮下注射后，在注射部位溶解度小而形成沉淀，然后缓慢溶解吸收，故作用出现慢，维持时间长。胰岛素制剂根据起效快慢和作用持续时间长短，可分为短效、中效和长效三类。

胰岛素泵又称持续皮下胰岛素输注系统，能模拟人体生理胰岛素分泌，能自动监测血糖浓度，并根据血糖浓度按人体正常需要自动调整胰岛素的注射量，是现在胰岛素注射给药途径的研发方向。胰岛素笔和胰岛素喷射注射器系统也是注射给药途径的选择。

二、药理作用

（一）降血糖胰岛素

主要通过两种途径降低血糖：

1. 增加葡萄糖进入细胞，加速葡萄糖的有氧氧化和无氧酵解，促进糖原的合成和贮存，使血糖的去路增加。

2. 抑制糖原分解和糖异生使血糖来源减少。

（二）对脂肪代谢的影响

胰岛素促进脂肪合成，抑制脂肪分解，故能减少游离脂肪酸和酮体的生成，防止酮症酸中毒的发生。

（三）对蛋白质代谢的影响

胰岛素增加氨基酸进入细胞而促进蛋白质合成，并能抑制蛋白质分解，所以对人体生长过程有促进作用。

（四）钾转运

胰岛素促进 K^+ 进入细胞内，增加细胞内 K^+ 浓度，有利于纠正细胞缺钾症状。

三、作用机制

已经证明靶细胞膜上有胰岛素的受体，其由 2 个 α 亚单位和 2 个 β 亚单位组成，α 亚单位在胞外，含胰岛素的结合部位，β 亚单位为跨膜蛋白，含有酪氨酸蛋白激酶（tyrosine protein kinase，TPK）。胰岛素与 α 亚单位结合后，迅速引起 β 亚单位自身磷酸化，进而激活 β 亚单位上酪氨酸蛋白激酶，导致自身和其他蛋白的连续磷酸化反应，其后又与胰岛素受体底物（IRS）作用而产生一系列的降血糖、促合成等生物效应。

四、临床应用

（一）糖尿病

胰岛素是治疗糖尿病的最主要药物，对各型糖尿病均有效。临床上主要用于：①1 型糖尿病，需要终身用药。②糖尿病发生急性并发症者，如酮症酸中毒及非酮症高渗性糖尿病昏迷。③合并有严重感染、高热、甲亢、妊娠、分娩、创伤及手术的各型糖尿病。因这种情况下，机体代谢增强，对胰岛素需要量增加，给药后应随时根据血糖、尿糖的变化，调整用量。④ 2 型糖尿病经饮食控制、口服降血糖药治疗效果不佳或口服降糖药有禁忌而不能耐受者，需合用胰岛素治疗。

（二）非糖尿病应用

1. 心律失常 用葡萄糖、胰岛素、氯化钾配成极化液（GIK），可促进钾内流，纠正细胞内缺钾，同时提供能量，防治心肌梗死后的心律失常，降低病死率。

2. 辅助治疗 胰岛素与 ATP、辅酶 A 组成能量合剂，用于心、肝、肾等疾病的辅助治疗。

3. 脓毒症 胰岛素能够减轻脓毒症炎症反应并改善其预后，维护脏器血管内皮细胞完整性，促进细胞增殖，抑制细胞凋亡，保护脏器组织。

五、不良反应

（一）低血糖反应

低血糖反应是胰岛素治疗时最常见的副作用。一般与胰岛素应用过量、药后未按时进食或剧烈体力活动有关。低血糖的主要表现为疲乏、头晕、饥饿感、出汗、心动过速、焦虑、震颤等症状，严重者引起昏迷、惊厥及休克，若不及时抢救可导致死亡。为防止低血糖产生严重后果，应严格控制胰岛素用量，并应教会病人熟知反应症状，以便病人及早发现和及时摄食或饮用糖水，严重者应立即静脉注射 50% 葡萄糖进行抢救。糖尿病患者出现昏迷时，必须鉴别低血糖昏迷和酮症酸中毒性昏迷及非酮症高渗性糖尿病昏迷，以便采取不同的救治方法。

（二）过敏反应

一般胰岛素制剂为生物制品，纯度较低而具有弱抗原性和免疫原性，所以易引起过敏反应。近年来，随着高纯度胰岛素和人胰岛素制剂的使用，过敏反应的发生已明显减少。过敏反应主要症状为皮疹、荨麻疹和血管神经性水肿，偶见过敏性休克。过敏反应可用抗组胺药和糖皮质激素治疗；必要时更换制剂，改用抗原性较弱、高纯度胰岛素。

（三）胰岛素抵抗性

又称胰岛素耐受性。

1. 急性抵抗性 常由于合并感染、创伤、手术、情绪激动等应激状态所致。此时血中抗胰岛素物质增多，妨碍了葡萄糖的转运和利用。治疗方法是消除诱因，并在短时间内给大量胰岛素，待诱因消除后应减少用量。

2. 慢性抵抗性　指无并发症的糖尿病患者每日胰岛素用量在 200 U 以上。其产生的原因较为复杂，可能与体内产生了胰岛素抗体、靶细胞膜上胰岛素受体数目减少或靶细胞膜上葡萄糖转运系统失常等因素有关。处理方法是换用低抗原性、高纯度胰岛素或人胰岛素制剂，并适当调整剂量或加用口服降血糖药。

（四）脂肪萎缩

见于注射部位出现皮下脂肪萎缩或皮下硬结，经常更换注射部位可防止其出现。应用较纯胰岛素制剂后已较少见。如地特胰岛素（insulin detemir）是采用化学方法对人胰岛素分子结构进行修饰的胰岛素类似物。与人胰岛素高度同源（97%），保留了人胰岛素的全部生物特性。地特胰岛素在皮下组织与蛋白质结合，形成可逆的地特胰岛素 - 蛋白复合物。这种动态的结合与解离过程，进一步降低地特胰岛素吸收速度，延长吸收过程，从而使地特胰岛素每天只需注射 1 次，就能达到平缓、持久、24 小时无峰值的血药浓度。地特胰岛素降低空腹高血糖效果好，低血糖发生率低，可作为 1 型糖尿病首选的基础胰岛素用药。地特胰岛素对体重的影响小，可作为空腹血糖升高，特别是肥胖型及口服降糖药不达标的 2 型糖尿病患者首选用药。地特胰岛素降糖作用持续 24 小时以上，平缓无峰效应，低血糖发生率低，故可作为老年及儿童糖尿病患者首选的基础胰岛素用药。

第二节　口服降血糖药

由于胰岛素必须注射给药，应用极不方便，因此人工合成了一些口服易吸收的降血糖药，但作用较胰岛素弱而慢，不能单独用于控制 1 型糖尿病。常用的主要有磺酰脲类、双胍类、α- 葡萄糖苷酶抑制药、胰岛素增敏药及非磺酰脲类促胰岛素分泌药等。

磺酰脲类药物已有很大发展。第一代药物有甲苯磺丁脲（tolbutamide）和氯磺丙脲（chlorpropamide），发展到第二代药物有格列本脲（glibenclamide，优降糖）、格列吡嗪（glipizide），第三代药物有格列齐特（gliclazide）等，其降糖作用大大增强。

一、磺酰脲类

（一）体内过程

磺酰脲类药物口服吸收迅速而完全，与血浆蛋白结合率很高。多数药物在肝内氧化成羟基化合物，并迅速从尿排出。甲苯磺丁脲作用最弱、维持时间最短，氯磺丙脲排泄缓慢，作用维持时间最长，每日只需给药 1 次。第二代磺酰脲类作用较强，维持时间较长，每日需给药 1 ～ 2 次。

（二）药理作用

1. 降血糖 此类药物对正常人和胰岛功能未完全丧失的糖尿病患者均有降血糖作用。其作用机制如下：

（1）刺激胰岛 β 细胞释放胰岛素，所以对胰岛功能完全丧失的患者无效。

（2）降低血清胰高血糖素的水平。

（3）增强胰岛素的作用，通过提高靶细胞对胰岛素的敏感性、增加靶细胞膜上胰岛素受体的数目和亲和力、减少胰岛素代谢等多种机制而实现。

2. 抗利尿 氯磺丙脲和格列本脲能促进抗利尿激素的分泌并增强其作用，减少水的排泄。

3. 影响凝血功能 格列齐特能使血小板数目减少、黏附力降低，还可刺激纤溶酶原的合成，恢复纤溶酶活力，对预防或减轻糖尿病患者的微血管并发症有一定作用。

（三）作用机制

磺酰脲类药物与胰岛 β 细胞膜上磺酰脲受体结合，阻断 ATP 敏感 K^+ 通道，而阻止 K^+ 外流，使细胞膜去极化，引起电压依赖性 Ca^{2+} 通道开放，胞外 Ca^{2+} 内流，胞内游离 Ca^{2+} 浓度增加，触发胞吐作用，使胰岛素释放。

（四）临床应用

1. 糖尿病 用于单用饮食控制无效的 2 型糖尿病，近期疗效可达 70% ～ 80%。对每日需要 40 U 以上胰岛素的患者疗效不好。对胰岛素产生耐受的患者用后可刺激内源性胰岛素的分泌而减少胰岛素的用量。磺脲类药物的使用与糖尿病微血管病变和大血管病变发生风险的下降相关。有肾功能轻度不全的患者，宜选择格列喹酮。

2. 尿崩症 单用氯磺丙脲，0.125 ～ 0.5 g/d，可使尿崩症患者尿量明显减少。

（五）不良反应

1. 低血糖 应用剂量过大、未按时进餐，可诱发低血糖。老人和肝、肾功能不全者发生率高。第二代磺酰脲类降糖药较少引起。

2. 消化道反应 可出现恶心、呕吐、腹痛、腹泻。

3. 中枢反应 大剂量氯磺丙脲可引起精神错乱、嗜睡、眩晕、共济失调等。

4. 其他 可导致体重增加。可引起皮疹、皮炎等过敏性反应，也可出现粒细胞减少、血小板减少、再生障碍性贫血和溶血性贫血、胆汁淤滞性黄疸和肝功能损害等，故长期应用须定期检查血象和肝功能。

（六）药物相互作用

磺酰脲类血浆蛋白由于结合率较高，因此能与其他药物如保泰松、磺胺类、青霉素、吲哚美辛、双香豆素等发生竞争，合用时使磺酰脲类游离药物浓度上升，降血糖作用增强而易发生低血糖反应。相反，噻嗪类利尿药、呋塞米、糖皮质激素、口服避孕药、钙通道阻断药等通过抑制胰岛素释放或拮抗胰岛素作用，从而降低磺酰脲类药物的降血糖作用。

二、双胍类

双胍类药物有甲福明（metformin，二甲双胍）、苯乙福明（phenformin，苯乙双胍）。国内常用甲福明。

（一）体内过程

二甲双胍口服后约 2 小时血药浓度达峰值，不经肝脏代谢，主要以原形经肾排出，$t_{1/2}$ 约 2 小时。苯乙双胍口服后，2 ～ 3 小时血药浓度达峰值，大部分在肝脏代谢，约 1/3 原形经肾排出，$t_{1/2}$ 为 3 ～ 5 小时，作用持续时间 4 ～ 6 小时。缓释胶囊剂可持续 8 ～ 14 小时。

（二）药理作用和作用机制

双胍类药物对糖尿病患者有降血糖作用，但与磺酰脲类不同，其不刺激胰岛素分泌，故对正常人血糖无影响，但二甲双胍与胰岛素或胰岛素促泌剂联合使用时可增加低血糖发生的风险。降血糖作用机制可能如下：①减少葡萄糖在肠道吸收。②抑制糖原异生，减少肝脏葡萄糖产生。③促进组织对葡萄糖摄取和促进糖的无氧酵解而增加糖的利用。④抑制胰高血糖素释放。

（三）临床应用

1.2 型糖尿病 主要用于饮食控制无效的轻、中度 2 型糖尿病，尤其适用于肥胖型患者。如单用磺酰脲类药不能控制血糖，加用本类药物常可有效。二甲双胍能改善血脂的合成和代谢，降低血脂水平，降低氧化应激，抑制平滑肌增殖，改善内皮细胞功能和血管及心脏的舒张功能，对心血管具有保护作用。二甲双胍可减少体重，对控制血压也有一定的作用。

2. 预防糖尿病 二甲双胍能针对糖耐量减低患者的基本缺陷，即胰岛素抵抗和胰岛素分泌异常进行治疗，从而减轻糖代谢恶化，防止糖耐量减低向糖尿病转化，对减少糖尿病的发病率具有重要意义。

（四）不良反应

1. 胃肠反应 主要表现为恶心、呕吐、食欲不振、腹泻、口中金属味等，餐时服用或减少剂量可缓解。从小剂量开始并逐渐加量是减少其不良反应的有效方法。

2. 过敏反应 表现为皮肤红斑、荨麻疹等。

3. 乳酸血症 乳酸血症是由于双胍类药物促进肌肉组织对葡萄糖的无氧酵解，乳酸产生增加所致。尤以苯乙福明发生率高，故目前已少用。甲福明引起乳酸血症较少，故应用广泛。

（五）禁忌证

双胍类药物禁用于肾功能不全、肝功能不全、严重感染、缺氧或接受大手术的患者。在造影检查使用碘化造影剂时，应暂时停用二甲双胍。

三、α－葡萄糖苷酶抑制药

α-葡萄糖苷酶（α-glucosidase）抑制药是一类新型口服降糖药，有阿卡波糖（acarbose）、伏格列波糖（voglibose）和米格列醇（miglitol）等。

降糖作用机制如下：口服后在小肠黏膜刷状缘竞争性抑制葡萄糖苷酶和蔗糖酶，减慢多糖、蔗糖生成葡萄糖的速度并延缓葡萄糖的吸收，从而降低餐后高血糖。临床主要用于2型糖尿病，尤其适用于空腹血糖正常而餐后血糖明显升高者。可单独应用，也可与其他降糖药合用以增强疗效。主要不良反应为胃肠道反应，病人可出现恶心、腹胀、肠鸣音等，少数患者有腹痛、便秘或腹泻。

四、胰岛素增敏药

该类药物结构为噻唑烷酮类（thiazolidone，TZDs）衍生物，主要药物有吡格列酮（pioglitazone）、环格列酮（ciglitazone）和恩格列酮（englitazone）。早期开发的罗格列酮（rosiglitazone）又称文迪雅，因对心脏有毒性现已禁用。

此类药物主要通过增加肌肉、脂肪等外周组织器官对胰岛素的敏感性，提高组织对葡萄糖的利用而发挥降血糖作用。作用机制是与细胞核过氧化物酶增殖活化受体γ（peroxisomalproliferator activated receptor γ，PPARγ）结合，激活胰岛素反应基因，使胰岛素调节糖类、脂质代谢的相关基因活化，从而提高靶细胞对胰岛素的敏感性。临床上主要用于有胰岛素抵抗的1型糖尿病或2型糖尿病。胰岛素增敏剂降糖作用温和、缓慢，降糖效应偏弱，只有在胰岛尚有一定的分泌胰岛素功能时才能发挥其应有的作用，如果胰岛无分泌胰岛素功能（如1型糖尿病），单独使用则不能起到降血糖的作用，故难以作为控制糖尿病的首选药物，因此胰岛素增敏剂需与磺酰脲类口服降糖药或胰岛素联用才能获得可靠疗效。

该类药物具有良好的安全性和耐受性，TZDs单独使用时不导致低血糖，但与胰岛素或胰岛素促泌剂联合使用时可增加低血糖的发生风险。体重增加和水肿是TZDs的常见不良反应，这些不良反应在与胰岛素联合使用时表现更加明显。TZDs的使用与骨折和心力衰竭风险增加相关。有心力衰竭、活动性肝病或转氨酶升高超过正常上限2.5倍及严重骨质疏松和有骨折病史的患者应禁用本类药物。

五、非磺酰脲类胰岛素促分泌药物

为苯甲酸类衍生物，是一种新型的胰岛素促分泌剂，也被称为“餐时血糖调节药”。我国上市的有瑞格列奈（repaglinide）、那格列奈（nateglinide）和米格列奈（mitiglinide）。其化学结构虽与磺酰脲类不同，但作用及作用机制相似。可阻断胰岛β细胞膜ATP敏感K通道，抑制K^+外流，使细胞膜去极化，引起电压依赖型Ca^{2+}通道开放，Ca^{2+}内流，促进胰岛素释放而降低血糖。本药须在餐前即刻服用，口服吸收迅速，起效快而持续时间短，主要作用于餐后葡萄糖的负载，以降低与饮食有关的血糖浓度，适用于2型糖尿病患者。格列奈类药物的常见不良反应是低血糖和体重增加，但低血糖的发生风险和程度较磺脲类药物轻。格列奈类药物可以在肾功能不全的患者中使用。

六、其他新型降血糖药

（一）依克那肽

1. 药理作用　依克那肽（exenatide，艾塞那肽）是人工合成的肠促胰岛素样类似物，属长效GLP-1受体激动剂，能明显改善2型糖尿病患者的血糖，于2005年4月获美国FDA批准上市，商品名为Byetta。其主要药理作用如下：增加葡萄糖依赖性分泌；抑制2型糖尿病患者不适当的胰高血糖素分泌；抑制餐后胃动力及分泌功能，延长胃排空；降低食欲，减少食物摄入；增加胰岛素分泌主基因表达，进而增加胰岛素生物合成；刺激β细胞增生，抑制β细胞凋亡，从而增加β细胞数量。

2. 临床应用　依克那肽适用于二甲双胍、磺酰脲类制剂或两种药物联合治疗达不到目标血糖水平的患者。须皮下注射。GLP-1受体激动剂可有效降低血糖，并有显著降低体重和改善三酰甘油、血压的作用。

3. 不良反应　最常见的副作用是胃肠反应如恶心、呕吐、腹泻等，一般为轻到中度，通常随继续用药而减轻。其禁忌证包括严重的胃肠道疾病和明显的肾功能不全。

（二）西他列汀

西他列汀（sitagliptin，西格列汀）是一种 DPP- Ⅳ抑制剂，保护内源性 GLP-1 免受 DPP- Ⅳ的迅速降解。通过抑制 DPP- Ⅳ活性而相对提高体内肠促胰岛素（包括胰高血糖素样肽 -1 和葡萄糖依赖性促胰岛素肽）的水平，由此促进胰腺分泌胰岛素并抑制肝脏生成葡萄糖，最终达到降低血糖效果。该药可提高人体自身降低过高血糖水平的能力，但不适用于 GLP-1 分泌有障碍的患者。

DPP- Ⅳ抑制剂还有沙格列汀（saxagliptin）、维格列汀（vildagliptin）、利格列汀（linagliptin）和阿格列汀（alogliptin）等。

（三）普兰林肽

普兰林肽（pramlintide）与内源性胰淀粉样多肽有着相同的生物学功能，也是至今为止继胰岛素之后第二个获准用于治疗 1 型糖尿病的药物。胰淀粉样多肽与胰岛素一起贮存于 β 细胞中，在刺激剂作用下与胰岛素按照 1 ∶ 100 的比例协同分泌，每 6 ～ 10 分钟一次脉冲式分泌。生理作用包括增加饱食感、抑制食欲、延缓胃排空并能改善 1 型糖尿病的血糖控制，增加胰岛素分泌，抑制进餐所诱导的胰高血糖素分泌等。

1. 临床应用　主要用于 1 型和 2 型糖尿病患者胰岛素治疗的辅助治疗，但不能替代胰岛素。

2. 不良反应　普兰林肽不可用于胰岛素治疗依从性差、自我监测血糖依从性差的患者。其他不良反应有关节痛、咳嗽、头晕、疲劳、头痛及咽炎等。

第七章　抗精神失常药

精神失常是由多种原因引起的情感、思维及行为等方面出现异常表现的精神活动障碍性疾病，包括精神分裂症、躁狂症、抑郁症和焦虑症等。用于治疗这些疾病的药物统称为抗精神失常药。一般根据临床用途将抗精神失常药分为抗精神病药（antipsychotic drugs）、抗抑郁症药（antidepressive drugs）、抗躁狂症药（antimanic drugs）和抗焦虑症药（antianxiety drugs）。

第一节 抗精神病药

抗精神病药主要用于治疗精神分裂症。精神分裂症是一类以思维、情感、行为之间不协调，精神活动与现实脱离为主要特征的精神疾病，是最常见的严重精神疾病之一，在一般人群中总患病率为0.5%～1%，多于青壮年时期发病，通常会终身受累。根据临床症状将其分为Ⅰ型和Ⅱ型，Ⅰ型以阳性症状（妄想、幻觉、思维障碍、行为异常）为主，Ⅱ型以阴性症状（情感淡漠、主动性缺乏等）为主。按照化学结构可将抗精神病药分为吩噻嗪类（phenothiazines）、硫杂蒽类（thioxanthenes）、丁酰苯类（butyrophenones）、苯甲酰胺类（benzamides）及其他药物等。

一、吩噻嗪类

吩噻嗪类是由硫、氮两个苯环形成的具有三环结构的化合物，其2、10位被不同基团取代后可形成氯丙嗪、奋乃静、三氟拉嗪、甲硫达嗪等一系列衍生物。根据侧链取代基团的不同，又将这类药物分为二甲胺类、哌嗪类和哌啶类。

（一）氯丙嗪

氯丙嗪（chlorpromazine），又称冬眠灵（wintermin），1950年由法国Charpentier合成，1952年Delay和Deniker在法国首次将该药用于治疗兴奋性躁动病人获得成功。1963年用于抗精神病治疗。氯丙嗪是吩噻嗪类药物中应用最广、最具代表性的抗精神病药。

1. 体内过程　氯丙嗪口服吸收较慢且不规则，2～4小时血药浓度达峰值，胃中食物能延缓其吸收。肌内注射吸收迅速，血浆蛋白结合率约90%。该药脂溶性高，可分布于全身组织，易透过血脑屏障，脑内浓度可达血浆浓度的数倍以上，在肺、肝、脾、肾中分布也较高。该药主要在肝脏经P_{450}酶系代谢和与葡萄糖醛酸结合，大部分以代谢物形式经肾脏缓慢排泄，$t_{1/2}$为30小时，长期用药停药数周乃至半年后，仍可从尿中检出其代谢物。

该药口服相同剂量，不同个体血药浓度相差可达 10 倍以上，故给药剂量应个体化。老年患者消除速率慢，应调整用药剂量。

2. 药理作用

（1）抗精神病作用：正常人口服治疗量氯丙嗪后出现安定、镇静作用，注意力下降、感情淡漠，对周围事物不感兴趣，在安静环境中易诱导入睡，但易觉醒。精神分裂症患者服药后，能迅速控制兴奋躁动症状，连续服药后幻觉和妄想等症状也逐渐消失，理智恢复，情绪安定，生活能自理。但其作用一般需连续用药 6 周至 6 个月才能充分显现。此药应用大剂量也不引起麻醉。

研究结果证实，精神分裂症与脑内多巴胺（DA）神经通路功能亢进有关。DA 是一种重要的神经递质，它与脑内相应的神经构成了 4 条 DA 通路，即黑质 - 纹状体 DA 通路（主要与锥体外系活动有关）、中脑 - 边缘系统 DA 通路（主要与情绪和精神活动等有关）、中脑 - 皮质系统 DA 通路（主要与认知、思维、感觉、理解和推理能力的控制有关）、结节 - 漏斗 DA 通路（主要与内分泌功能有关）。

目前认为，吩噻嗪类等抗精神病药物主要通过阻断中脑—边缘系统和中脑—皮质系统 DA 通路的 D_2 样受体而发挥抗精神病作用。此外，氯丙嗪对中枢胆碱受体、肾上腺受体、组胺受体和 5-HT 受体也有一定的阻断作用，从而产生较强的抗精神病作用。但目前大多数药物对脑内各 DA 通路的选择性不高，在发挥抗精神病疗效的同时，可阻断其他 DA 通路而产生相应的不良反应。

（2）镇吐：氯丙嗪有较强的镇吐作用。小剂量时即可对抗 DA 受体激动药阿扑吗啡引起的呕吐反应，这主要是其阻断了延脑第四脑室底部的催吐化学感受区 D_2 样受体的结果。大剂量的氯丙嗪直接抑制呕吐中枢。但是，氯丙嗪不能对抗前庭刺激引起的呕吐。氯丙嗪对顽固性呃逆也有效，其机制可能与抑制位于延脑催吐化学感受区旁的呃逆调节中枢有关。

（3）影响体温调节：氯丙嗪对下丘脑体温调节中枢有很强的抑制作用，使体温调节失灵，干扰其恒温调控功能。它不仅能降低发热机体的体温，而且还能降低正常体温。氯丙嗪的降温作用随外界环境温度而变化，环境温度愈低，其降温作用愈明显，与物理降温同时应用，则有协同降温作用。

（4）加强中枢抑制药的作用：与全身麻醉药、镇静催眠药、镇痛药等中枢抑制药物合用有协同作用。此时应注意适当减少用量，以避免对中枢神经系统的过度抑制。

（5）自主神经系统：氯丙嗪可阻断 α 受体，使血管扩张，血压下降；可使肾上腺素的升压作用翻转为降压，还能抑制血管运动中枢，扩张血管，降低血压。但反复用药可产生耐受性，使降压作用减弱，不适用于治疗高血压病。大剂量氯丙嗪可阻断 M 受体，呈现阿托品样作用，出现口干、视物模糊、尿潴留及便秘等。

（6）内分泌系统：氯丙嗪能阻断结节 - 漏斗 DA 通路的 D_2 样受体，使下丘脑催乳素释放抑制因子、卵泡刺激素释放因子、黄体生成素释放因子及 ACTH 的分泌受到抑制，增加催乳素的分泌，引起乳房肿大及泌乳，抑制促性腺激素，使排卵周期紊乱，性功能下降和抑制糖皮质激素的分泌，应激能力下降。氯丙嗪对垂体生长激素的分泌也有抑制作用。

3. 临床应用

（1）精神分裂症：氯丙嗪主要用于Ⅰ型精神分裂症（精神运动性兴奋和幻觉妄想为主）的治疗，尤其对急性患者疗效好，对慢性精神分裂症患者疗效较差；对Ⅱ型精神分裂症患者无效，甚至加重病情；氯丙嗪对其他精神病伴有的兴奋、躁动、紧张、幻觉和妄想等症状也有显著疗效；对各种器质性精神病（如脑动脉硬化性精神病、感染中毒性精神病等）和症状性精神病的兴奋、幻觉和妄想症状也有效，但剂量要小，症状控制后须立即停药。

（2）呕吐：氯丙嗪可治疗多种疾病（如癌症、放射病、尿毒症等）及药物（吗啡、洋地黄等）所引起的呕吐，但对刺激前庭或胃肠道所引起的晕动性呕吐无效。氯丙嗪对于顽固性呃逆也有明显疗效。

（3）低温麻醉及人工冬眠：配合物理降温（如冰浴等）措施，用于低温麻醉，可降低心、脑等重要生命器官的耗氧量，以利于某些手术的实施。氯丙嗪与异丙嗪、哌替啶合用，组成“冬眠合剂”用于人工冬眠疗法，使患者体温、代谢及组织耗氧量均降低，进入深睡状态。此时患者对缺氧的耐受力增强，对病理性伤害的刺激反应也减弱，有利于机体度过危险阶段。主要用于严重创伤、感染、高热惊厥、甲状腺危象、妊娠中毒及休克等。

4. 不良反应

（1）一般不良反应：抑制中枢出现嗜睡、困倦、乏力等症状；阻断 M 受体可出现视物模糊、口干、便秘及尿潴留等；阻断旺受体可出现鼻塞、体位性低血压、心悸等，药后应卧床 1 ～ 2 小时，起立时应缓慢，避免出现体位性低血压。氯丙嗪刺激性强，不应皮下注射，静脉注射可引起血栓性静脉炎。

（2）锥体外系反应：锥体外系反应是长期大量应用时出现的最常见的副作用。主要表现如下。①帕金森综合征：表现为肌张力增高、面容呆板、动作迟缓、肌肉震颤、流涎等。②急性肌张力障碍：一般出现于用药后 1 ～ 5 天，表现为强迫性张口、伸舌、斜颈、呼吸运动障碍及吞咽困难等。③静坐不能：表现为坐立不安、反复徘徊等。④迟发性运动障碍：表现为口面部不自主的吸吮、舔舌、咀嚼等刻板运动以及广泛性舞蹈样手足徐动症，停药后仍长期不消失。前三种情况主要是由于氯丙嗪阻断了黑质 - 纹状体 DA 通路的 D_2 样受体，使胆碱能神经元功能相对亢进而产生的，发生率与药物的剂量、疗程及个体因素有关。可通过减少药量、停药来减轻或消除，也可用中枢抗胆碱药来治疗。第四种情况产生的原因可能为长期阻断 D_2 受体后，受体上调作用导致的增敏作用，常在减量或停用氯丙嗪时暴露出来，此种情况中枢抗胆碱药不仅无效，反而会加重症状。迟发性运动障碍在中老年患者、女性、有器质性脑疾患者中发生率较高，故上述精神病患者慎用。

（3）惊厥与癫痫：少数患者在用药过程中发生局限性或全身性抽搐，有时可引起脑电图癫痫样放电，有癫痫史者发生率较高。有惊厥、癫痫病史及脑器质性病变患者用药应谨慎。

（4）过敏反应：常见症状有皮疹、接触性皮炎等，少数患者可致肝损害，也可见急性粒细胞减少、溶血性贫血和再生障碍性贫血。一旦出现这些情况，应立即停药。

（5）代谢和内分泌紊乱：长期用药可致体重增加，原因不明。女性患者可出现乳房肿大及泌乳、排卵延迟、闭经等。

5. 药物相互作用 氯丙嗪可增强镇静催眠药、镇痛药、抗组胺药、乙醇等的中枢抑制作用，可增加三环类抗抑郁药的血药浓度，可抑制左旋多巴等多巴胺受体激动剂的作用。苯妥英钠、卡马西平等有肝药酶诱导作用的药物可加速氯丙嗪的代谢。上述药物联合用药时应适当调整剂量。

二、硫杂蒽类

硫杂蒽类抗精神病药基本化学结构与吩噻嗪类相似，为吩噻嗪环第 10 位上 N 原子被 C 原子所取代的一系列衍生物，其作用与吩噻嗪类基本相似。代表药物有氯普噻吨、氟哌噻吨、氯哌噻吨等。以氯普噻吨（chlorprothixene）为例：

（一）体内过程

氯普噻吨口服吸收迅速，$t_{1/2}$ 约为 30 小时，肌内注射作用可维持 12 小时以上 . 主要经肝脏代谢，大部分经肾排泄。

（二）药理作用

可阻断脑内神经突触后多巴胺受体而改善精神障碍，也可抑制脑干网状结构上行激活系统，引起镇静作用，还可抑制延脑化学感受区而发挥止吐作用。本品抗肾上腺素作用及抗胆碱作用较弱，有一定的抗抑郁及抗焦虑作用。控制焦虑与抑郁作用比氯丙嗪强，但抗精神分裂症、抗幻觉和妄想作用不如氯丙嗪。

（三）临床应用

适用于伴有抑郁、焦虑、激越症状的精神分裂症、更年期精神病；也可用于改善焦虑性障碍。

（四）不良反应

常见有直立性低血压（甚至晕倒），肌肉僵直（以颈背部明显），双手或手指震颤或抽动，面、口或颈部的肌肉抽搐；亦有视物模糊、便秘、出汗减少、头晕、口干、心动过速、月经失调、性欲减退、排尿困难及乳腺肿胀等。锥体外系反应较氯丙嗪少见。大剂量可引起癫痫发作。

三、丁酰苯类

本类药物化学结构与吩噻嗪有较大差别，但药理作用及临床用途相似。其代表药物有氟哌啶醇、氟哌利多、替米哌隆等。以氟哌啶醇为例：

（一）体内过程

氟哌啶醇（haloperidol）口服易吸收，血药浓度 4 ～ 11 天达峰值，$t_{1/2}$ 约为 3 周。分布广，肝脏内浓度较高。主要经肝代谢，代谢产物基本无活性。该药体内消除缓慢，存在明显的肝肠循环，40% ～ 60% 经肠道排泄，其他主要经肾排泄。

（二）药理作用

选择性阻断多巴胺 D_2 样受体，发挥较强且持久的抗精神病作用；对胆碱受体和肾上腺素受体阻断作用较弱。

（三）临床应用

对幻觉、妄想作用明显，能改善行为症状及控制冲动行为；也可用于焦虑性障碍、镇吐和顽固性呃逆；肌内注射对控制急性精神运动性兴奋效果较好。其长效制剂氟哌啶醇癸酸酯可用于慢性精神分裂症及维持治疗。

（四）不良反应

锥体外系不良反应较常见。对自主神经及心脏、肝功能影响较少。也可引起头晕、乏力、口干、便秘、皮疹及抑郁等。有致畸报道，孕妇慎用。

四、苯甲酰胺类

以舒必利（sulpiride）为例：

（一）体内过程

舒必利口服吸收良好，2 小时血药浓度达峰值，$t_{1/2}$ 为 8 ～ 9 小时，主要经肾排泄，部分从粪便排泄，可从母乳中排出。本品可透过胎盘屏障进入脐血循环。

（二）药理作用

选择性阻断多巴胺 D_2 样受体，对中脑一边缘系统的 D_2 样受体有较高亲和力，对黑质 - 纹状体通路的 D_2 样受体影响较少，抗胆碱作用较轻，无明显镇静和抗兴奋躁动作用。本品还具有较强的止吐和抑制胃液分泌作用。

（三）临床应用

对淡漠、退缩、木僵、抑郁、幻觉和妄想症状的效果较好，适用于精神分裂症单纯型、偏执型、紧张型及慢性精神分裂症的孤僻、退缩、淡漠症状。对抑郁症状有一定疗效，也可用于顽固性呕吐的对症治疗。

（四）不良反应

常见失眠、多梦、乏力、胃肠道反应、泌乳、月经失调、性欲改变及心电图改变等。锥体外系不良反应较轻，自主神经和心血管系统不良反应较少。

五、其他类

随着新型抗精神病药的开发和临床精神药理学研究的深入，抗精神病药按主要药理作用分为典型抗精神病药和非典型抗精神病药。典型抗精神病药又称传统抗精神病药物或第一代抗精神病药，其主要药理作用为阻断中枢多巴胺 D_2 样受体，治疗中可产生较明显的锥体外系不良反应和催乳素水平升高。代表药物为吩噻嗪和丁酰苯类药物，大量临床研究及临床应用经验均证明第一代抗精神病药物治疗精神分裂症阳性症状有效而且安全。非典型抗精神病药又称非传统抗精神病药物或第二代抗精神病药物，其主要药理作用为对 5-HT 受体和 D_2 受体同时有阻断作用，治疗量时不产生或较少产生锥体外系不良反应，一般不升高血清催乳素水平。该类药物主要有氯氮平、奥氮平、利培酮（risperidone）等，今后在精神病学领域将有更广阔的应用前景。

（一）氯氮平

1. 体内过程　氯氮平口服易吸收，1 ～ 4 小时达血药浓度峰值，$t_{1/2}$ 约为 9 小时。在体内分布较广，生物利用度个体差异较大，女性患者血清药物浓度明显高于男性。主要经肝脏代谢，80% 以代谢物形式由肠道排出，其余经肾脏排泄。本品在哺乳期妇女可从乳汁中分泌。

2. 药理作用 氯氮平为选择性 D_4 亚型受体拮抗药，特异性阻断中脑边缘系统和中脑皮质系统 D_4 亚型受体，对黑质 - 纹状体系统的 D_2、D_3 亚型受体亲和力低，故锥体外系反应轻。该药也可阻断 5-HT_{2A} 受体，协调 5-HT 和 DA 系统的相互作用和平衡，被称为 5-HT-DA 受体阻断药。此外，该药能直接抑制脑干网状结构上行激活系统，具有强大的镇静和催眠作用。

3. 临床应用 对精神分裂症阳性症状有效，对阴性症状也有一定效果。适用于急性与慢性精神分裂症的各个亚型，对偏执型、青春型精神分裂症效果较好，也可以减轻与精神分裂症有关的情感症状。对一些用传统抗精神病药治疗无效或疗效不好的病人，改用本品可能有效。该药也用于治疗躁狂症或其他精神病性障碍的兴奋躁动和幻觉妄想。其因能导致粒细胞减少症，故一般不宜作为首选药。

4. 不良反应 常见不良反应有头晕、乏力、嗜睡、多汗、流涎、恶心、呕吐、口干、便秘、体位性低血压、心动过速、体重增加等。锥体外系不良反应少且轻微。严重不良反应为粒细胞缺乏症，用药期间应定期检查。

（二）奥氮平

1. 体内过程 奥氮平口服吸收良好，且不受食物影响，5 ～ 8 小时血药浓度达峰值。奥氮平存在明显首过效应，通过肝脏时约 40% 被代谢。药动学个体差异较大，一般 $t_{1/2}$ 约为 30 小时，老年人可延长至 50 小时；大部分经肾脏排泄，其余经肠道排泄。

2. 药理作用 奥氮平是一种非典型抗精神病药，对 5-HT_2 受体、D_2 受体、胆碱 M 受体、肾上腺素 α_1 受体、H_1 受体均有拮抗作用。其对 5-HT_2 受体亲和力大于与 DA 受体的亲和力，5-HT 阻断大约是其多巴胺阻断作用的 8 倍，且选择性作用于中脑 - 边缘多巴胺通路，可减少中脑边缘系统多巴胺能神经元的放电，而对纹状体的运动功能通路影响很小。

3. 临床应用 适用于精神分裂症及其他有严重阳性症状和 / 或阴性症状的精神病的急性期和维持期的治疗，也可缓解精神分裂症及相关疾病的继发性情感症状。

4. 不良反应 常见不良反应是嗜睡和体重增加，运动障碍较少见；偶见用药初期出现 ALT 和 AST 的一过性轻度升高，但不伴临床症状；罕见催乳素水平升高，但绝大多数患者无须停药激素水平即可恢复至正常范围。其他很少见的不良反应有头晕、便秘、口干和体位性低血压等。

第二节 抗抑郁症药

抑郁症是一种最常见的心境障碍性疾病，临床主要表现为心境异常（情感淡漠、悲观、自卑等）和行动的异常（少动、少语、对周围事物缺乏反应等），另外还往往伴有食欲低下、失眠及自主神经系统症状，是现代社会的常见病。抑郁症的发病机理可能与遗传、应激性生活事件、内分泌等诸多因素有关，脑内单胺能神经（5- 羟色胺能神经和去甲肾上腺素能神经）功能低下可能是导致抑郁的原因之一，增加脑内神经末梢突触间隙的 5-HT 和 NA 水平可产生明显的抗抑郁效果。

目前临床应用的抗抑郁症药主要有单胺再摄取抑制药、单胺氧化酶抑制药及其他抗抑郁药。单胺再摄取抑制药是目前临床使用最广泛的抗抑郁药，主要包括非选择性单胺再摄取抑制药、选择性 5-HT 再摄取抑制药和选择性 NA 再摄取抑制药。

一、丙咪嗪

丙咪嗪（imipramine）是三环类非选择性单胺再摄取抑制药，也是最早人工合成的抗抑郁症药。

（一）体内过程

口服吸收良好，但个体差异较大，生物利用度为 29% ～ 77%，口服后 2 ～ 8 小时可达血药浓度峰值，血浆蛋白结合率为 76% ～ 95%，$t_{1/2}$ 为 9 ～ 24 小时。丙咪嗪在体内分布较广，心脏、脑、肝和肾分布浓度较高。丙咪嗪主要在肝脏代谢，经去甲基化后生成去甲丙咪嗪，最终被氧化，与葡萄糖醛酸结合后经肾排泄。

（二）药理作用

本品为三环类抗抑郁药，主要通过抑制脑内神经元对 NA 和 5-HT 的再摄取，使突触间隙中 NA 和 5-HT 浓度增高，促进突触传递功能，从而发挥抗抑郁作用。本品还有抗胆碱 M 受体、抗肾上腺素受体 α_1 受体及抗 H_1 受体作用，但对多巴胺受体影响甚小。

正常人服用丙咪嗪后，可出现镇静、嗜睡、血压稍降、头晕，并表现出口干、视物模糊等阿托品样作用。连续用药后，会出现类似于服用氯丙嗪后产生的注意力不集中、思考能力低下等症状。抑郁症患者连续服药后，则可明显地改善患者抑郁症状，出现情绪提高、精神振奋的现象。

（三）临床应用

治疗各种抑郁症，对内源性抑郁症、更年期抑郁症及伴有躁狂状态的抑郁症效果较好。也可用于酒精依赖症、慢性疼痛、小儿遗尿症等，但对精神分裂症的抑郁状态疗效较差。本药起效缓慢，一般需连续服用 2 ～ 3 周才能显效，故不能作为应急时使用。

（四）不良反应

常见不良反应有口干、便秘、排尿困难、视物模糊、心动过速等抗胆碱作用，也可见嗜睡、乏力、头晕、体位性低血压及肌肉震颤等。大剂量可致心脏传导阻滞、心律失常。某些患者用药后可自抑郁状态转为躁狂，剂量过大时尤易发生，应予以注意。偶见癫痫发作、粒细胞减少及中毒性肝损伤等。

二、氟西汀

氟西汀（fluoxetine）又名百忧解，是选择性 5-HT 再摄取抑制药（selective serotonin reuptake inhibitor，SSRI），也是目前临床使用较广泛的抗抑郁症药之一。

（一）体内过程

口服吸收良好，6 ～ 8 小时血药浓度达峰值，食物可延缓其吸收，但不影响生物利用度；血浆蛋白结合率为 80% ～ 95%；主要在肝脏中代谢成活性产物去甲氟西汀及其他代谢物，经肾脏排出。氟西汀单次给药 $t_{1/2}$ 为 1 ～ 3 天，连续多次给药后 $t_{1/2}$ 为 4 ～ 6 天，去甲氟西汀的 $t_{1/2}$ 为 4 ～ 16 天。氟西汀每天服药 20 mg，4 周后能达到稳态血药浓度。

（二）药理作用

通过选择性抑制中枢神经元对 5-HT 的再摄取，提高突触间隙 5-HT 的浓度而发挥抗抑郁作用。该药对去甲肾上腺素的再摄取抑制作用较弱。对组胺 H_1 受体、M 受体及 α_1 受体影响很小，因此相关的镇静作用、抗胆碱样作用及对心血管的作用均不明显。

（三）临床应用

用于治疗各种抑郁性精神障碍，包括轻性或重性抑郁症、双相情感性精神障碍的抑郁症，心因性抑郁及抑郁性神经症。能明显改善抑郁心情及伴随的焦虑症状，提高睡眠质量。也可用于强迫症和贪食症。

（四）不良反应

早期常见恶心呕吐、头痛头晕、口干、出汗、视物模糊、性欲降低等；皮疹发生率为 3%；大剂量可诱发癫痫。本品禁与单胺氧化酶抑制剂同时服用，否则可能导致“5-HT 综合征”

的发生，严重者可致死。若服用过单胺氧化酶抑制剂，必须停药 14 天后才能使用本品。多次服用本品后，须至少停药 5 周后才能服用单胺氧化酶抑制剂。

三、帕罗西汀

帕罗西汀（paroxetine）又名赛乐特，属于选择性 5-HT 再摄取抑制药。

（一）体内过程

口服吸收良好，约 6 小时血药浓度达峰值，血浆蛋白结合率为 95%。帕罗西汀可广泛分布于全身各组织器官，亦可通过乳腺分泌。主要经肝脏代谢，生成尿苷酸化合物，最后经肾脏排出体外，小部分经胆汁分泌从粪便排出。$t_{1/2}$ 约为 24 小时，多次给药后于 4 ～ 14 天达稳态血药浓度。

（二）药理作用

帕罗西汀是高度选择性 5-HT 再摄取抑制剂，对 5-HT 再摄取的抑制作用比氟西汀强。该药对 NA、DA 再摄取的影响极小，对胆碱能、组胺及肾上腺能受体的亲和力低。其抗抑郁作用强度与三环类抗抑郁药相似，而副作用则相对较小。无认知功能或精神运动性障碍。短期或长期治疗时血液学、生物化学和泌尿系统参数无特殊的改变。

（三）临床应用

治疗各种类型的抑郁症，包括伴有焦虑的抑郁症及反应性抑郁症。比三环类抗抑郁药起效快，且耐受性较好。作用强度与丙咪嗪、阿米替林、氟西汀等相似，但起效快，耐受性好。对严重抑郁症以及其他抗抑郁药治疗无明显疗效的病人，帕罗西汀仍有效。亦可用于惊恐障碍和强迫性神经官能症。

（四）不良反应

常见不良反应有恶心、嗜睡、出汗、震颤、乏力、失眠、口干、性功能障碍、头晕、便秘食欲下降。多数不良反应的强度和频率随用药的时间而降低，通常不影响治疗。突然停药时可产生停药综合征，表现为头晕、感觉障碍、睡眠障碍、激惹、震颤、恶心、出汗、意识模糊等。哺乳期妇女服用本品可分泌到母乳中，故应慎用。该药禁止与 MAO 抑制剂合用，避免显著升高脑内 5-HT 水平而致“血清素综合征”。

四、马普替林

马普替林（maprotiline）又名麦普替林，属于四环类选择性 NA 再摄取抑制剂。

（一）体内过程

口服吸收缓慢，生物利用度为65%，9～16小时血药浓度达峰值；体内分布较广泛，血浆蛋白结合率为88%; 主要经肝脏代谢，约65%与葡萄糖醛酸结合由尿中排出，约30%由粪便排出，$t_{1/2}$为27～58小时，活性代谢产物$t_{1/2}$为60～90小时。本品可通过乳腺分泌，乳汁中浓度与血液中浓度相当。

（二）药理作用

为选择性NA再摄取抑制药，主要选择性抑制外周和中枢神经NA再摄取，使突触间隙中NA浓度增高而产生抗抑郁作用，对5-HT再摄取几乎无影响，有强抗组胺和弱抗胆碱作用，故心血管作用和抗胆碱作用弱，镇静作用较强。

（三）临床应用

用于治疗各型抑郁症，对精神分裂症后抑郁也有效。老年性抑郁症患者尤为适用。

（四）不良反应

常见不良反应主要有口干、便秘、排尿困难、眩晕、视物模糊与心悸等，一般程度较轻，多发生于服药的早期。还可能出现皮疹，体位性低血压及心电图异常改变等。偶见癫痫发作及中毒性肝损害。

第三节 抗躁狂症药

抗躁狂症药也称为情绪稳定剂（mood stabilizers），是指用于治疗和预防躁狂及双相抑郁发作的一类药物。抗精神病药中如氯丙嗪、氯氮平及氟哌啶醇等对躁狂症也有一定疗效，但目前临床治疗躁狂症仍以锂盐为主。以碳酸锂（lithium carbonate）为例：

一、体内过程

碳酸锂口服吸收迅速而完全，给药后2～4小时血药浓度达峰值。平均为18～36小时。碳酸锂在体内不被代谢，也不与血浆蛋白结合，绝大部分以原型从肾脏排出，80%可由肾小管重吸收，增加钠的摄入可促进其排泄，体内缺钠则可能导致其在体内蓄积。该药安全范围较窄，治疗躁狂症最适宜的血药浓度为0.4～0.75 mmol/L，超过1 mmol/L即可导致中毒，故使用时应监测血药浓度。

二、药理作用

治疗量碳酸锂对正常人几乎无任何作用，但对躁狂症有明显疗效。作用机制尚未明确，主要有以下几方面的作用：

（1）锂离子影响钠、钾离子的三磷酸腺苷酶活性，使神经元间细胞膜钠离子转换功能改善，导致儿茶酚胺类神经递质含量降低。

（2）锂盐可抑制腺苷酸环化酶而降低磷酸腺苷含量，从而降低多巴胺受体的敏感性而产生疗效。

（3）碳酸锂尚可促进 5-HT 的合成，使 5-HT 含量增加，有助于稳定情绪。

三、临床应用

主要治疗躁狂症。对躁狂和抑郁交替发作的双向情感性精神障碍有较好的治疗和预防复发作用。对精神分裂症的兴奋躁动也有效。

四、不良反应

不良反应较多，早期有厌食、恶心、呕吐、腹泻、多尿烦渴、疲乏、记忆力下降、注意力不集中、肌无力、肢体震颤等，继续治疗这些症状多逐渐减轻或消失，但多尿烦渴、震颤可持续存在。长期治疗可引起体重增加、甲状腺功能低下、锥体外系症状等。碳酸锂安全范围窄，治疗剂量与中毒剂量较接近，使用时须监测血药浓度。

第三篇 中药药理与应用

第一章　现代中药制剂

第一节 中药制剂概述

一、中药制剂相关概念

中药（traditional Chinese medicine）是指在中医药理论指导下，用于预防、治疗疾病以及保健的药物。中药常需要炮制后应用。中药炮制（processing drug）是根据中医药理论，依照辨证施治用药的需要和药物自身性质，以及调剂、制剂的不同要求，所采取的一项制药技术。中药材经炮制加工后而形成的供配方应用，或可直接用于中医临床的中药，称为中药饮片（decoction pieces；prepared drug in pieces）。中药制剂（Chinese material medical preparation）是根据法定处方或其他有规定依据的中药处方，将中药饮片加工制成具有一定质量标准，可以直接应用的药品，包括成方制剂和医院制剂。中成药（Chinese traditional patent medicine）为中药成方制剂的简称，是指以中药饮片为原料，在中医药理论指导下，按照法定处方和标准大批量生产的药品，包括处方药和非处方药。中药调剂（dispensing traditional Chinese medicine）是在中医药理论指导下，按照医师处方为某一患者配制，并注明其用法、用量的药剂调配操作。

二、中药制剂的特点

中药具有特殊的理论体系和应用形式，与中医基础理论相互依存，互相促进，密不可分。中医传统理论的主要精髓之一是整体观念和辨证论治思想，中药制剂具备与中医药理论体系基本内容相适应的特征。

1. 疗效多成分综合作用结果　中药制剂无论是单味药制剂，还是中药复方制剂，都含有多种成分，具有多种功效。中药制剂针对的是人体内多个作用靶点，通过多种渠道协同作用，发挥整体疗效。如以阿片为原料制成的阿片酊具有镇痛和止泻功能，但从阿片粉中提取的吗啡具有强烈的镇痛作用，却无明显的止泻功效。

2. 个体化用药原则　在中医辨证论治思想指导下的用药方案，是以具体病证和人的个体特征为依据，实现了人的个体差异化用药。用药对证，方可获得预期的疗效，同病可异治，异病可同治。如以感冒为例，首先要辨清具体患者是风寒表证、风热表证，或是虚证感冒，才能确定是采用辛温解表、辛凉解表或是扶正解表的治疗法则，再根据治则选择适宜的制剂，确定疗程和用量。

3. 以炮制后的饮片入药　炮制可以降低或消除中药的毒性或副作用，增强药效，改变或增强药物的作用趋向。例如，生何首乌味苦、性平，具有解毒、润肠通便的功效，若需用其补肝肾、填精血，就应将其制成熟首乌。中药制剂以炮制合格的饮片为原料，才能适应中医辨证施治、灵活用药的要求，保证用药有效、安全。

4. 中药制剂存在的问题

（1）药效物质基础复杂，不易确定制剂生产和成品的质量控制指标。

（2）中成药的质量标准相对较低，难以全面控制制剂质量。

（3）服用剂量相对较大，选择辅料及现代制剂工艺受限。

（4）药材的基原、产地、采收季节、炮制方法等存在差异，影响原料质量的稳定性，从而影响同一中药制剂质量和疗效的一致性。

三、中药制剂的基本理论

中药制剂历史悠久，种类繁多，是祖国医学遗产中的重要组成部分。传统中药制剂的理论主要涉及剂型、制药、施药等三方面。

1. 剂型理论　传统中药制剂理论对剂型的特点和选择都有规律性的认识。如："汤者荡也，去大病用之……散者散也，去急病用之……丸者缓也，舒缓而治之也。""欲速用汤，稍缓用散，甚缓用丸。""水丸取其易化，蜜丸取其缓化，糊丸取其迟化，蜡丸取其难化。"这些论述分别对传统剂型的适用病证、释药速度、剂型原理进行了总结，逐步形成了传统剂型理论。

2. 制药理论　制药理论系指将药材加工制成适宜剂型的全过程中所总结的规律性认识，包括制药技术和辅料两方面。制药技术主要论述了炮制、前处理及制剂成型的操作方法与要求。对于辅料，传统制剂的要求和现代制剂不同。选择辅料时，一般选用与主药起协同作用的物料。辅料具备了赋形和药效双重作用。

3. 施药理论　是指根据临床需要，将药物施于人体的过程中所总结的规律性认识，主要包括给药途径、服药时间和服药方法三个方面。传统给药途径有口服、皮肤、孔窍、腔道及穴位给药等，根据疾病的治疗需求，应用制剂时应该选择适宜的给药途径。服药时间应根据疾病病位、药物性质或用药目的进行选择。服药方法包括服药剂量、频率、温度、用药禁忌等具体适用情况。

四、中药制剂的改良与创新

随着中医药现代化进程的不断深入，中药制剂研究迅猛发展，许多新制剂、新剂型在传统制剂的基础上脱颖而出。但总体而言，中药制剂在剂型选择、制剂技术、质量控制等方面仍存在不少问题，还不能适应现代医药事业发展的迫切需要，因此应重视和加强中药制剂的改良与创新研究。中药制剂的改良与创新应在“传承精华，守正创新”理念指导下，以提高疗效和安全性为前提，遵循中医药理论体系，避免单纯套用化学药的研究模式；继承传统中药制剂和开展新制剂研究并重，采用多形式、多途径发展中药制剂。

第二节 中药制剂单元操作

制备中药制剂时，主要是以中药饮片的有效成分、有效部位、粗提物和全粉末作为原料或中间体进行制剂成型。中药饮片入药前通常需要进行粉碎、筛分、混合及提取等单元操作。

一、中药粉碎、筛分和混合

1. 中药粉碎操作要点

（1）单独粉碎：常用于贵重细料药，如朱砂、麝香；含大量树胶、树脂药，如乳香、没药；含毒剧成分药，如马钱子、雄黄；氧化性药物与还原性药物，如硫黄、火硝。

（2）混合粉碎：适用于处方中药味性质相似的群药粉碎，也可在一般药料中掺入一定比例的黏性、油性药料进行粉碎。混合粉碎的优点是将粉碎、混合结合进行，节省工时。传统混合粉碎方法中主要包括了“串料”“串油”“蒸罐”等制药技术。①串料：串料是将处方中黏性大的药料，如麦冬、熟地等留下，先将处方中其他药料混合粉碎成粗粉，然后用此混合药粉陆续掺入黏性药料，再粉碎一次。②串油：串油是将处方中油性大的药料，如桃仁、杏仁留下，先将处方中其他药料混合粉碎成细粉，然后用此混合药粉陆续掺入油性药料，再粉碎一次。③蒸罐：蒸罐是将处方中新鲜的动物药，如乌鸡、鹿肉与植物药间隔排入铜罐或夹层不锈钢罐内，加黄酒或其他药汁，加盖密封，隔水或夹层蒸气加热，以液体辅料基本蒸干为度。目的是使药料由生变熟、增加温补功效。经蒸制的药料干燥后便于粉碎。

（3）湿法粉碎：常用于冰片、朱砂、珍珠等药物，借液体分子的辅助作用，使药物易于粉碎及粉碎得更细腻，同时避免有较强刺激性或有毒性药物粉尘飞扬。中药湿法粉碎的代表方法是水飞法。

（4）低温粉碎：适用于常温粉碎困难的物料，软化点低、熔点低及热可塑性物料，如树脂、树胶、干浸膏等。也可用于富含糖分及具一定黏性的物料。

2. 中药筛分的操作要点

中药筛分时应根据中药粉末的黏性、形状、带电性、水分含量及所需药粉细度，正确选用药筛的材质和筛号；采用适当的振动和旋动运动方式及速度；粉末应干燥，避免阻塞筛孔而影响筛分的效率。

3. 中药混合的操作要点

对于不同剂量、不同质地、不同色泽的中药组分混合时，可采取等量递增法和打底套色法混合。密度差异较大，一般应先装密度小者后装密度大者，并且混合时间应适当。还要考虑各组分的黏附性与带电性，一般将量比较大、黏附性小的组分先放入垫底，量少或易吸附的组分后放。

二、浸提

浸提（extraction）是指用适宜溶剂和方法从药材中提取有效成分的操作过程，又称浸出或提取。浸提是中药制剂中最重要、最基本的操作之一，主要目的是保留中药有效成分（effective ingredients）或有效部位（effective part）以及辅助成分，去除无效成分和组织成分。中药浸提的意义是促进中药制剂有效成分吸收、提高疗效，提高有效成分稳定性，便于生产，缩小体积、减小用量，方便服用等。

（一）浸提过程及其影响因素

矿物、植物、动物三类中药材的浸提过程有所不同。矿物药材无细胞结构，其有效成分可直接溶解或分散悬浮于溶媒中。植物药材有效成分一般为小分子成分，浸出时可以透过细胞膜扩散至溶媒中，大分子的无效成分则多数保留在细胞组织中。动物药材有效成分多是蛋白质或多肽类，分子量大，难以透过细胞膜，细胞结构破坏越碎，有效成分就越易被浸提出来。

1. 浸提过程

植物性药材的浸提过程可以分为浸润、渗透、解吸、溶解、扩散几个阶段。

（1）浸润与渗透：溶剂与药材接触后，首先使药材表面润湿，进而通过毛细管和细胞间隙渗透到药材细胞内。药材与溶剂的性质决定了此阶段能否顺利进行。大多数药材中含有蛋白质、果胶、糖类、纤维素等极性成分，易被水或乙醇等极性溶剂润湿。药材含脂溶性成分较多时，应先将药材干燥后，再用乙醚、石油醚、三氯甲烷等非极性溶剂浸提，或脱脂后再用极性溶剂提取。

(2) 解吸与溶解：由于药材中各成分之间存在亲和力，有效成分往往被植物组织吸附，溶剂须克服药材成分间的作用才能将有效成分解吸附（即解吸）。解吸后的各种成分不断转入溶剂中，即溶解。

(3) 扩散：溶剂在细胞内溶解可溶性成分之后，细胞内形成高浓度溶液，使细胞内外存在浓度差和渗透压差。促使细胞内的有效成分不断向细胞外扩散，溶剂不断地进入细胞内，直到内外浓度相等，达到动态平衡时扩散终止。由此可见，浓度梯度是渗透和扩散的推动力。

2. 影响浸提的因素

(1) 药材及其成分的理化性质：药材细胞具有多孔的细胞壁结构，其成分易浸提；细胞壁木质化或木栓化则扩散过程慢，浸提效率低。药材粒度越小，越利于溶剂渗透和有效成分的扩散。药材粒度过细，会吸附更多的有效成分，造成损失，同时浸出的杂质增多；过细的粉末还会给浸提操作带来困难。被提取成分为可溶性化学成分，浸提效率高；药材中分子量小的化学成分一般先溶解，再扩散，容易浸提。

(2) 溶剂：溶剂的性质与被浸出成分的浸提效率密切相关，应根据被浸出成分的理化性质选择适宜的溶剂。此外，还应考虑溶剂的用量和 pH。为了提高溶剂的浸提效果或制品的稳定性。有时亦应用一些浸提辅助剂，包括酸、碱和表面活剂等。

(3) 浸提温度：温度升高，使有效成分的浸出量增加，但无效成分的浸出量也增加，给后续操作带来困难。温度过高还可能使热敏性成分或挥发性成分分解、变质或挥发。故浸提时应控制适宜的温度。

(4) 浓度梯度：浓度梯度是扩散作用的主要动力。浓度梯度越大，浸出速率越快。应选择能创造和保持最大浓度梯度的浸提工艺与设备。

(5) 浸提时间：浸提时间长，会使浸出成分的量增加。当达到扩散平衡时，时间太长容易导致高分子杂质增多，小分子有效成分水解。因此，要合理选择浸提时间。

(6) 浸提压力：对于组织坚实的药材，提高浸提压力有利于缩短浸提时间。

(7) 新技术的应用：一些新技术有利于提高浸提效率。例如，超声波提取、超临界流体萃取、微波提取等。

（二）浸提方法及设备

1. 煎煮法（decoction）　煎煮法系以水为溶剂，通过加热煮沸提取饮片中有效成分的方法。煎煮法适用于有效成分能溶于水，且对湿和热较稳定的中药。获得的浸出液可直接用作汤剂，也可作为制备中药片剂、颗粒剂、口服液、注射剂等的中间体。

（1）操作注意事项：①水的用量应视药材的性质决定，每次用水量一般为药材量的6～8倍；②加热煎煮前，饮片应在冷水中浸润一定时间；③先大火加热，沸腾后改为文火，每次煎煮1～2小时，煎煮2～3次；④应选择化学稳定性及保温性好的材料制成的器具，小量生产可用陶制器具或砂锅，大量生产宜选用不锈钢或搪瓷制器具。

（2）常用设备：多功能提取罐是中药生产企业普遍采用的浸提设备，适用于多种有效成分的浸提，可作常压常温浸提、加压高温浸提或减压低温浸提。设备采用气压自动排渣，操作方便，安全可靠。

2. 回流法（reflux） 回流法是指用乙醇等易挥发的有机溶剂提取药材成分，挥发性溶剂馏出后又被冷凝，流回浸出器中浸提药材，反复循环直至有效成分提取完全的浸提方法。

（1）操作注意事项：①回流法提取液受热时间较长，因此适用于热稳定成分的浸出；②饮片通常加工为粗粉、最粗粉或薄片；③加热回流前，饮片应在溶剂中浸润一定时间；④提取罐内的工作温度控制在50～70℃，尽量减少对药材中热敏成分的破坏。

（2）常用设备：回流法常用热回流提取浓缩机组。热回流提取浓缩机组可以同时进行药材的浸提、浓缩两道工序，并能将其主要工作原理类似索氏提取器，在密闭状态下连续而同步地进行提取与浓缩。浓缩时产生的溶剂蒸气经冷凝后回流到提取罐中，作为新溶剂加到药材里，进行动态提取。

3. 浸渍法（maceration） 浸渍法系用适当的溶剂在一定温度下浸泡饮片，提取其有效成分的方法。浸渍法是静态浸提过程，需时较长，且有效成分浸出不完全。该法适用于黏性药材、无组织结构的药材、新鲜药材、易膨胀药材以及价格低廉的芳香性药材的浸提，不适用于贵重药材、毒性药材以及制备较高浓度的制剂。浸渍法可分为冷浸渍法、热浸渍法和重浸渍法。①冷浸渍法在室温下浸渍，常用于酊剂、酒剂的制备。②热浸渍法一般在40～60℃进行浸提，常用于酒剂的制备。③重浸渍法是将全部溶剂分成几份，药材用第一份溶剂浸提后，收集浸出液，药渣再以第二份溶剂浸渍，如此重复2～3次，最后将各份浸出液合并处理，即得。重浸渍法可减少由药材吸液引起的成分损失。常用不锈钢罐、搪瓷罐等作为浸渍容器，使用时应装多孔假底，铺垫滤网及滤布。药渣用螺旋压榨机压榨或离心机分离浸出液。

4. 渗漉法（percolation） 渗漉法系将饮片粗粉置于渗漉器内，溶剂连续从渗漉器上部加入，流经药粉浸出有效成分的动态浸提方法。与浸渍法相比，渗漉法在浸提过程中能始终保持良好的浓度梯度，浸出成分较完全。适用于贵重药材、毒性药材、有效成分含量低的药材以及制备高浓度的浸出制剂，不适于新鲜、易膨胀的药材及非组织药材。渗漉法可分为单渗漉法、重渗漉法、加压渗漉法和逆流渗漉法。

5. 水蒸气蒸馏法（distillation）　水蒸气蒸馏法系将含有挥发性成分的药材与水（或水蒸气）共同蒸馏，挥发性成分随水蒸气一并馏出，经冷凝后分离挥发性成分的方法。该法适用于具有挥发性、能随水蒸气一起蒸馏且不被破坏、不与水发生反应、难溶（或不溶）于水的药材成分的提取和分离，如中药挥发油的提取。

6. 超临界流体提取法　超临界流体提取法系利用超临界流体对药材中的成分具有特殊溶解性来提取有效成分的方法。超临界流体是指处于临界温度和临界压力以上的非凝缩性高密度流体。CO_2 的临界压力（P_c）为 7.38 MPa，临界温度（T_c）为 31.05℃，是最常用的超临界流体。超临界流体的性质介于气体和液体之间，既具有与气体相近的黏度和高扩散系数，又具有与液体相近的密度和良好的溶解能力。临界点附近温度和压力的微小变化即可引起流体密度和溶解能力的显著变化，可选择性地溶解目标成分，达到分离纯化目的。超临界流体提取法（supercritical fluid extraction）提取温度低，能避免热敏性成分的破坏，且无溶剂残留。适用于提取脂溶性、小分子热敏性物质及含量低的物质；用于提取分子量大、极性大的成分时需加入夹带剂，且升高压力。

7. 超声波提取法　即超声波辅助萃取（ultrasound-assisted extraction），是指在超声波作用下，提取药物有效成分的方法。超声波是指频率为 20 kHz ～ 50 MHz 的电磁波，系利用超声波产生的机械效应、空化效应和自由基效应，来改变细胞膜结构和溶质的迁移速率，增大溶剂分子的运动速度和穿透力，从而提高药材中有效成分浸出率的方法。超声波提取法（ultrasonic extraction）具有省时、节能、提取效率高等优点。

8. 微波提取法　系利用微波能的强烈热效应提取药材成分的方法。微波提取法（microwave assisted extraction）具有提取速度快、溶剂用量较少、污染小等优点。

三、分离与精制

（一）分离

将固、液非均相体系用适当方法分开的过程称为分离（separation）。对中药浸出液常用的分离方法有沉降法、离心法和过滤法。

1. 沉降法（sedimentation）　沉降法系利用固体与液体的密度相差悬殊，固体靠自身重量自然沉降，达到固体与液体分离。沉降法分离不够完全，须进一步过滤或离心分离，但可去除大量杂质，利于进一步分离操作。

2. 离心法（centrifugation）　离心法是利用混合液中不同成分的密度差异，借助离心机高速旋转产生的离心力使浸出液中的固体与液体分离，或两种密度不同且不相混溶的液体混合物分开。离心法可用于含水量较高、含不溶性微粒的粒径很小或黏度很大的滤浆的分离。

3. 过滤法（filtration） 过滤法系将浸出液通过多孔介质，使固体粒子被介质截留，液体经介质孔道流出，达到固体与液体分离。

（二）精制

精制（refinement）是指采用适当的方法和设备除去中药提取液中杂质的操作。常用的精制方法有水提醇沉法、醇提水沉法、大孔树脂吸附法、酸碱法、盐析法、澄清剂法、透析法等。

1. 水提醇沉法（water extraction ethanol sedimentation） 水提醇沉法系先用水浸提药材成分，将此浸出液浓缩到每毫升相当于原药材 1 ～ 2 g 后，再用不同浓度的乙醇沉淀除去其中的杂质。它是依据药材成分在水和不同浓度乙醇中的溶解性差异而实现精制的。料液中乙醇含量达到 50% ～ 60% 时，可除去淀粉等杂质；当乙醇含量达 75% 以上时，除了鞣质、水溶性色素等少数无效成分外，其余大部分杂质均可除去。该法可保留生物碱盐类、苷类、氨基酸、有机酸等有效成分；除去蛋白质、糊化淀粉、黏液质、油脂、脂溶性色素、树脂、树胶、部分糖类等杂质。多次醇沉、慢加快搅有助于杂质的去除和减少有效成分损失。加入乙醇后，一般应在 5 ～ 10℃下静置 12 ～ 24 小时。

2. 醇提水沉法（ethanol extraction water sedimentation） 醇提水沉法系先用适宜浓度的乙醇浸提药材成分，再用水沉淀除去浸出液中的杂质。适用于醇溶性或在醇水中均有较好溶解性的药效成分的提取，可减少淀粉、蛋白质、黏液质等水溶性杂质的浸出。水处理又可去除醇提液中的树脂、油脂、色素等醇溶性杂质。

3. 大孔树脂吸附法（macroporous resin adsorption） 大孔树脂吸附法系指应用大孔吸附树脂选择性地吸附浸出液中的有效成分，除去杂质的方法。它以具有网状结构和极高比表面积的有机高聚物为吸附剂，通过改变吸附条件，可选择性地吸附有效成分、去除无效成分。如药液通过大孔树脂后，使用 70% 的乙醇可以洗脱皂苷，再用 95% 的乙醇、水、强酸、强碱轮换冲洗掉其上吸附的其他物质，使树脂再生后重新应用。

4. 酸碱法（acid-alkali method） 酸碱法系利用药材有效成分的溶解度随溶液 pH 不同而改变的性质，在溶液中加入适量酸或碱调节 pH 到一定范围，使单体成分溶解或析出，以达到分离目的。如药液中含生物碱或黄酮类药效成分，同时含鞣质、蛋白质等无效物质，可用酸碱法除去鞣质、蛋白质等杂质。

5. 盐析法（salting out）　盐析法系在浸出液中加入大量无机盐，使高分子物质溶解度降低析出，与其他成分分离。主要用于蛋白质的分离纯化，也常用于挥发油提取中以提高蒸馏液中挥发油含量及微量挥发油的分离。

6. 澄清剂法（clarificant method）系利用澄清剂可降解某些高分子杂质，降低药液黏度，或吸附、包合固体微粒等的特性，加速浸出液中悬浮粒子沉降，经过滤后获得澄清药液。澄清剂法主要用于除去浸出液中粒度较大以及有沉淀趋势的悬浮颗粒。

7. 透析法（dialysis）　透析法系利用小分子物质可通过半透膜，而大分子物质不能通过的性质，达到分离目的。可用于除去浸出液中的鞣质、蛋白质、树脂等高分子杂质，也常用于某些植物多糖的纯化。

四、浓缩与干燥

（一）浓缩

浓缩（concentration）系指应用适当的方法除去浸出液中的大部分溶剂，获得浓缩液的操作。中药浸出液一般须浓缩至适宜程度后进行精制处理，进而制成各种制剂。蒸发是浓缩药液的主要方法，还可用反渗透法、超滤法等。中药浸出液性质复杂，应根据其性质和浓缩程度的要求选择适宜的浓缩方法与设备。

（1）常压蒸发（evaporation at atmospheric pressure）：常压蒸发是在正常气压下的蒸发浓缩。适用于有效成分对热稳定，且溶剂无毒、无燃烧性的水性浸出液的蒸发浓缩。常用的设备为敞口式可倾倒夹层蒸发锅；以乙醇等有机溶剂提取的浸出液应选用常压蒸馏装置。

（2）减压蒸发（vacuum evaporation）：减压蒸发是指降低蒸发器内的压力，在低于常压下进行的蒸发浓缩。减压蒸发温度低（40 ～ 60℃），蒸发速度快，可避免热敏性成分分解，并能不断排出溶剂蒸气，有利于蒸发顺利进行。适用于含热敏性成分药液的蒸发浓缩和乙醇等有机溶剂的回收。常用的设备有真空浓缩罐等。

（3）多效蒸发（multi-effect evaporation）：多效蒸发系将由两个或多个真空浓缩器并联而成的蒸发设备。多效浓缩器属于节能型设备，生产中应用最多的为二效或三效浓缩器。将药液引入浓缩器后，给第一浓缩器提供加热蒸气，药液被加热后沸腾，产生的二次蒸气引入第二浓缩器作为加热蒸气，第二浓缩器的药液同样被加热沸腾，产生的二次蒸气引入第三浓缩器作为加热蒸气，第三浓缩器中药液沸腾产生的二次蒸气进入冷凝器，浓缩器内药液得以蒸发浓缩。

（4）薄膜蒸发（film evaporation）：薄膜蒸发系指药液在快速流经加热面时形成薄膜，并且因剧烈沸腾产生大量的泡沫，增加蒸发面积，显著提高蒸发效率的浓缩方法。薄膜蒸发速度快，受热时间短，有效成分不易破坏，不受液体静压和过热的影响，可在常压或减压状态下连续操作。特别适用于含热敏性成分浸出液的蒸发。薄膜蒸发的方式有两种：一是使浸出液快速流过加热面形成液膜进行蒸发；二是使浸出液剧烈沸腾产生大量泡沫，以泡沫的内外表面为蒸发面进行蒸发。常用的设备有升膜式蒸发器、降膜式蒸发器、刮板式薄膜蒸发器和离心式薄膜蒸发器等。

（二）干燥

干燥（drying）是利用热能或其他适宜方法去除湿物料中溶剂，从而获得干燥固体产品的操作过程。在制剂的生产中需要干燥的物料多数为湿法制粒所得的物料，也有固体原料药以及中药浸膏等。

1. 干燥的目的

（1）使物料便于加工、运输、贮藏和使用。

（2）保证药品的质量和提高药物的稳定性。

（3）改善粉体的流动性和充填性等。

由于干燥过程一般采用热能（温度），因此干燥热敏性物料时必须注意化学稳定性问题。干燥后的含水量应根据药物的性质和工艺需要来控制，如阿司匹林片的含水量应低于0.3% ～ 0. 6%，四环素片含水量则应控制在 10% ～ 14%。

2. 干燥的方式

按操作方式分为间歇式、连续式；按操作压力分为常压式、真空式；按加热方式分为对流干燥、热传导干燥、辐射干燥、介电加热干燥等。

（1）对流干燥　对流干燥系将热能以对流方式由热气体传给与其接触的湿物料，物料中的湿分受热气化并带走而达到干燥目的的操作。其特点是通过气流与物料直接接触传热，常用设备有厢式干燥器、转筒干燥器、气流干燥器、沸腾干燥器和喷雾干燥器等。

（2）热传导干燥　热传导干燥系将热能通过与物料接触的壁面以传导方式传递给物料，使物料中的湿分汽化并由周围空气气流带走而达到干燥目的的操作。其特点是通过固体壁面传热，常用设备有真空式干燥器、滚筒干燥器和冷冻干燥器等。

（3）辐射干燥　辐射干燥系将热能以电磁波的形式发射，入射至湿物料表面被吸收而转变为热能，将物料中的湿分加热汽化而达到干燥目的的操作。其特点是热能以辐射波形式传递给物料，如红外线干燥器。

（4）介电加热干燥　介电加热干燥系将湿物料置于高频电场内，由于高频电场的交变作用使物料中的水分加热、湿分汽化而达到干燥目的的操作。如微波干燥器。

3. 干燥的方法

（1）流化干燥（fluidized drying）　在流化室内，湿物料在强热空气的作用下处于流化状态（翻腾状态），不断地与热气流进行热交换，蒸发的水分被上升的热气流带走，从而实现流化干燥目的。由于物料与气流之间可充分接触，接触面积较大，强化了传质和传热过程，因而流化床干燥速率较快，特别适用于热敏感物料的干燥。此外，可根据需要调节物料在床内停留的时间，因此流化床干燥适用于难以干燥或含水量要求较低的颗粒状物料干燥。但是流化干燥时，物料在床内停留时间分布不均，易引起物料的返湿，因此该方法不适用于易结块及黏性物料的干燥。

（2）喷雾干燥（spray dying）　喷雾干燥是把药物溶液喷进干燥室内进行干燥的方法。由于喷雾干燥的蒸发面积大，干燥时间非常短（数秒至数十秒），干燥温度低（一般为50℃左右），而且干燥后的粉末极细，颗粒粒度均匀，因此喷雾干燥技术常用于中药制剂、抗生素粉针、固体分散体、包合物和微囊粉末的干燥处理中。但是由于原料的湿含量高，消耗干燥介质较多，热量消耗大。

（3）微波干燥（microwave drying）　当湿物料处于振荡周期极短的微波高频电场（915 MHz或2 450 MHz）内时，其内部的水分子会发生极化并趋向外电场的方向，而后迅速随高频交变电场方向的交互变化而转动，造成分子的运动和相互摩擦效应，结果一部分微波能转化为分子运动能，使物料温度升高，产生热化和膨胀等一系列物化过程，从而达到微波加热干燥的目的。微波进入物料并被吸收后，其能量在物料电介质内部转换成热能，因此微波干燥技术是一种内部加热的方法。微波干燥具有加热迅速、均匀、干燥速度快、穿透能力强、热效率高、控制灵敏、操作方便等优点，对含水物料的干燥特别有利。缺点是成本高、对有些物料的稳定性有影响。

（4）冷冻干燥（freeze drying）　冷冻干燥系指在低温、高真空度条件下，利用水的升华性进而进行干燥的一种方法，又称冷冻冻干。其干燥原理是将需要干燥的药物溶液预先冻结成固体，然后抽气减压，使水分在高真空和低温度条件下，由冰直接升华成气体，从而使药物达到干燥的目的。

冷冻冻干技术在药物制剂领域是一项极为重要的制剂工艺。约有14%的抗生素类药品和90%以上的生物大分子药品需要冻干，尤其是蛋白、多肽及基因药物等均需要冻干。另外，一些水中不稳定或热敏感药物如前列地尔、盐酸多柔比星等，采用冻干技术可以明显提高药物的稳定性。冻干技术还广泛应用于口腔速释剂型的开发中，如分散片和口腔崩解片（口崩片）。采用冷冻干燥法制备的口崩片，结构疏松、孔隙率高，呈现多孔网状结构，崩解速度快（2～10秒）。

第三节 常用的中药制剂

一、合剂

（一）概述

合剂（mixtures）系指饮片用水或其他溶剂，采用适宜的方法提取制成的口服液体制剂。单剂量灌装的也可称为“口服液”。合剂保留了传统汤剂吸收快、作用迅速的特点。与汤剂相比，合剂可批量生产，省去临时煎服的麻烦；浓度较高，服用剂量小，便于贮存和携带；适量加入防腐剂，并经过灭菌，质量相对稳定。

（二）制备

浸提一般采用煎煮法，煎煮2～3次，每次1～2小时。含挥发性成分的饮片可先用水蒸气蒸馏法提取挥发性成分备用，药渣与处方中其他饮片一同（或分别）煎煮。还可采用渗漉法等其他方法浸提。浓缩程度一般以每日服用量在30～60 mL为宜。辅料主要是矫味剂、防腐剂等。配液应在洁净的避菌环境下进行，并尽快过滤，及时分装于无菌、洁净的干燥玻璃瓶中，封口后立即灭菌。

（三）代表方剂

小青龙合剂

1. 处方 麻黄125 g，桂枝125 g，白芍125 g，干姜125 g，细辛62 g，炙甘草125 g，法半夏188 g，五味子125 g。

2. 制法 细辛、桂枝蒸馏提取挥发油，蒸馏后的水溶液另器收集；药渣与白芍、麻黄、五味子、炙甘草加水煎煮2次，第一次2小时，第二次1.5小时，合并煎液，滤过，滤液和蒸馏后的水溶液合并，浓缩至约1 000 mL。法半夏、干姜用70%的乙醇作溶剂，浸渍24小时后进行渗漉，收集渗漉液回收乙醇并浓缩至适量，与上述药液合并，静置，滤过，滤液浓缩至1 000 mL，加入苯甲酸钠3 g与细辛和桂枝的挥发油，搅匀，即得。

3. 注解 本品解表化饮，止咳平喘。用于风寒水饮，恶寒发热，无汗，喘咳痰稀。本品为棕褐色至棕黑色的液体，气微香，味甜、微辛。本品应符合《中华人民共和国药典》（简称《中国药典》（2025年版）制剂通则“合剂”项下有关的各项规定。每1 mL含白芍以芍药苷计，不得少于 0.30 mg；含麻黄以盐酸麻黄碱和盐酸伪麻黄碱的总量计，不得少于 0.26 mg。方中细辛、桂枝采用双提法提取；苯甲酸钠作为抑菌剂。

二、煎膏剂

（一）概述

煎膏剂（concentrated decoctions）又称膏滋，系指饮片用水煎煮，取煎煮液浓缩，加炼蜜或糖（或转化糖）制成的半流体制剂。以滋补为主，兼有缓和的治疗作用，主要用于某些慢性疾病的治疗。具有药物浓度高、体积小、味甜可口、服用方便、易于贮存等优点。不适用于热敏性成分或含挥发性成分的中药。

（二）制备

制备时，应先浓缩至规定的相对密度（一般为 1.21 ～ 1.25，80℃），制成清膏，然后进行收膏。糖或蜂蜜加入前须经过炼制，目的在于去除杂质，减少水分，杀灭微生物，增加黏性。应注意控制糖的转化率，防止煎膏剂“返砂”；加入的炼糖或炼蜜一般不超过清膏量的 3 倍。收膏的稠度视品种而定，一般相对密度控制在 1.40 左右。如需加入药粉，一般应加入细粉，在收膏冷却后加入搅匀。煎膏剂应分装在清洁、干燥、灭菌的大口容器中。

（三）代表方剂

川贝雪梨膏

1. 处方 梨清膏 400 g，川贝母 50 g，麦冬 100 g，百合 50 g，款冬花 25 g。

2. 制法 梨清膏系取鲜梨，洗净，压榨取汁，梨渣加水煎煮 2 小时，滤过，滤液与上述梨汁合并，静置 24 小时，取上清液，浓缩成相对密度为 1.30（90℃）。川贝母粉碎成粗粉，用 70% 的乙醇浸渍 48 小时后进行渗漉，收集渗漉液，回收乙醇，备用；药渣与其余麦冬等三味加水煎煮 2 次，第一次 4 小时，第二次 3 小时，合并煎液，滤过，滤液静置 12 小时，取上清液，浓缩至适量，加入上述川贝母渗漉液及梨清膏，浓缩至相对密度为 1.30,（90℃）的清膏。每 100 g 清膏加入用蔗糖 400 g 制成的转化糖，混匀，浓缩至规定的相对密度，即得。

3. 注解 本品润肺止咳，生津利咽。用于阴虚肺热、咳嗽、喘促、口燥咽干。本品为棕黄色的稠厚半流体，味甜。相对密度应不低于 1.10。方中川贝母为贵重药材，故采用渗漉法浸提。

三、酒剂

（一）概述

酒剂（medicinal wines）又称药酒，系指饮片用蒸馏酒提取制成的澄清制剂。酒剂多供内服，少数外用，内服可加入蜂蜜、蔗糖矫味或加着色剂。主要用于风寒湿痹，具有祛风活血、止痛散瘀的功效。酒剂一般采用浸渍法、渗漉法或回流法制备。应检查乙醇量和甲醇量。

（二）代表方剂

舒筋活络酒

1. 处方 木瓜 45 g，玉竹 240 g，川牛膝 90 g，川芎 60 g，独活 30 g，防风 60 g，蚕沙 60 g，甘草 30 g，桑寄生 75 g，续断 30 g，当归 45 g，红花 45 g，羌活 30 g，白术 90 g，红曲 180 g。

2. 制法 以上十五味，除红曲外，其余木瓜等十四味粉碎成粗粉，然后加入红曲。另取红糖 555 g，溶解于白酒 11 100 g 中，按照渗漉法，用红糖酒作溶剂，浸渍 48 小时后，以 1 ～ 3 mL/min 的速度缓缓渗漉，收集渗漉液，静置，滤过，即得。

3. 注解 本品祛风除湿，活血通络，养阴生津。用于风湿阻络、血脉淤阻兼有阴虚所致的痹病，症见关节疼痛、屈伸不利、四肢麻木。本品为棕红色的澄清液体，气芳香，味微甜、略苦。乙醇量应为 50% ～ 57%。每 1 mL 含防风以升麻素苷和 5-O- 甲基维斯阿米醇苷计，不得少于 20 μg。

四、酊剂

（一）概述

酊剂（tinctures）系指将原料药物用规定浓度的乙醇提取或溶解而制成的澄清液体制剂，也可用流浸膏稀释制成。供口服或外用。除另有规定外，每 100 mL 相当于原饮片 20 g。含毒剧药品的酊剂，每 100 mL 相当于原饮片 10 g; 有效成分明确者，应根据其半成品的含量加以调整，使符合药典各酊剂项下的规定。酊剂应检查乙醇量和甲醇量。酊剂可用溶解、稀释、浸渍或渗漉等法制备。

（二）代表方剂

十滴水

1. 处方 樟脑 25 g，干姜 25 g，大黄 20 g，小茴香 10 g，肉桂 10 g，辣椒 5 g，桉油 12.5 mL。

2. 制法　以上七味，除樟脑和桉油外，其余干姜等五味粉碎成粗粉，混匀，用 70% 的乙醇浸渍 24 小时后，进行渗漉，收集渗漉液约 750 mL，加入樟脑和桉油，搅拌使完全溶解，再继续收集渗漉液至 1 000 mL，搅匀，即得。

3. 注释　本品健胃，祛暑。用于因中暑而引起的头晕、恶心、腹痛、胃肠不适。本品为棕红色至棕褐色的澄清液体，气芳香，味辛辣。相对密度应为 0.87 ～ 0.92，乙醇量应为 60% ～ 70%。每 1 mL 含樟脑应为 20 ～ 30 mg; 含桉油以桉油精计，不得少于 6.3 mg。

五、丸剂

（一）概述

丸剂（pills）系指原料药物与适宜的辅料制成的球形或类球形固体制剂，包括蜜丸、水蜜丸、水丸、糊丸、蜡丸、浓缩丸、滴丸和糖丸等。

中药丸剂是我国应用最广泛的传统剂型之一，具有以下特点：①传统的中药丸剂药效作用迟缓且持久。②一些新型丸剂奏效迅速，可用于急救，如苏冰滴丸等。③可缓和某些药物的毒副作用。④可减缓挥发性成分的挥发或掩盖药物的不良臭味。⑤传统丸剂服用量大，儿童吞服困难；易污染微生物而发生霉变。

按赋形剂不同，中药丸剂可分为蜜丸、水丸、水蜜丸、浓缩丸、糊丸、蜡丸等。按制法不同，可分为泛制丸、塑制丸和滴制丸。

丸剂外观应圆整，大小、色泽均匀，无粘连现象。蜜丸应细腻滋润，软硬适中；蜡丸表面应光滑无裂纹，丸内不得有蜡点和颗粒；滴丸表面应无冷凝介质黏附。除另有规定外，供制丸剂用的药粉应为细粉或最细粉。根据原料药物和制剂的特性，除来源于动、植物多组分且难以建立测定方法的丸剂外，溶出度、释放度、含量均匀度等应符合要求。

（二）常用的辅料

1. 润湿剂 主要有水、酒、米醋、水蜜、药汁等。

2. 黏合剂　一些含纤维、油脂较多的饮片细粉，须用适宜的黏合剂才能使之成型。常用的黏合剂有蜂蜜、米糊或面糊、药材清（浸）膏、糖浆等。

3. 吸收剂　中药丸剂中，外加其他吸收剂（或稀释剂）的情况较少，一般用处方中出粉量高的饮片细粉作为浸出物、挥发油的吸收剂。此外，部分丸剂中可加入适量的崩解剂，以利于其崩解和释放。

（三）制备方法

1. 泛制法 泛制法系将饮片细粉和液体赋形剂交替加入泛丸设备（泛丸机、包衣锅等）中，使药粉润湿、翻滚、黏结成粒、逐渐增大并压实的制丸方法。用于制备水丸、水蜜丸、糊丸、浓缩丸等。除另有规定外，水丸、水蜜丸、浓缩水蜜丸和浓缩水丸应在80℃以下干燥；含挥发性成分或淀粉较多的丸剂（包括糊丸）应在60℃以下干燥；不宜加热干燥的应采用其他适宜的方法干燥。对于需要包衣的丸剂，可再进行包衣和打光。

2. 塑制法 塑制法系将饮片细粉与适宜的黏合剂混匀，制成软硬适度的可塑性丸块，再依次制丸条、分粒、搓圆的制丸方法。用于制备蜜丸、水蜜丸、水丸、糊丸、蜡丸、浓缩丸等。蜂蜜作为黏合剂时，须经炼制才可使用，根据炼制程度不同分为嫩蜜、中蜜或老蜜，制备时可根据品种、气候等具体情况选用。制备蜜丸时，炼蜜应趁热加入药粉中；当含有树脂类、胶类及含挥发性成分时，炼蜜应在60℃左右加入。制备蜡丸时，将蜂蜡加热熔化，待冷至60℃左右加入药粉。

3. 滴制法 滴制法系将饮片提取物或有效成分与基质加热熔融混匀，滴入不相混溶的冷凝液中，冷凝成丸的制丸方法。用于制备滴丸剂。

4. 其他制法 一些新型制丸方法有离心造丸法、挤出 - 滚圆制丸法、流化床制丸法等。

（四）分类及特点

1. 蜜丸（honeyed pills） 蜜丸系指饮片细粉以炼蜜为黏合剂制成的丸剂。其中每丸重量在0.5g（含0.5g）以上的称大蜜丸，每丸重量在0.5g以下的称小蜜丸。

蜜丸具有以下特点：①蜂蜜营养丰富，具有滋补、提神、镇咳、缓下、润燥、解毒、缓和药性、矫味等作用，因此蜜丸在临床上多用于镇咳祛痰药、补中益气药等；②蜜丸溶散慢，药效持久；③炼蜜对药粉的黏合力强，有较大的可塑性，制成的蜜丸光洁、滋润。

2. 水蜜丸（water-honeyed pills） 水蜜丸系指饮片细粉以炼蜜和水为黏合剂制成的丸剂。具有丸粒小，光滑、圆整，易于吞服的特点。与蜜丸比，水蜜丸节省蜂蜜，成本降低，易于贮存。

3. 水丸（watered pills） 水丸系指饮片细粉以水（或根据制法用黄酒、醋、稀药汁、糖液、含5%以下炼蜜的水溶液等）为黏合剂制成的丸剂。

水丸具有以下特点：①服用后较易溶散，起效较快；②泛制法制备时，可根据药物性质、气味等分层泛入，掩盖不良气味，防止芳香成分挥发，提高药物稳定性；③丸粒小，表面致密、光滑，易于吞服，利于贮存；④制备设备简单，但操作费时。

4. 浓缩丸（concentrated pills） 浓缩丸系指饮片或部分饮片提取浓缩后，与适宜的辅料或其余饮片细粉，以水、炼蜜或炼蜜和水为黏合剂制成的丸剂。根据所用黏合剂的不同，分为浓缩水丸、浓缩蜜丸和浓缩水蜜丸等。浓缩丸体积小、服用量小、携带和运输方便，节省大量的赋形剂；既符合中医用药特点又适于机械化生产。

5. 糊丸（starched pills） 糊丸系指饮片细粉以米粉、米糊或面糊等为黏合剂制成的丸剂。糊丸干燥后丸粒坚硬，口服溶散迟缓，可延长药效，减少药物对胃肠道刺激。适用于含毒性或刺激性较强的药物。

6. 蜡丸（wax pills） 蜡丸系指饮片细粉以蜂蜡为黏合剂制成的丸剂。蜡丸在体内外均不溶散，缓慢释药，可延长药效，并能防止药物中毒及刺激胃肠道。

（五）代表方剂

葛根芩连丸

1. 处方 葛根 1 000 g，黄芩 375 g，黄连 375 g，炙甘草 250 g。

2. 制法 取黄芩、黄连，分别用 50% 乙醇浸渍 24 小时后，进行渗漉，收集渗漉液，回收乙醇，并适当浓缩；葛根加水先煎 30 分钟，再加入黄芩、黄连药渣及炙甘草，继续煎煮 2 次，每次 1.5 小时，合并煎液，滤过，滤液浓缩至适量，加入上述浓缩液，继续浓缩成稠膏，减压低温干燥，粉碎成最细粉，用乙醇为湿润剂，泛丸，制成 300 g，过筛，于 60℃以下干燥，即得。

3. 注解 本品解肌透表，清热解毒，利湿止泻。用于湿热蕴结所致的泄泻腹痛、便黄而黏、肛门灼热；及风热感冒所致的发热恶风、头痛身痛。本品为深棕褐色至类黑色的浓缩水丸；气微，味苦。每 1 g 含葛根以葛根素计，不得少于 4.5 mg；含黄连以盐酸小檗碱计，不得少于 9.0 mg。

六、锭剂

（一）概述

锭剂（pastilles）系指饮片细粉与适宜黏合剂（或利用饮片细粉本身的黏性）制成的不同形状的固体制剂。锭剂的形状有长方形、纺锤形、圆柱形、圆锥形等，常用的黏合剂有蜂蜜、糯米粉等。应用时以液体研磨或粉碎后与液体混匀供外用或内服，也有整粒吞服者。锭剂的制备可采用模制法、捏搓法或泛制法。锭剂应平整光滑、色泽一致，无皱缩、飞边、裂隙、变形及空心。

（二）代表方剂

紫金锭

1. 处方　山慈菇 200 g，红大戟 150 g，千金子霜 100 g，五倍子 100 g，人工麝香 30 g，朱砂 40 g，雌黄 20 g。

2. 制法　朱砂、雄黄分别水飞成极细粉；山慈菇、五倍子、红大戟粉碎成细粉；将人工麝香研细，与上述粉末与千金子霜配研，过筛，混匀。另取糯米粉 320 g，加水做成团块，蒸熟，与上述粉末混匀，压制成锭，低温干燥，即得。

3. 注解　本品辟瘟解毒，消肿止痛。可用于中暑、脘腹胀痛、恶心呕吐、痢疾泄泻、小儿痰厥；外治疔疮疖肿、痄腮、丹毒、喉风。本品为暗棕色至褐色的长方形或棍状的块体，气特异，味辛而苦。本品可供口服或外用，口服一次 0.6 ～ 1.5 g，一日 2 次；外用，醋磨调敷患处。

七、中药片剂

（一）定义

中药片剂系指饮片细粉、提取物、提取物加细粉或与适宜的辅料制成的圆形或异形的片状固体制剂。

（二）分类

根据原料不同，可分为以下四类。

1. 全浸膏片　系指将处方中全部饮片用适宜的溶剂和方法浸提制成浸膏，加入适宜辅料制成的片剂。

2. 半浸膏片　系指将处方中部分饮片粉碎成细粉，余下部分制成稠浸膏，两者混合后，加入适宜辅料制成的片剂。稠浸膏可全部或部分代替黏合剂。是中药片剂中应用最多的一类。

3. 全粉片　系指将处方中全部饮片粉碎成细粉，加入适宜辅料制成的片剂。

4. 提纯片　系指将处方中全部饮片经过提纯、精制得到单体或有效部位，加入适宜辅料制成的片剂。

（三）制备

中药片剂与化学药物片剂制备方法基本相同，不同的是饮片须经粉碎、浸提、精制、浓缩等处理后，才能获得中间体供制备片剂。目前中药片剂所采用的制备工艺多数是湿法制粒压片法。在生产中，中药片剂与化学药片剂相比，更易出现以下问题。

（1）裂片：中药原料含纤维成分较多或油类成分较多时，易引起裂片，可分别加入糖分或吸收剂加以克服。

（2）粘冲：中药浸膏片含吸湿性成分较多，易产生粘冲。可通过控制环境湿度，用乙醇为润湿剂制粒，或选用抗湿性好的辅料等予以解决。

（3）变色或表面斑点：中药浸膏制成的颗粒过硬，浸膏颜色与润滑剂不同，挥发油吸收不充分，均易使片面出现斑点。可通过用浸膏粉制粒，润滑剂过细筛后再与颗粒混合，或将挥发油制成包合物或微囊后使用等予以解决。

（4）吸潮：中药片剂吸潮湿大多是由于浸膏中含糖类、树胶、淀粉、黏液质、鞣质、无机盐等易引湿性成分所致。可通过在干浸膏中加入适量辅料或饮片细粉，用水提醇沉法除去部分水溶性杂质，片剂包衣，改进包装材料或包装中放干燥剂等加以解决。

（四）代表方剂

牛黄解毒片

1. 处方　人工牛黄 5 g，雄黄 50 g，石膏 200 g，大黄 200 g，黄芩 150 g，桔梗 100 g，冰片 25 g，甘草 50g。

2. 制法　雄黄水飞成极细粉；大黄粉碎成细粉；人工牛黄、冰片研细；其余黄芩等四味加水煎煮 2 次，每次 2 小时，滤过，合并滤液。滤液浓缩成稠膏或干燥成干浸膏，加入大黄、雄黄粉末，制粒，干燥，再加入人工牛黄、冰片粉末，混匀，压制成 1 000 片（大片）或 1 500 片（小片），或包糖衣或薄膜衣，即得。

3. 注解　本品清热解毒。用于火热内盛、咽喉肿痛、牙龈肿痛、口舌生疮、目赤肿痛。本品为素片、糖衣片或薄膜衣片，素片或包衣片除去包衣后显棕黄色，有冰片香气，味微苦、辛。每片含黄芩以黄芩苷计，小片不得少于 3.0 mg；大片不得少于 4.5 mg。

八、中药胶囊剂

（一）定义

中药胶囊剂系指饮片细粉、提取物、提取物加细粉或与适宜的辅料，填充于空心胶囊或密封于软质囊材中的固体制剂。

（二）制备

制备中药硬胶囊剂时，药材量小的可粉碎成粉末或制成颗粒填充于空胶囊中；药材量大的可将部分饮片粉碎成细粉，其余饮片经过提取浓缩成稠膏后与细粉混匀，干燥，研细，过筛，混匀后填充于空胶囊中，或将全部饮片提取浓缩制成稠膏后加适当辅料，制颗粒，干燥混后填充于空胶囊中；挥发油等液体成分可用吸收剂吸收后填充于空胶囊中，或与适宜辅料填充于充液空胶囊中。中药提取浸膏的吸湿性较强，易导致硬胶囊吸湿，可通过改进制备工艺（制粒、包衣等），采用双铝箔包装和铝塑包装等予以解决。中药软胶囊剂多用于药材挥发油、油性提取物、能溶解或混悬于油的其他中药成分。

（三）代表方剂

感冒清热胶囊

1. 处方 荆芥穗 500 g，薄荷 150 g，防风 250 g，柴胡 250 g，紫苏叶 150 g，葛根 250 g，桔梗 150 g，苦杏仁 200 g，白芷 150 g，苦地丁 500 g，芦根 400 g。

2. 制法 取荆芥穗、薄荷、紫苏叶提取挥发油，蒸馏后的水溶液另器收集。药渣与其余防风等八味加水煎煮 2 次，合并煎液，滤过，滤液与上述水溶液合并，浓缩成稠膏，干燥，粉碎成细粉，过筛，加入上述荆芥穗等挥发油，混匀，装入胶囊，制成 1 000 粒，即得。

3. 注解 本品疏风散寒，解表清热。用于风寒感冒，头痛发热，恶寒身痛，鼻流清涕，咳嗽咽干。本品为硬胶囊，内容物为棕褐色的粉末；气香，味苦。每粒含葛根以葛根素计，不得少于 2.5 mg。

藿香正气软胶囊

1. 处方 苍术 195 g，陈皮 195 g，厚朴（姜制）195 g，白芷 293 g，茯苓 293 g，大腹皮 293 g，生半夏 195 g，甘草浸膏 24.4 g，广藿香油 1.95 mL，紫苏叶油 0.98 mL。

2. 制法 苍术、陈皮、厚朴、白芷用乙醇提取 2 次，合并醇提取液，浓缩成清膏；茯苓、大腹皮加水煎煮 2 次，煎液滤过，滤液合并；生半夏用冷水浸泡，每 8 小时换水一次，泡至透心后，另加干姜 16.5 g，加水煎煮第二次，煎液滤过，滤液合并；合并两次滤液，浓缩后醇沉，取上清液浓缩成清膏；甘草浸膏打碎后水煮化开，醇沉，取上清液浓缩制成清膏。将上述各清膏合并，加入广藿香油、紫苏叶油与适量辅料，混匀，制成软胶囊 1 000 粒，即得。

3. 注解 本品解表化湿，理气和中。用于外感风寒、内伤湿滞或夏伤暑湿所致的感冒，症见头痛昏重、胸膈痞闷、脘腹胀痛、呕吐泄泻；胃肠型感冒见上述证候者。本品为软胶囊，内容物为棕褐色的膏状物，气芳香，味辛、苦。每粒含厚朴以厚朴酚与和厚朴酚总量计，不得少于 3.01 mg；每粒含陈皮以橙皮苷计，不得少于 3.0 mg。

九、中药注射剂

（一）概述

中药注射剂系指饮片经浸提、纯化后制成的供注入体内的溶液、乳状液及临用前配制成溶液的粉末或浓缩液的无菌制剂。

中药注射剂在急、重症疾病领域具有一定优势，优于其他给药途径制剂，尤其适用于不宜口服给药的患者。在中药注射剂的多年研究、生产及应用过程中，体现出了以下问题：①传统理论对注射剂处方配伍、临床应用指导作用有限；②总体上基础研究相对薄弱；③质量控制水平亟待提高；④临床使用欠规范，说明书应完善；⑤易发生临床不良反应。

因此，只有在药物对威胁生命的重症、急症有确切疗效，或较其他给药途径疗效更显著时，才考虑制成中药注射剂。

（二）制备工艺

中药注射剂的制备包括原料制备及注射剂成型两部分。除了达到一般注射剂的要求外，中药注射剂更要重点关注原料的制备。中药注射剂的配制原料有单体有效成分、有效部位和总提取物。以单体有效成分或有效部位制成的注射剂澄明度好、质量稳定，是中药注射剂研究开发的重点。

（三）中药注射剂的质量控制

除了进行一般注射剂的质量检查外，还应根据制剂本身的特点，制定中药注射剂控制质量的检查项目和检查方法。

1. 杂质或异物检查　包括可见异物、不溶性微粒、有关物质、重金属及有害元素残留量、pH 的检查。

2. 安全性检查　包括异常毒性、过敏反应、溶血与凝聚、降压物质、热原或细菌内毒素、无菌、渗透压摩尔浓度的检查。

3. 成分的检测　含量测定可采用理化方法，也可采用生物检测法或其他方法。含量测定包括总固体含量测定、指标成分含量测定。

目前，现行的中药质量评价模式基本上是化学药品质量控制模式的模仿，不能完全符合中药的实际情况，存在很大的局限性。中药指纹图谱的建立，有利于实现中药质量控制标准与中医药理论的吻合，体现中医临床用药的特点，提高中药内在质量。为了更好地进行质量控制，确保中药注射剂质量和疗效的相对稳定，中药注射剂指纹图谱的应用越来越广。

（四）中药注射剂的质量问题

1. 可见异物与不溶性微粒　中药注射剂在灭菌后或在贮存过程中产生浑浊或沉淀，导致可见异物与不溶性微粒不合格。可采取在提取过程中尽可能去除杂质，调节药液的pH，在注射剂灌封前对药液进行热处理冷藏，合理选用注射剂的附加剂，应用超滤技术等措施加以解决。

2. 刺激性　中药注射剂的刺激性是限制其广泛应用的重要原因之一。可通过以下方法解决：消除有效成分的刺激性、去除杂质（如鞣质、钾离子等）、调整药液 pH、调整药液渗透压。

3. 疗效　中药的质量、组方的配伍、用药剂量，特别是提取与纯化方法，都将影响中药注射剂的疗效。可通过控制原料质量、调整剂量优化工艺、提高有效成分溶解度等措施加以解决。

（五）中药注射剂的合理应用

中药注射剂临床主要适用于急重症和不适合口服给药的患者。应用中药注射剂治疗疾病时，应密切观察不良反应，重视使用注意事项。

十、其他中药成方制剂

1. 流浸膏与浸膏剂　流浸膏剂（fluid extracts）、浸膏剂（extracts）系指饮片用适宜的溶剂提取，蒸去部分或全部溶剂，调整至规定浓度而成的制剂。除另有规定外，流浸膏剂系指每 1 mL 相当于饮片 1 g；浸膏剂分为稠膏和干膏两种，每 1 g 相当于饮片 2 ～ 5 g。除少数品种可直接供临床应用外，大多作为制备其他剂型的中间体。除另有规定外，流浸膏剂用渗漉法制备，也可用浸膏剂稀释制成；浸膏剂用煎煮法、回流法或渗漉法制备，全部提取液应低温浓缩至稠膏状，加稀释剂或继续浓缩至规定的量。流浸膏剂久置若发生沉淀，在乙醇和有效成分含量符合规定时，可滤除沉淀。

2. 中药贴膏剂　中药贴膏剂系将提取物、饮片与适宜的基质制成膏状物、涂布于背衬材料上供皮肤贴敷、可产生全身性或局部作用的一种薄片状柔性制剂。包括凝胶贴膏和橡胶贴膏。

3. 膏药（plaster）　膏药系指饮片、食用植物油与红丹（铅丹）或宫粉（铅粉）炼制成膏料，涂于背衬材料上，供皮肤贴敷的外用制剂。前者称黑膏药，后者称白膏药。主要用于拔脓生肌等。膏药的膏体应油润细腻、光亮、老嫩适度、涂抹均匀、无飞边缺口，加温后能黏贴于皮肤上且不移动。黑膏药应乌黑、无红斑；白膏药应无白点。

4. 胶剂（glue）　胶剂系指将动物皮、骨、甲或角用水煎取胶质，浓缩成稠胶状，经干燥后制成的固体块状内服制剂。其主要成分是动物水解蛋白类物质，并加入一定量的糖、油脂及酒（黄酒）等辅料。一般切成小方块或长方块。胶剂多供内服，其功能为补血、止血、祛风以及妇科调经等，以治疗虚劳、吐血、崩漏、腰腿酸软等症。胶剂应为色泽均匀，无异常臭味的半透明固体，溶于热水后应无异物。

5. 露剂（distillate）　露剂系指含挥发性成分的饮片用水蒸气蒸馏法制成的芳香水剂。露剂应澄清，不得有沉淀和杂质等。露剂应具有与原有药物相同的气味，不得有异臭。

6. 茶剂（medicinal tea）　茶剂系指饮片或提取物（液）与茶叶或其他辅料混合制成的内服制剂，可分为块状茶剂、袋装茶剂和煎煮茶剂。

第四节　中药制剂质量控制

中药制剂的成分众多，在制备和贮存过程中，更容易产生物理和化学变化。因此与化学药制剂相比，影响中药制剂成品质量控制的因素相对复杂，概括起来，主要体现在中药材的质量控制和制备工艺的质量控制上。

一、中药材的质量控制

中药材是中药制剂所用的主要原料。中药材的品种基原、产地、采收加工方法、采收季节、炮制及贮藏等因素都会影响其质量。

1. 产地　传统中药强调“道地药材”，因中药材易受产地环境、气候、光照、土质等影响，不同产地的药材质量差异很大。

2. 采收时间　一般认为中药材的品质取决于有效物质含量的多少。有效物质含量的高低与采收季节、时间、采收方法有着密切的关系，如淫羊藿的最佳采收期以 9 月中旬为佳，其所含淫羊藿苷含量显著高于其他月份。

3. 炮制加工　中药制剂的特点之一，就是不同的处方、不同的剂型对药材有不同的炮制要求和方法。通过炮制可以降低或消除药物的毒性或副作用，改变或缓和药物的性能，增强疗效，便于制剂和保存药效。以炮制合格后的饮片入药，才能适应中医辨证施治的要求，保证制剂有效、安全。

4. 饮片贮藏保管　中药饮片在入药前需要经历较长时间的运输、储存过程，此过程中如果贮藏保管方法和条件不当，就会产生虫蛀、发霉、泛油、变色、气味散失等变异现象。如果使用出现变异现象的饮片制备中药制剂，轻者疗效下降，甚者出现安全性问题。

二、制备工艺的质量控制

中药制剂的制备流程一般要经过浸提、精制分离、浓缩干燥、制剂成型、包装等工序。各工序的工艺参数对制剂质量会有不同程度的影响，确定工艺参数应有充分的理论和实践依据。

1. 浸提 药材的浸泡时间、浸提溶剂的种类、浸提方法和时间等因素均会影响中药成分的提取率，从而影响制剂质量。

2. 精制 精制方法不同，制剂所含成分差异显著，如吸附澄清法与水提醇沉法相比，保留了多糖等成分。同一精制方法工艺参数不同成分含量也有差别，如大孔吸附树脂洗脱溶剂的梯度选择对有效成分的保留和去除率有显著影响。

3. 干燥 物料的干燥温度和受热时间对所含热敏性成分有显著影响，应根据制剂主要成分的性质，结合生产实际需要综合考虑确定。

4. 成型 同一剂型采用不同的成型方法，制剂的一些质量指标会有显著变化。如颗粒剂采用挤出制粒、沸腾制粒和快速搅拌制粒法制备，其粒度分布、颗粒硬度、溶化性等具体数值一般有显著差异。同一成型方法的具体工艺参数不同，成品的一些质量指标也会有不同。如片剂成型中选择的压片机压力和片剂厚度不同，或者物料中所含细粉比例不同，成型后的片剂在硬度、崩解时间、脆碎度甚至溶出度等指标的具体数值上可能有显著差异。

5. 包装 包装材料、环境及操作人员的操作方式能对成品的稳定性产生影响。

三、中药制剂质量控制的特点和要点

中药及其制剂化学成分复杂，有效成分难以确定，目前的方法是首选主药、贵重药和毒剧药建立分析方法。分析时，考虑药材来源与炮制等方面的影响，同时针对不同工艺、剂型和辅料等选择适宜的分析方法和检测项目。除了通过对主要成分的鉴别和含量测定控制质量外，不同剂型的制剂有不同的质量控制要点。

1. 中药材及饮片 质量控制时应首先执行国家中药材标准和中药材炮制规范，目前尚未列入国家中药材标准的药材应执行省、自治区、直辖市药材标准，重点控制浸出物、含量测定、霉变等项目。

2. 液体制剂

（1）合剂（口服液）、糖浆剂：容易出现酸败、异臭、产生气体或其他变质现象，应重点控制相对密度、pH、微生物限度等项目。

（2）酒剂和酊剂：放置过程中易产生混浊沉淀，应重点控制乙醇含量。

（3）注射剂：在生产、使用过程中易出现可见异物与不溶性微粒、刺激性和疗效不稳定问题，应重点加强澄明度、pH、无菌、热原、溶血、刺激性等项目控制。

3. 半固体制剂 煎膏剂在贮存期间可能出现析出糖的结晶现象，故应重点控制性状（反砂、分层）、相对密度及溶化性检查等项目。流浸膏剂要注意控制乙醇量。

4. 固体制剂

（1）丸剂：泛制法制备的丸剂容易出现外观色泽不匀、粒度不均、溶散超时限等问题，故水丸、水蜜丸、浓缩丸、糊丸、微粒丸应着重控制性状、重量差异、溶散时限等项目。塑制法制备的蜜丸、水蜜丸等容易出现表面粗糙、空心、丸粒过硬、皱皮、微生物限度超标等问题，应重点控制性状、水分、微生物限度检查等项目。

（2）散剂：散剂贮存过程中容易出现潮解、结块、流动性下降、变色、分解、微生物污染等现象，应重点控制性状、外观均匀度、装量差异、水分、微生物限度检查等项目。

（3）颗粒剂：含有浸膏或以糖为主要赋形剂的颗粒剂容易出现吸潮结块、潮解，从而发生微生物繁殖、药物降解等变化，故应重点控制性状、水分、粒度检查、微生物限度检查等项目。

（4）片剂：中药片剂容易出现松片、崩解迟缓、片重差异超限、变色或表面有斑点及微生物污染等问题，应重点控制性状、硬度、重量差异、崩解时限、微生物限度检查等项目。

第二章　中药的配伍与禁忌

第一节 中药的配伍

按照病情的不同需要和中药的药性功用特点，有选择地将两种或两种以上的中药配合在一起应用，称作中药的配伍。

前人将单味药的应用同药与药之间的配伍关系。总结为七个方面，称为中药的“七情”，包括单行、相须、相使、相畏、相杀、相恶、相反。药物配合应用，相互之间会产生一定的作用，有的可以增进原有的疗效，有的可以相互抵消或削弱原有的功效，有的可以降低或消除毒副作用，也有的合用可以产生毒副作用。因此，《神农本草经》将各种中药的配伍关系归纳为“有单行者，有相须者，有相使者，有相畏者，有相恶者，有相反者，有相杀者，凡此七情，合和视之”。

1. 单行　单行是指单用一味中药来治疗某种病情单一的疾病。对于病情比较单纯的病证，往往选择一种针对性较强的中药即可达到治疗目的，符合简便验廉的原则。如独参汤，即重用人参一味药，治疗大失血等所引起元气虚脱的危重病证；清金散，即单用一味黄芩，治疗肺热咳嗽的病证。再如马齿苋治疗痢疾、夏枯草膏消瘿瘤、益母草膏调经止痛、鹤草芽驱除绦虫、柴胡针剂发汗解热、丹参片治疗胸痹心绞痛等，都是行之有效的治疗方法。

2. 相须　相须是指两种性能功效类似的中药配合应用，可以增强原有药物的功效。如麻黄配桂枝，能增强发汗解表、祛风散寒的作用；附子、干姜配合应用，以增强温阳守中、回阳救逆的功效；陈皮配半夏，以加强燥湿化痰、理气和中之功；全蝎、蜈蚣同用，能明显增强息风止痉定搐的作用。像这种同类相须配伍应用的例证，历代文献有不少记载。相须构成了复方用药的配伍核心，是中药配伍应用的主要形式之一。

3. 相使　相使是将在性能功效方面有某些共性，或性能功效虽不相同，但是治疗目的一致的中药配合应用。以其中一种中药为主，另一种中药为辅，两药合用，辅药可以提高主药的功效。如黄芪配茯苓治脾虚水肿，黄芪为健脾益气、利尿消肿的主药，茯苓淡渗利湿健脾，可增强黄芪补气利水的作用；枸杞子配菊花治目暗昏花，枸杞子为补肾益精、养肝明目的主药，菊花清肝明目，可以增强枸杞子的补虚明目作用；又如石膏配牛膝治胃火牙痛，石膏为清胃降火、消肿止痛的主药，牛膝引火下行，可增强石膏清火止痛的作用；黄连配木香治湿热泻痢，里急腹痛，黄连为清热燥湿、解毒止痢的主药，木香调中宣滞、行气止痛，可增强黄连清热燥湿、行气化滞的功效。可见相使配伍药不必同类，一主一辅，相辅相成，辅药能提高主药的疗效，即是相使的配伍。

4. 相畏　相畏是指一种中药的毒性或副作用能被另一种中药降低或消除。如半夏畏生姜，即生姜可以抑制半夏的毒副作用，生半夏可“戟入咽喉”，令人咽痛音哑，用生姜炮制后成姜半夏，其毒副作用得到缓解；甘遂畏大枣，大枣可抑制甘遂峻下逐水、损伤正气的毒副作用；熟地畏砂仁，砂仁可以减轻熟地滋腻碍胃、影响消化的副作用；常山畏陈皮，陈皮可以缓和常山截疟而引起恶心、呕吐的胃肠反应。这些都是相畏配伍的范例。

5. 相杀　相杀是指一种中药能够降低或消除另一种中药的毒性或副作用。如羊血杀钩吻毒、金钱草杀雷公藤毒、麝香杀杏仁毒、绿豆杀巴豆毒、生白蜜杀乌头毒、防风杀砒霜毒等。由此可见，相畏和相杀没有本质的区别，是从自身的毒副作用受到对方的抑制和自身能消除对方毒副作用的不同角度提出来的配伍方法，是同一配伍关系的两种不同提法。

6. 相恶　相恶即两药合用，一种中药能使另一种中药原有功效降低甚至丧失。如人参恶莱菔子，莱菔子能削弱人参的补气作用；生姜恶黄芩，黄芩能削弱生姜的温胃止呕作用。

7. 相反　相反是指两种中药同用能产生或增强毒性或副作用。如甘草反甘遂、贝母反乌头等。

上述中药的七情配伍除单行外，相须、相使可以起到协同作用，能提高药效，是临床常用的配伍方法；相畏、相杀可以减轻或消除毒副作用，以保证安全用药，是使用毒副作用较强药物的配伍方法，也可用于有毒中药的炮制及中毒解救；相恶是因为中药的拮抗作用，抵消或减弱其中一种中药的功效；相反是中药相互作用，能产生或增强毒性反应或强烈的副作用。故相恶、相反是中医配伍用药的禁忌。

历代医家都十分重视中药的配伍，除上述中药七情所总结的配伍用药规律外，两药合用能产生与原有中药均不相同的功效。如桂枝配芍药以调和营卫，解肌发表；柴胡配黄芩以和解少阳，消退寒热；枳实配白术以寓消于补，消补兼施；干姜配五味子以开阖并用，宣降肺气；晚蚕沙配皂角子以升清降浊，滑肠通便；黄连配干姜以寒热并调，降阳和阴；肉桂配黄连以交通心肾，水火互济；黄芪配当归以阳生阴长，补气生血；熟地配附子以阴中求阳，阴阳并调。这些都是前人配伍用药的经验总结，是七情配伍用药的发展。人们习惯将两药合用能起到协同作用，增强药效，或消除毒副作用，抑其所短，专取所长，或产生与原药各不相同的新作用等经验配伍，统称为“药对”或“对药”。这些药对往往又构成许多中医复方的主要组成部分。因此，深入研究中医药对配伍用药经验，不仅对提高药效、扩大中药应用范围、降低毒副作用、适应复杂病情、不断发展七情配伍用药理论有着重要意义，同时对开展中医复方研究，解析其主体结构，掌握中医遣药组方规律也是十分有必要的。

中药的配伍应用是中医用药的主要形式。中医在辨证审机、确立治法的基础上，按照组方原则，通过选择合适中药、确定适当剂量、规定适宜剂型及用法等一系列过程，最后完成的中药治疗处方，即是方剂。方剂是中药配伍的发展，也是中药配伍应用更为普遍、更为高级的形式。

第二节 配伍禁忌

所谓配伍禁忌，就是指某些中药合用会产生或增强剧烈的毒副作用，或降低、破坏药效，因而应该避免配合应用，即《神农本草经》所谓的“勿用相恶、相反者”。

目前医药界共同认可的中药配伍禁忌有“十八反”和“十九畏”。

十八反歌诀最早见于金代张子和的《儒门事亲》：“本草明言十八反，半蒌贝蔹及攻乌，藻戟遂芫俱战草，诸参辛芍叛藜芦。”十八反是指乌头（包括川乌、草乌、附子）反浙贝母、川贝母、平贝母、伊贝母、湖北贝母、瓜蒌、瓜蒌皮、瓜蒌子、天花粉、半夏、白及、白蔹，甘草反甘遂、京大戟、红大戟、海藻、芫花，藜芦反人参、西洋参、党参、丹参、玄参、南沙参、北沙参、苦参、细辛、白芍、赤芍。

十九畏歌诀首见于明代刘纯的《医经小学》：“硫黄原是火中精，朴硝一见便相争，水银莫与砒霜见，狼毒最怕密陀僧，巴豆性烈最为上，偏与牵牛不顺情，丁香莫与郁金见，牙硝难合京三棱，川乌、草乌不顺犀，人参最怕五灵脂，官桂善能调冷气，若逢石脂便相欺，大凡修合看顺逆，炮爁炙煿莫相依。”十九畏是指硫黄畏朴硝（芒硝），水银畏砒霜，狼毒畏密陀僧，巴豆畏牵牛，丁香畏郁金，川乌、草乌畏犀角，牙硝（芒硝）畏三棱，官桂（肉桂）畏赤石脂，人参畏五灵脂。

此后，虽然《本草纲目》《药鉴》《炮炙大法》等书所记略有出入，但不如上述十八反、十九畏歌诀那样广为传诵。

反药能否同用，历代医家众说纷纭。一些医家认为反药同用会增强毒性、损害机体，因而强调反药不可同用。除《神农本草经》提出“勿用相恶、相反者”外，《本草经集注》也谓：“相反则彼我交仇，必不宜合。”孙思邈则谓：“草石相反，使人迷乱，力甚刀剑。”这些医家均强调了反药不可同用。有的医家如《医说》甚则描述了相反药同用而致的中毒症状及解救方法。现代临床、实验研究也有不少文献报道反药同用（如贝母与乌头同用、巴豆与牵牛同用）引起中毒的例证。因此，相畏、相恶、相反的药物一般情况下不宜同用，以免发生意外。

第三节 证候用药禁忌

药物药性不同，其作用各有专长和一定的适应范围，因此对于某类或某种病证，应当避免使用某类或某种药物，这称为证候用药禁忌，也称为病证用药禁忌。

由于药物皆有偏性，或寒或热，或补或泻，或升或降，或润或燥等，因此任何一种中药，对于特定的证候，都有宜也有忌。临床用之得当，可以其偏性纠正疾病所表现出来的病理偏向；若使用不当，则其偏性可能会反助病势，加重病情或导致新的病理偏向。因此，凡药不对证，药物功效不为病情所需，而有可能导致病情加重、恶化或产生新的疾病，原则上都属于临床用药禁忌的范围。

如麻黄辛温，功能为发汗解表、散风寒，又能宣肺平喘、利尿，故只适用于外感风寒表实无汗和肺气不宣的喘咳，而对表虚自汗及阴虚盗汗、肺肾虚喘者则应禁止使用。又如黄精甘平，功能为滋阴补肺、补脾益气，主要用于肺虚燥咳、脾胃虚弱及肾虚精亏的病证，但因其性质滋腻，易助湿邪，因此，凡脾虚湿阻、痰湿壅滞、气滞腹满者则不宜服用黄精。一般而言，除了药性极为平和者无须禁忌外，中药大多有证候用药禁忌。

第四节 妊娠用药禁忌

妊娠用药禁忌是指妇女妊娠期间治疗用药的禁忌。妊娠禁忌药专指妇女妊娠期除中断妊娠、引产外，不能使用的药物。

在传统的妊娠用药禁忌理由中，能损害胎元、引起堕胎是早期妊娠用药禁忌的主要理由。随着人们对妊娠禁忌药的认识逐渐深入，对妊娠用药禁忌理由的认识也逐步加深，归纳起来，主要如下：①对母体不利；②对胎儿不利；③对产程不利；④对小儿不利。今天，无论是从用药安全的角度，还是从优生优育的角度来认识这几点，都是应当给予高度重视的。总之，凡对妊娠期的孕妇和胎儿不安全及不利于优生优育的药物，均属妊娠禁忌药。

在为数众多的妊娠禁忌药中，不同的药物对妊娠的危害程度有所不同，因而在临床上也应区别对待。古代对妊娠禁忌药主要提禁用与忌用，较少提慎用。近代则多根据临床实际和药物对于胎元损害程度的不同，一般可分为禁用与慎用两大类：妊娠禁用药是指毒性强的药、攻邪作用峻猛的药以及堕胎作用较强的药，如巴豆、牵牛子、大戟、商陆、麝香、三棱、莪术、水蛭、斑蝥、马钱子、川乌、雄黄、砒石等；妊娠慎用药主要包括活血化瘀药、行气药、攻下导滞药、药性辛热的温里药以及性质滑利之品，如桃仁、红花、牛膝、枳实、大黄、附子、肉桂、干姜、木通、冬葵子、瞿麦等。

对于妊娠妇女，凡属于禁用的药物是绝对不能使用的；而慎用的药物，可根据病情的需要斟酌使用，但要注意辨证准确，掌握好剂量与疗程，并通过恰当的炮制和配伍，尽量减轻药物对妊娠的危害，做到用药有效而安全。如《金匮要略》以桂枝茯苓丸治妊娠瘀病、吴又可用承气汤治孕妇时疫见阳明腑实证，此即《内经》所谓“有故无殒，亦无殒也”的道理。必须强调的是，除非是临床必用，一般应尽量避免使用此类药物，以防发生事故。

第五节 服药饮食禁忌

服药时的饮食禁忌是指服药期间对某些食物的禁忌，简称食忌，也就是通常所说的忌口。中医历来重视服药饮食禁忌，它对于确保临床用药安全而有效有重要的意义。

服药时饮食禁忌的理由，前人也有不少论述，归纳起来包括避免影响疗效、诱发原有病证或导致新病、产生不良反应。

《本草经集注》说：“服药，不可多食生胡荽及蒜、生菜。服药，不可多食诸滑物果实。服药，不可多食肥猪、犬肉、肥羹及鱼臊脍。”其指出在服药期间，一般应忌食生冷、油腻、腥膻、有刺激性的食物。又根据病情的不同，饮食禁忌也有区别。如热性病应忌食辛辣、油腻、煎炸性食物；寒性病应忌食生冷食物、清凉饮料等；胸痹患者应忌食肥肉、脂肪、动物内脏，忌烟、酒等；肝阳上亢头晕目眩、烦躁易怒者应忌食胡椒、辣椒、大蒜、白酒等辛热助阳之品；黄疸胁痛者应忌食动物脂肪及辛辣刺激之品；脾胃虚弱者应忌食油炸黏腻、寒冷固硬、不易消化的食物；肾病水肿者应忌食盐、碱过多和酸辣太过的刺激性食品；疮疡、皮肤病患者应忌食鱼、虾、蟹等腥膻发物及辛辣刺激性食品。

此外，古代文献记载：甘草、黄连、桔梗忌猪肉；鳖甲忌苋菜；常山忌葱；地黄、何首乌忌葱、蒜、萝卜；丹参、茯苓、茯神忌醋；土茯苓、使君子忌茶；薄荷忌蟹肉及蜜反生葱、柿反蟹等。以上这些也应作为服药饮食禁忌的参考。

第三章　祛风湿药

凡以祛除风湿之邪为主要功效，常用以治疗风湿痹证的药物，称为祛风湿药。

本类药物味多辛苦，性温或凉。辛能散能行，既可驱散风湿之邪，又能通达经络之闭阻；苦味燥湿，使风湿之邪无所留着。故本类药物能祛除留着于肌肉、经络、筋骨的风湿之邪，有的还兼有舒筋、活血、通络、止痛或补肝肾、强筋骨等作用。主要用于风湿痹证之肢体疼痛，关节不利、肿大，筋脉拘挛等症。部分药物还适用于肝肾亏虚，腰膝酸软、下肢痿弱等。

祛风湿药根据其药性和功效的不同，分为祛风寒湿药、祛风湿热药、祛风湿强筋骨药三类。分别适用于风寒湿痹、风湿热痹及痹证日久、筋骨无力者。

使用祛风湿药时，应根据痹证类型、邪犯部位、病程新久的不同，选择相应的药物并作适当配伍。如风邪偏盛的行痹，应选择善能祛风的祛风湿药，佐以活血养营之品；湿邪偏盛的着痹，应选用温燥的祛风湿药，佐以健脾渗湿之品；寒邪偏盛的痛痹，当选用温性较强的祛风湿药，佐以通阳温经之品；若风、湿、热三气杂至所致的热痹，及外邪入里而从热化或郁久化热者，当选用寒凉的祛风湿药，酌情配伍凉血清热解毒药。感邪初期，病邪在表，当配伍散风胜湿的解表药，病邪入里，须与活血通络药同用；若夹有痰浊、瘀血者，须与化痰、散瘀药同用；痹证日久，损及肝肾，或肝肾素虚，复感风湿者，应选用祛风湿强筋骨药，配伍补肝肾、益气血之品，以扶正祛邪。

辛温性燥的祛风湿药，易伤阴耗血，故阴血亏虚者应慎用。

痹证多属慢性疾病，为服用方便，可制成酒剂或丸散剂，且酒能“助药势、行血脉”，增强祛风湿药的功效。也可制成外敷剂型，直接用于患处。

药理分析证明，祛风湿药一般具有不同程度的抗炎、镇痛、调节机体免疫等作用。部分祛风湿药尚有抗菌、抗肿瘤、镇静、降血压、抑制血小板聚集等作用。常用于风湿性关节炎、类风湿性关节炎、强直性脊柱炎、坐骨神经痛、纤维组织炎、肩周炎、腰肌劳损、骨质增生、半身不遂及某些皮肤病等。

第一节 祛风寒湿药

本节药物味多辛苦，性温，入肝、脾、肾经。辛能行散祛风，苦能燥湿，温通祛寒。具有较好的祛风、除湿、散寒、止痛、通经络等作用，尤以止痛为其特点。主要适用于风寒湿痹，肢体关节疼痛，痛有定处，遇寒加重等。经配伍亦可用于风湿热痹。

一、独活

此药为伞形科植物重齿毛当归的干燥根。主产于四川、湖北。春初苗刚发芽或秋末茎叶枯萎时采挖，除去须根和泥沙，摊晾至表皮干燥，烘至半干，堆置 2 ～ 3 天，发软后再烘至全干，切片。此药有特异香气，味苦、辛，微麻舌。以根条粗肥，香气浓郁者为佳。生用。

（一）药性

辛、苦，微温。归肾、膀胱经。

（二）功效

祛风除湿，通痹止痛，解表。

（三）功能解析

1. 风寒湿痹，腰膝疼痛　此药辛散苦燥，气香温通，功善祛风湿、止痹痛，为治风湿痹痛之主药，凡风寒湿邪所致之痹证，无论新久，均可应用。因其主入肾经，性善下行，“宣肾经之寒湿”，故尤以下半身风寒湿痹为宜。治风寒湿痹，肌肉、腰背、手足疼痛，可与当归、白术、牛膝等同用；若与桑寄生、杜仲、人参等配伍，可治痹证日久正虚，腰膝酸软，关节屈伸不利者，如独活寄生汤（《千金要方》）。

2. 风寒夹湿头痛　此药辛散苦燥温通，能发散风寒湿邪而解表，治外感风寒夹湿所致的头痛头重，一身尽痛，多配羌活、藁本、防风等，如羌活胜湿汤（《内外伤辨惑论》）。

3. 少阴伏风头痛　此药善入肾经而搜伏风，与细辛、川芎等相配，可治风扰肾经，伏而不出之少阴头痛。

其祛风湿之功，亦治皮肤瘙痒，内服或外洗皆可。

（四）用法用量

煎服，3 ～ 10 g。外用适量。

（五）药理分析

1. 化学成分　此药主要含蛇床子素、香柑内酯、花椒毒素、二氢欧山芹醇当归酸酯等。《中国药典》规定此药含蛇床子素不得少于 0.5%，含二氢欧山芹醇当归酸酯不得少于 0.08%。

2. 药理作用　独活有抗炎、镇痛及镇静作用，对血小板聚集有抑制作用；能延缓脑衰老，并有降压作用，但不持久；所含香柑内酯、花椒毒素等有光敏及抗肿瘤作用。

二、威灵仙

此药为毛茛科植物威灵仙、棉团铁线莲或东北铁线莲的干燥根和根茎。主产于辽宁、吉林、黑龙江等地。秋季采挖，除去泥沙，晒干，切段。威灵仙气微，味淡；棉团铁线莲味咸；东北铁线莲味辛辣。以条匀、皮黑、肉白、坚实者为佳。生用。

（一）药性

辛、咸，温。归膀胱经。

（二）功效

祛风湿，通经络，止痛，消骨鲠。

（三）功能解析

1. 风湿痹痛　此药辛散温通，性猛善走，既能祛风湿，又能通经络而止痛，为治风湿痹痛之要药。凡风湿痹痛，肢体麻木，筋脉拘挛，屈伸不利，无论上下皆可应用，尤宜于风邪偏盛，拘挛掣痛，游走不定者。可单用为末服，也可与蕲蛇、附子、当归等配伍。

2. 骨鲠咽喉　此药味咸，能软坚而消骨鲠，可单用或与砂糖、醋煎后慢慢咽下。《本草纲目》则与砂仁、砂糖煎服。

此外，此药通络止痛之功，还可用治跌打伤痛。

（四）用法用量

煎服，6 ～ 10 g。消骨鲠可用 30 ～ 50 g。

（五）使用注意

此药辛散走窜，气血虚弱者慎服。

（六）药理分析

1. 化学成分　此药主要含齐墩果酸、常春藤皂苷元、原白头翁素、棕榈酸等。《中国药典》规定此药含齐墩果酸不得少于 0.3%。

2. 药理作用　威灵仙有镇痛抗炎、抗利尿、降血压、保肝、利胆、松弛平滑肌等作用；原白头翁素对革兰阳性及阴性菌和真菌都有较强的抑制作用。煎剂可使食管蠕动节律增强，频率加快，幅度增大，能松弛肠平滑肌；醋浸液对鱼骨刺有一定软化作用，并使咽及食道平滑肌松弛，促使骨刺松脱。其醇提取物有引产作用。

三、徐长卿

此药为萝藦科植物徐长卿的干燥根和根茎。全国大部分地区均产。秋季采挖，除去杂质，阴干，切段。此药气香，味微辛凉。以香气浓者为佳。生用。

（一）药性

辛，温。归肝、胃经。

（二）功效

祛风除湿，止痛，止痒。

（三）功能解析

1. 风湿痹痛　此药味辛性温，具有祛风除湿、通络止痛之功，常用于风湿痹证，腰膝酸痛等证。治疗风寒湿痹、关节疼痛、筋脉拘挛者，可与防己、威灵仙、木瓜等配伍；肝肾亏虚、寒湿痹阻、腰膝酸软疼痛者，可与杜仲、续断、独活等同用。

2. 胃痛胀满，牙痛，腰痛，跌扑伤痛，妇女痛经　此药具有较强的止痛作用，故常用于各种痛证。治疗寒凝气滞、脘腹疼痛者，可与高良姜、延胡索配伍；治疗龋齿牙痛者，可与细辛、花椒同用；治疗气滞血瘀、妇女月经不调、经行腹痛者，可与川芎、当归、香附等配伍；若治疗跌打伤痛，瘀血内阻者，可与当归、乳香、没药等同用。

3. 风疹，湿疹　此药具有祛风、除湿、止痒之功。治疗风疹湿疹、瘙痒不止者，可单用内服与外洗，亦可与苦参、黄柏、白鲜皮等配伍。

（四）用法用量

煎服，3 ～ 12 g，后下。

（五）使用注意

孕妇慎用。

（六）药理分析

1. 化学成分　此药主要含丹皮酚，异丹皮酚，β- 谷甾醇，徐长卿苷等。《中国药典》规定此药含丹皮酚不得少于 1.3%。

2. 药理作用　此药有明显的镇静、镇痛、抗菌、抗炎作用，并有改善心肌代谢的作用，对肠道平滑肌有解痉作用。

四、川乌

此药为毛茛科植物乌头的干燥母根。主产于四川、云南、陕西。6月下旬至8月上旬采挖，除去子根、须根及泥沙，晒干。此药气微，味辛辣、麻舌。以饱满、质坚实、断面色白、无空心者为佳。生用或制后用。

（一）药性

辛、苦，热。归心、肝、肾、脾经。生川乌有大毒，制川乌有毒。

（二）功效

祛风除湿，温经止痛。

（三）功能解析

1. 风寒湿痹，关节疼痛　此药辛热苦燥，善于驱逐寒湿、温经止痛，为治寒湿痹痛之佳品，“一切沉寒痼冷之症，用此无不奏效”，尤宜于寒邪偏盛之痹痛。治寒湿侵袭、历节疼痛、不可屈伸者，常与麻黄、芍药、甘草等配伍，如乌头汤（《金匮要略》）；若与草乌、地龙、乳香等同用，可治寒湿瘀血留滞经络、肢体筋脉挛痛、关节屈伸不利日久不愈者，如小活络丹（《和剂局方》）。

2. 少腹冷痛，寒疝作痛　此药辛散温通，散寒止痛之功显著，故又常用于阴寒内盛之少腹冷痛。治心痛彻背、背痛彻心者，常配赤石脂、干姜、花椒等，如乌头赤石脂丸（《金匮要略》）；治寒疝、绕脐腹痛、手足厥冷者，多与蜂蜜同煎，如大乌头煎（《金匮要略》）。

3. 跌仆伤痛，麻醉止痛　此药止痛效佳，可治跌打损伤、骨折瘀肿疼痛，多与自然铜、乳香、地龙等同用。古方又常以此药作为麻醉止痛药，多以生品与生草乌并用，配伍羊踯躅、姜黄等，如整骨麻药方（《医宗金鉴》）；或配生南星、蟾酥等外用以达局部麻醉之效，如外敷麻药方（《医宗金鉴》）。

（四）用法用量

制川乌煎服，1.5～3 g，宜先煎、久煎。生品宜外用，适量。

（五）使用注意

生品内服宜慎，孕妇禁用。制川乌孕妇慎用。不宜与半夏、川贝母、浙贝母、平贝母、伊贝母、湖北贝母、瓜蒌、瓜蒌皮、瓜蒌子、天花粉、白及、白蔹同用。

（六）药理分析

1. 化学成分 此药主要含多种生物碱，主要为乌头碱、次乌头碱、新乌头碱等，以及乌头多糖A、B、C、D等。制川乌主含苯甲酰乌头胺，苯甲酰中乌头胺，苯甲酰次乌头胺等。《中国药典》规定此药含乌头碱、次乌头碱、新乌头碱的总量应为0.05%～0.17%。

2. 药理作用 川乌有明显的抗炎、镇痛、免疫抑制作用，有强心作用，但剂量加大则会引起心律失常，终致心脏抑制；乌头碱可引起心律不齐，还可增强毒毛花苷K对心肌的毒性作用，有明显的局部麻醉作用；注射液对胃癌细胞有抑制作用。

3. 不良反应 川乌服用不当可引起中毒，其症状为口舌、四肢及全身麻木，流涎，恶心，呕吐，腹泻，头昏，眼花，口干，脉搏减缓，呼吸困难，手足搐搦，神志不清，大小便失禁，血压及体温下降，心律失常，室性期前收缩和窦房停搏等。严重者，可致循环、呼吸衰竭及严重心律失常而死亡。

五、木瓜

此药为蔷薇科植物贴梗海棠的干燥近成熟果实。主产于安徽、湖南、湖北、浙江、四川。安徽宣城产者称“宣木瓜”，质量较好。夏、秋二季果实绿黄时采收，置沸水中烫至外皮灰白色，对半纵剖，晒干。此药气微清香，味酸。以个大、皮皱、紫红色者为佳。切片，生用。

（一）药性

酸，温。归肝、脾经。

（二）功效

舒筋活络，化湿和中。

（三）功能解析

1. 湿痹拘挛，腰膝关节酸重疼痛 此药味酸入肝，善于舒筋活络，且能祛湿除痹，尤为湿痹筋脉拘挛之要药，亦常用于腰膝关节酸重疼痛。常与乳香、没药、地黄同用，治筋急项强，不可转侧。与羌活、独活、附子配伍，治脚膝疼痛而不能远行久立者。

2. 脚气浮肿 此药温通，祛湿舒筋，为脚气浮肿常用药，多配吴茱萸、槟榔、紫苏等，治感受风湿、脚气肿痛不可忍者，如鸡鸣散（《朱氏集验方》）。

3. 暑湿吐泻，转筋挛痛 此药温香入脾，能化湿和中，湿去则中焦得运，泄泻可止；味酸入肝，舒筋活络而缓挛急。治湿阻中焦之腹痛吐泻转筋、偏寒湿者，常配吴茱萸、小茴香、紫苏等；偏暑湿者，多配蚕沙、薏苡仁、黄连等，如蚕矢汤（《霍乱论》）。

此外，此药尚有消食作用，用于消化不良者，并能生津止渴，可治津伤口渴。

（四）用法用量

煎服，6～9 g。

（五）使用注意

胃酸过多者不宜服用。

（六）药理分析

1. 化学成分　此药主要含齐墩果酸、熊果酸、苹果酸、枸橼酸、酒石酸、多糖以及皂苷等。《中国药典》规定此药含齐墩果酸和熊果酸的总量不得少于 0.5%。

2. 药理作用　此药有抗炎、镇痛、松弛胃肠道平滑肌及抗菌作用。木瓜混悬液有保肝作用。新鲜木瓜汁和木瓜煎剂对肠道菌和葡萄球菌有明显的抑菌作用。其提取物对小鼠艾氏腹水癌及腹腔巨噬细胞吞噬功能有抑制作用。

第二节　祛风湿热药

本类药物性味多为辛苦寒，入肝脾肾经。辛能行散，苦能燥湿，寒能清热。具有良好的祛风除湿，通络止痛，清热消肿之功，主要用于风湿热痹，关节红肿热痛。经配伍亦可用于风寒湿痹。

一、秦艽

此药为龙胆科植物秦艽、麻花秦艽、粗茎秦艽或小秦艽的干燥根。前三种按性状不同分别习称“秦艽”和“麻花艽”，后一种习称“小秦艽”。主产于甘肃、青海、内蒙古、陕西、山西。春、秋二季采挖，除去泥沙；秦艽及麻花艽晒软，堆置“发汗”至表面呈红黄色或灰黄色时，摊开晒干，或不经“发汗”直接晒干；小秦艽趁鲜时搓去黑皮，晒干，切厚片。此药气特异，味苦、微涩。以色棕黄、气味浓厚者为佳。生用。

（一）药性

辛、苦，平。归胃、肝、胆经。

（二）功效

祛风湿，清湿热，舒筋络，止痹痛，退虚热。

（三）功能解析

1. 风湿痹证，筋脉拘挛，骨节酸痛 此药辛散苦泄，质偏润而不燥，善于祛风湿、舒筋络、止痹痛，为“风药中之润剂”，能“通关节，流行脉络”，凡风湿痹痛，筋脉拘挛，骨节酸痛，无问寒热新久，均可配伍应用。其因性平偏凉，兼有清热作用，故对热痹尤为适宜，多配防己、络石藤、忍冬藤等；若配天麻、羌活、川芎等，可治风寒湿痹。

2. 中风半身不遂 此药既能祛风邪，又善舒筋络，可用于中风半身不遂、口眼㖞斜、四肢拘急、舌强不语等，单用或配伍均可。若与升麻、葛根、防风等配伍，可治中风口眼㖞斜、言语不利、恶风恶寒者；与当归、熟地黄、白芍等同用，可治血虚中风者。

3. 湿热黄疸 此药苦以降泄，能清肝胆湿热而退黄。治疗湿热黄疸，《海上集验方》即单用为末服；亦可与茵陈蒿、栀子、大黄等配伍。

4. 骨蒸潮热，小儿疳积 发热此药能退虚热、除骨蒸，为治虚热要药。治骨蒸日晡潮热，常与青蒿、地骨皮、知母等同用，如秦艽鳖甲散（《卫生宝鉴》）；若与人参、鳖甲、柴胡等配伍，可治肺痿骨蒸劳嗽；治小儿疳积发热，多与银柴胡、地骨皮等相伍。

（四）用法用量

煎服，3 ～ 10 g。

（五）药理分析

1. 化学成分 此药主要含秦艽碱甲、乙、丙，龙胆苦苷，当药苦苷，马钱苷酸等。《中国药典》规定此药含龙胆苦苷和马钱苷酸的总量不得少于 2.5%。

2. 药理作用 秦艽具有镇静、镇痛、解热、抗炎、降血压作用，能抑制反射性肠液的分泌，能明显降低胸腺指数，有抗组胺作用。秦艽碱甲能降低血压、升高血糖；龙胆苦苷能抑制 CCl_4 所致转氨酶升高，具有抗肝炎作用。

二、防己

此药为防己科植物粉防己的干燥根。习称“汉防己”。主产于浙江、江西、安徽、湖北。秋季采挖，洗净，除去粗皮，晒至半干，切段，个大者再纵切，干燥，切厚片。此药气微，味苦。以粉性足、纤维少者为佳。生用。

（一）药性

苦、辛，寒。归膀胱、肺经。

（二）功效

祛风湿，止痛，利水消肿。

（三）功能解析

1. 风湿痹痛　此药辛能行散，苦寒降泄，既能祛风除湿止痛，又能清热。对风湿痹证湿热偏盛、肢体酸重、关节红肿疼痛及湿热身痛者，尤为要药，常与滑石、薏苡仁、蚕沙等配伍，如宣痹汤（《温病条辨》）；若与麻黄、肉桂、威灵仙等同用，亦可用于风寒湿痹、四肢挛急者。

2. 水肿，脚气肿痛，小便不利　此药苦寒降泄，能清热利水，善走下行而泄下焦膀胱湿热，尤宜于下肢水肿、小便不利者。常与黄芪、白术、甘草等配伍，可用于风水脉浮、身重汗出恶风者，如防己黄芪汤（《金匮要略》）；若与茯苓、黄芪、桂枝等同用，可治一身悉肿、小便短少者，如防己茯苓汤（《金匮要略》）；与椒目、葶苈子、大黄合用，又治湿热腹胀水肿，如己椒苈黄丸（《金匮要略》）。治脚气足胫肿痛、重着、麻木，可与吴茱萸、槟榔、木瓜等同用（《本草切要》）；治脚气肿痛，则配伍木瓜、牛膝、桂枝等药。

3. 湿疹疮毒　此药苦以燥湿，寒以清热，治湿疹疮毒，可与苦参、金银花等配伍。

此外，此药有降血压作用，可用于高血压病患者。

（四）用法用量

煎服，5 ～ 10 g。

（五）使用注意

此药苦寒，易伤胃气，胃纳不佳及阴虚体弱者慎服。

（六）药理分析

1. 化学成分　此药主要含粉防己碱、防己诺林碱、轮环藤酚碱、氧防己碱、防己斯任碱等。《中国药典》规定此药含粉防己碱和防己诺林碱的总量不得少于 1.6%，饮片不得少于 1.4%。

2. 药理作用　此药能明显增加排尿量。总碱及流浸膏或煎剂有镇痛作用。粉防己碱有抗炎作用，对心肌有保护作用，能扩张冠状动脉，增加冠脉流量，有显著降压作用，能对抗心律失常，能明显抑制血小板聚集，还能促进纤维蛋白溶解，抑制凝血酶引起的血液凝固过程，对实验性矽肺也有预防和治疗作用，对子宫收缩有明显的松弛作用。低浓度的粉防己碱可使肠张力增加，节律性收缩加强，高浓度则降低张力、减弱节律性收缩；有抗菌和抗阿米巴原虫的作用，有一定抗肿瘤作用，对免疫有抑制作用，有抗过敏作用。

三、络石藤

此药为夹竹桃科植物络石的干燥带叶藤茎。主产于浙江、江苏、湖北、安徽。冬季至次年春季采割，除去杂质，晒干，切段。此药气微，味微苦。以叶多、色绿者为佳。生用。

（一）药性

苦，微寒。归心、肝、肾经。

（二）功效

祛风通络，凉血消肿。

（三）功能解析

1. 风湿热痹，筋脉拘挛，腰膝酸痛 此药苦能燥湿，微寒清热，善于祛风通络，尤宜于风湿热痹、筋脉拘挛、腰膝酸痛者，常与忍冬藤、秦艽、地龙等配伍。亦可单用酒浸服。

2. 喉痹，痈肿 此药味苦性微寒，入心肝血分，能清热凉血，利咽消肿，故可用于热毒壅盛之喉痹、痈肿。《近效方》以之单用水煎，慢慢含咽，治热毒之咽喉肿痛。若与皂角刺、乳香、没药等配伍，可治痈肿疮毒。

3. 跌仆损伤 此药能通经络，凉血而消肿止痛。治跌仆损伤、瘀滞肿痛，可与伸筋草、透骨草、红花等同用。

（四）用法用量

煎服，6 ～ 12 g。

（五）药理分析

1. 化学成分 此药主要含黄酮类成分牛蒡苷、络石苷等；其还含二苯丁酸内酯类木质素、三萜及紫罗兰酮衍生物等。《中国药典》规定此药含络石苷不得少于 0.45%，饮片不得少于 0.4%。

2. 药理作用 络石藤甲醇提取物对动物双足浮肿、扭体反应有抑制作用；所含黄酮苷对尿酸合成酶黄嘌呤氧化酶有显著抑制作用而能抗痛风。煎剂对金黄色葡萄球菌、福氏痢疾杆菌及伤寒杆菌有抑制作用。牛蒡苷可引起血管扩张、血压下降，对肠及子宫有抑制作用。其三萜总皂苷有抗疲劳作用。

四、雷公藤

此药为卫矛科植物雷公藤的干燥根或根的木质部。主产于浙江、安徽、福建、湖南。秋季挖取根部，去净泥土，晒干，或去皮晒干，切厚片。此药气微、特异，味苦微辛。以块大、断面红棕色者为佳。生用。

（一）药性

苦、辛，寒；有大毒。归肝、肾经。

（二）功效

祛风除湿，活血通络，消肿止痛，杀虫解毒。

（三）功能解析

1. 风湿顽痹　此药有较强的祛风湿、活血通络之功，为治风湿顽痹要药，苦寒清热力强，消肿止痛功效显著，尤宜于关节红肿热痛、肿胀难消、晨僵、功能受限，甚至关节变形者。可单用内服或外敷，能改善功能活动，减轻疼痛。亦常与威灵仙、独活、防风等同用，并宜配伍黄芪、党参、鸡血藤等补气养血药，以防久服而克伐正气。

2. 麻风病，顽癣，湿疹，疥疮　此药苦燥除湿止痒、杀虫攻毒，可用治多种皮肤病。治麻风病，可单用煎服，或配金银花、黄柏、当归等；治顽癣可单用，或随证配伍防风、荆芥、刺蒺藜等祛风止痒药内服或外用。

此外，现代也用治肾小球肾炎、肾病综合征、红斑狼疮、口眼干燥综合征、白塞病。

（四）用法用量

煎服，1 ～ 3 g，先煎。外用适量，研粉或捣烂敷；或制成酊剂、软膏涂擦。

（五）使用注意

此药有大毒，内服宜慎。外敷不可超过半小时，否则起疱。凡有心、肝、肾器质性病变及白细胞减少者慎服。孕妇禁用。

（六）药理分析

1. 化学成分　此药主要含生物碱类成分：雷公藤碱、雷公藤次碱、雷公藤戊碱、雷公藤新碱等；二萜类成分：雷公藤甲素、雷公藤乙素等；三萜类成分：雷公藤红素、雷公藤内酯甲等。此药还含脂肪油、挥发油、蒽醌及多糖等。此药毒性很大，其毒性成分也是有效成分，主要为二萜类与生物碱类成分。

2. 药理作用　雷公藤有抗炎、镇痛、抗肿瘤、抗纤维化、抗生育作用；有降低血液黏滞性、抗凝、纠正纤溶障碍，改善微循环及降低外周血管阻力的作用；对多种肾炎模型有预防和保护作用，有促进肾上腺合成皮质激素样作用；对免疫系统主要表现为抑制作用，可减少器官移植后的急性排异反应。雷公藤红素可有效地诱导肥大细胞、白血病细胞的凋亡；雷公藤甲素能抑制白介素、粒细胞 / 巨噬细胞集落刺激因子表达，诱导嗜酸性细胞凋亡。其提取物对子宫、肠均有兴奋作用。此药还有抑菌作用。

3. 不良反应　使用雷公藤，轻者可出现恶心、呕吐、食少、食管下部烧灼感、口干、肠鸣、腹痛、腹泻、便秘、便血，白细胞、血小板减少，头晕、乏力、嗜睡；妇女月经紊乱、闭经，男性影响睾丸生殖上皮，抑制精原细胞减数分裂；心悸，胸闷，心律不齐，心电图异常；湿疹样皮炎，皮疹，色素沉着，干燥，瘙痒，口周疱疹，口角炎，黏膜溃疡。少数见脱发及指（趾）甲变薄及软化。若服用过量，重者可致中毒，主要表现为剧烈呕吐、腹绞痛、腹泻、脉搏细弱、心电图改变、血压下降、体温降低、休克、尿少、浮肿、尿液异常，后期发生骨髓抑制、黏膜糜烂、脱发等，个别可有抽搐。主要死因是循环及肾功能衰竭。

五、丝瓜络

此药为葫芦科植物丝瓜的干燥成熟果实的椎管束。主产于江苏、浙江。夏、秋二季果实成熟、果皮变黄、内部干枯时采摘，除去外皮及果肉，洗净，晒干，除去种子，切段。此药气微，味淡。以筋络细、坚韧、色淡黄白者为佳。生用。

（一）药性

甘，平。归肺、胃、肝经。

（二）功效

祛风，通络，活血，下乳。

（三）功能解析

1. 风湿痹痛，筋脉拘挛 此药善于祛风通络，唯药力平和，多入复方中应用。治风湿痹痛、筋脉拘挛、肢体麻木，常与秦艽、防风、鸡血藤等配伍。

2. 胸胁胀痛 此药入肝经能活血通络，常用于气血瘀滞之胸胁胀痛，多配柴胡、香附、郁金等。

3. 乳汁不通，乳痈肿痛 此药体轻通利，善通乳络。治产后乳少或乳汁不通者，常与王不留行，路路通等同用；治乳痈肿痛，常与蒲公英、浙贝母、瓜蒌等配伍。

此外，此药又能治跌打损伤、胸痹等。

（四）用法用量

煎服，5 ～ 12 g。外用适量。

（五）药理分析

1. 化学成分 此药主要含木聚糖、甘露聚糖、半乳聚糖等。

2. 药理作用 丝瓜络水煎剂有镇痛、镇静、止咳、降血脂和抗炎作用。

第三节 祛风湿强筋药

本类药物主入肝肾经，除祛风湿外，兼有补肝肾、强筋骨作用，主要用于风湿日久、肝肾虚损、腰膝酸软、脚弱无力等。风湿日久，易损肝肾，肝肾虚损，风寒湿邪又易犯腰膝部位，故选用本类药物有扶正祛邪、标本兼顾的意义。本类药物亦可用于肾虚腰痛、骨痿、软弱无力者。

一、五加皮

此药为五加科植物细柱五加的干燥根皮。习称“南五加皮”。主产于湖北、湖南、浙江、四川。夏、秋二季采挖根部，洗净，剥取根皮，晒干，切厚片。此药气微香，味微辣而苦。以皮厚、气香、色淡黄棕者为佳。生用。

（一）药性

辛、苦，温。归肝、肾经。

（二）功效

祛风除湿，补益肝肾，强筋壮骨，利水消肿。

（三）功能解析

1. 风湿痹病　此药辛能散风，苦能燥湿，温能祛寒，且兼补益之功，尤宜于老人及久病体虚者。治风湿痹证、腰膝疼痛、筋脉拘挛，可单用或配当归、牛膝等，如五加皮酒（《本草纲目》）；亦可与木瓜、松节等同用。

2. 筋骨痿软，小儿行迟，体虚乏力　此药有温补之效，能补肝肾、强筋骨。常用于肝肾不足、筋骨痿软者，常与牛膝、杜仲等配伍；治小儿发育不良、骨软行迟，则与龟甲、牛膝、木瓜等同用。

3. 水肿，脚气肿痛　此药能利水消肿。治水肿、小便不利，每与茯苓皮、大腹皮、生姜皮配伍，如五皮散（《和剂局方》）；若治疗寒湿壅滞之脚气肿痛，可与木瓜、蚕沙、吴茱萸等同用。

（四）用法用量

煎服，5 ～ 10 g；或酒浸、入丸散服。

（五）药理分析

1. 化学成分 此药主要含苯丙醇苷类成分：紫丁香苷，刺五加苷 B_1，无梗五加苷 A～D、K_2、K_3；萜类成分：16- 羟基 -（ - ）- 贝壳松 -19- 酸，左旋对映贝壳松烯酸。此药还含多糖、脂肪酸及挥发油等。

2. 药理作用 五加皮有抗炎、镇痛、镇静作用，能提高血清抗体的浓度，促进单核巨噬细胞的吞噬功能，有抗应激作用，能促进核酸的合成、降低血糖，有性激素样作用，并能抗肿瘤、抗诱变、抗溃疡，且有一定的抗排异作用。

二、桑寄生

此药为桑寄生科植物桑寄生的干燥带叶茎枝。主产于广西、广东。冬季至次年春季采割，除去粗茎，切段，干燥，或蒸后干燥，切厚片。此药气微，味涩。以枝细、质嫩、叶多者为佳。生用。

（一）药性

苦、甘，平。归肝、肾经。

（二）功效

祛风湿，补肝肾，强筋骨，安胎元。

（三）功能解析

1. 风湿痹痛，腰膝酸软，筋骨无力 此药苦燥甘补，既能祛风湿，又长于补肝肾、强筋骨，对痹证日久、损及肝肾、腰膝酸软、筋骨无力者尤宜，常与独活、杜仲、牛膝等同用，如独活寄生汤（《千金要方》）。

2. 崩漏经多，妊娠漏血，胎动不安 此药味甘，能补肝肾而固冲任、安胎元。治肝肾亏虚，妇女崩漏、月经过多、妊娠下血、胎动不安者，每与阿胶、续断、香附等配伍；或配阿胶、续断、菟丝子等，如寿胎丸（《医学衷中参西录》）。

3. 头晕目眩 此药尚能补益肝肾以平肝降压，用于高血压病头晕目眩属肝肾不足者，可与杜仲、牛膝等药配伍。

（四）用法用量

煎服，9～15 g。

（五）药理分析

1. 化学成分 此药主要含黄酮类成分：广寄生苷、槲皮素、金丝桃苷、槲皮苷等；挥发油：苯甲酰、苯二烯、芳姜黄烯、桉树脑等。

2. 药理作用 桑寄生有抗炎、镇痛、降血脂、降压作用；注射液对冠状动脉有扩张作用，并能减慢心率；煎剂或浸剂在体外对脊髓灰质炎病毒和多种肠道病毒均有明显抑制作用，能抑制伤寒杆菌及金黄色葡萄球菌的生长；提取物对乙型肝炎病毒表面抗原有抑制活性。

三、千年健

此药为天南星科植物千年健的干燥根茎。主产于广西、云南。春、秋二季采挖，洗净，除去外皮，晒干，切片。此药气香，味辛、微苦。以切面红棕色、香气浓者为佳。生用。

（一）药性

苦、辛，温。归肝、肾经。

（二）功效

祛风湿，强筋骨。

（三）功能解析

风寒湿痹、腰膝冷痛、拘挛麻木、筋骨痿软均可应用。此药辛散苦燥温通，主入肝肾经，既能祛风湿，又能强筋骨，颇宜于老人。治风寒湿痹、腰膝冷痛、拘挛麻木、筋骨痿软，可与独活、桑寄生、五加皮等药配伍；《本草纲目拾遗》以之与牛膝、枸杞子、萆薢等酒浸服。

（四）用法用量

煎服，5 ～ 10 g；或酒浸服。

（五）使用注意

阴虚内热者慎服。

（六）药理分析

1. 化学成分 此药主要含挥发油，主要为α- 蒎烯、β- 蒎烯、柠檬烯、芳樟醇、α- 松油醇、β- 松油醇、橙花醇、香叶醇、香叶醛、丁香油酚、异龙脑、广藿香醇等。《中国药典》规定此药饮片含芳樟醇不得少于 0.2%。

2. 药理作用 千年健甲醇提取物有明显的抗炎、镇痛作用，醇提液有抗组胺作用，其水提液具有较强的抗凝血作用，所含挥发油对布氏杆菌、I 型单纯疱疹病毒有抑制作用。此药对骨质疏松有治疗作用。

第四章　利水渗湿药

凡以通利水道、渗泄水湿为主要功效，常用以治疗水湿内停病证的药物，称利水渗湿药。

本类药物味多甘、淡或苦，主归膀胱、小肠、肾、脾经，作用趋向偏于下行，淡能渗利，苦能降泄。本类药物具有利水消肿、利尿通淋、利湿退黄等作用。

利水渗湿药主要用治水肿、小便不利、泄泻、痰饮、淋证、黄疸、湿疮、带下、湿温等水湿所致的各种病证。

使用利水渗湿药，须视不同病证选用相应的药物，并作适当配伍。如水肿骤起有表证者，配宣肺解表药；水肿日久、脾肾阳虚者，配温补脾肾药；湿热合邪者，配清热药；寒湿相并者，配温里祛寒药；热伤血络而尿血者，配凉血止血药；至于泄泻、痰饮、湿温、黄疸等，则常与健脾、芳香化湿、清热燥湿等药物配伍。此外，气行则水行，气滞则水停，故利水渗湿药还常与行气药配伍使用，以提高疗效。

利水渗湿药，易耗伤津液，对阴亏津少、肾虚遗精遗尿者，宜慎用或忌用。有些药物有较强的通利作用，孕妇应慎用。

根据药性及功效主治差异，利水渗湿药分为利水消肿药、利尿通淋药和利湿退黄药三类。

现代药理研究证明，利水渗湿药大多具有不同程度的利尿、抗病原体、利胆、保肝、降压、抗肿瘤等作用。部分药物还有降血糖、降血脂及调节免疫功能的作用。

第一节 利水消肿药

本类药物性味甘、淡，平或微寒，淡能渗泄水湿，服药后能使小便畅利，水肿消退，故具有利水消肿作用。用于水湿内停之水肿、小便不利，以及泄泻、痰饮等证。临证时则宜根据不同病证之病因病机，选择适当配伍。

一、茯苓

此药为多孔菌科真菌茯苓的干燥菌核。主产于安徽、云南、湖北。多于 7 ～ 9 月采挖。挖出后除去泥沙，堆置“发汗”后，摊开晾至表面干燥，再“发汗”，反复数次至现皱纹、内部水分大部散失后，阴干，称为“茯苓个”；或将鲜茯苓按不同部位切制，阴干，分别称为“茯苓块”和“茯苓片”。此药气微，味淡。以切面白色细腻、黏牙力强者为佳。生用。

（一）药性

甘、淡，平。归心、肺、脾、肾经。

（二）功效

利水渗湿，健脾，宁心安神。

（三）功能解析

1. 水肿尿少 此药味甘而淡，甘则能补，淡则能渗，药性平和，既可祛邪，又可扶正，利水而不伤正气，实为利水消肿之要药，可用治寒热虚实各种水肿。治疗水湿内停所致之水肿、小便不利，常与泽泻、猪苓、白术等同用，如五苓散（《伤寒论》）；治脾肾阳虚水肿，常与附子、生姜等同用，如真武汤（《伤寒论》）；用于水热互结、阴虚小便不利、水肿，常与滑石、阿胶、泽泻等合用，如猪苓汤（《伤寒论》）。

2. 痰饮眩悸 此药善于渗泄水湿，使湿无所聚、痰无由生。可治痰饮之目眩心悸，常配伍桂枝、白术、甘草等，如苓桂术甘汤（《金匮要略》）；若饮停于胃而呕吐者，多与半夏、生姜等合用，如小半夏加茯苓汤（《金匮要略》）。

3. 脾虚食少，便溏泄泻 此药味甘，入脾经，能健脾补中，渗湿而止泻，使中焦清升浊降，尤宜于脾虚湿盛泄泻，可与山药、白术、薏苡仁等同用，如参苓白术散（《和剂局方》）；治疗脾胃虚弱，倦怠乏力，食少便溏，常配伍人参、白术、甘草等，如四君子汤（《和剂局方》）。

4. 心神不安，惊悸失眠 此药补益心脾而宁心安神。常用治心脾两虚，气血不足之心悸、失眠、健忘，多与黄芪、当归、远志等同用，如归脾汤（《济生方》）；若心气虚，不能藏神，惊恐而不安卧者，常与人参、龙齿、远志等同用，如安神定志丸（《医学心悟》）。

（四）用法用量

煎服，10 ～ 15 g。

（五）药理分析

1. 化学成分 此药主要含多糖，以β- 茯苓聚糖含量最高；三萜类成分有茯苓酸、土莫酸、齿孔酸等；甾醇类成分有麦角甾醇等。此药还含蛋白质、脂肪、卵磷脂、腺嘌呤等。

2. 药理作用 茯苓煎剂、糖浆剂、醇提取物、乙醚提取物，分别具有利尿、镇静、抗肿瘤、增加心肌收缩力的作用。茯苓多糖有增强免疫功能的作用。此药还有护肝、降血糖、延缓衰老、抗胃溃疡作用。

二、薏苡仁

此药为禾本科植物薏米的干燥成熟种仁。主产于福建、河北、辽宁。秋季果实成熟时采割植株，晒干，打下果实，再晒干，除去外壳、黄褐色种皮和杂质，收集种仁。此药气微，味微甜。以粒大、饱满、色白者为佳。生用或炒用。

（一）药性

甘、淡，凉。归脾、胃、肺经。

（二）功效

利水渗湿，健脾止泻，除痹，排脓，解毒散结。

（三）功能解析

1. 水肿，脚气浮肿，小便不利　此药淡渗甘补，既能利水消肿，又能健脾补中。常用于脾虚湿胜之水肿腹胀，小便不利，可与茯苓、白术、黄芪等药同用；治水肿喘急，《集验独行方》以之与郁李仁汁煮饭服食。治脚气浮肿，可与防己、木瓜、苍术同用。

2. 脾虚泄泻　此药能渗除脾湿、健脾止泻，尤宜治脾虚湿盛之泄泻，常与人参、茯苓、白术等合用，如参苓白术散（《和剂局方》）。

3. 湿痹拘挛　此药渗湿除痹，能舒筋脉，缓和拘挛。常用治湿痹而筋脉挛急疼痛者，可与独活、防风、苍术等同用。若湿热痿证，两足麻木、痿软肿痛者，常与黄柏、苍术、牛膝同用，如四妙散（《成方便读》）。此药药性偏凉，能清热而利湿，用治湿温初起或暑湿邪在气分，头痛恶寒、胸闷身重者，常配伍苦杏仁、白蔻仁、滑石等药，如三仁汤（《温病条辨》）。

4. 肺痈、肠痈　此药清肺肠之热，排脓消痈。治疗肺痈胸痛、咳吐脓痰，常与苇茎、冬瓜仁、桃仁等同用，如苇茎汤（《千金要方》）；治肠痈，可与附子、败酱草合用，如薏苡附子败酱散（《金匮要略》）。

5. 赘疣、癌肿　薏苡仁能解毒散结。临床亦可用于赘疣、癌肿。

（四）用法用量

煎服，9～30 g。清利湿热宜生用，健脾止泻宜炒用。

（五）使用注意

此药性质滑利，孕妇慎用。

（六）鉴别用药

薏苡仁与茯苓均归脾经，都能健脾利水渗湿，对于脾虚湿盛之证，常相须应用。但薏苡仁性凉能除痹、排脓、解毒散结，对于湿痹拘挛、肺痈、肠痈、赘疣、癌肿为常用。而茯苓性平和缓，为利水渗湿之要药，其利水渗湿、健脾之力较薏苡仁为强，对于水肿，无论寒热虚实，均可配伍使用。取其利水健脾之功，常用治痰饮病眩晕、心悸、咳嗽等，为治痰饮病之要药，又有宁心作用，常用治心悸怔忡、失眠多梦等。

（七）药理分析

1. 化学成分 此药主要含脂类成分：甘油三油酸酯、α- 单油酸甘油酯等；甾醇类成分：顺、反阿魏酰豆甾醇等；苯并唑酮类成分：薏苡素等。此药还含有薏苡仁多糖等。《中国药典》规定此药含甘油三油酸酯不得少于 0.5%，麸炒薏苡不得少于 0.4%。

2. 药理作用 薏苡仁煎剂、醇及丙酮提取物对癌细胞有明显抑制作用。薏苡仁内酯对小肠有抑制作用。其脂肪油能使血清钙、血糖量下降，并有解热、镇静、镇痛、调节免疫等作用。

三、泽泻

此药为泽泻科植物东方泽泻或泽泻的干燥块茎。主产于福建、四川。冬季茎叶开始枯萎时采挖，洗净，干燥，除去须根和粗皮，切厚片，晒干。此药气微，味微苦。以切面色黄白、粉性足者为佳。生用或盐水炙用。

（一）药性

甘、淡，寒。归肾、膀胱经。

（二）功效

利水渗湿，泄热，化浊降脂。

（三）功能解析

1. 水肿胀满，小便不利，泄泻尿少，痰饮眩晕 此药淡渗，其利水渗湿作用较强，治疗水湿停蓄之小便不利、水肿，常与茯苓、猪苓、桂枝等配用，如五苓散（《伤寒论》）；此药能“利小便以实大便”，治脾胃伤冷、水谷不分、泄泻不止，常与厚朴、苍术、陈皮等配伍，如胃苓汤（《丹溪心法》）；此药泻水湿，行痰饮，治痰饮停聚，清阳不升之头目昏眩，常与白术等同用，如泽泻汤（《金匮要略》）。

2. 热淋涩痛，遗精　此药性寒，既能清膀胱之热，又能泄肾经之虚火，故下焦湿热者尤为适宜。用治湿热蕴结之热淋涩痛，常与木通、车前子等药同用；对肾阴不足，相火偏亢之遗精、潮热，则与熟地黄、山茱萸、牡丹皮等同用，如六味地黄丸（《小儿药证直诀》）。

3. 高脂血症　此药利水渗湿，可化浊降脂，常用于治疗高脂血症，可与决明子、荷叶、何首乌等药同用。

（四）用法用量

煎服，6 ～ 10 g。

（五）药理分析

1. 化学成分　此药主要含四环三萜酮醇类成分：泽泻醇 A、B、C，泽泻醇 A 乙酸酯，泽泻醇 B 单乙酸酯，泽泻醇 C 乙酸酯，23- 乙酰泽泻醇 B，23- 乙酰泽泻醇 C，表泽泻醇 A，泽泻薁醇等。《中国药典》规定此药含 23- 乙酰泽泻醇 B 和 23- 乙酰泽泻醇 C 总量不得少于 0.1%。

2. 药理作用　此药有利尿作用，能增加尿量，促进尿素与氯化物的排泄，对肾炎患者利尿作用更为明显；有降压、降血糖作用，还有抗脂肪肝作用；对金黄色葡萄球菌、肺炎双球菌、结核杆菌有抑制作用。

四、玉米须

此药为禾本科植物玉蜀黍的花柱和柱头。全国大部分地区均产。夏、秋果实成熟时收集，除去杂质。此药气无，味淡。以柔软、有光泽者为佳。鲜用或晒干生用。

（一）药性

甘、淡，平。归肾、肝、胆经。

（二）功效

利水消肿，利湿退黄。

（三）功能解析

1. 水肿　此药甘、淡以渗泄，有利水渗湿以消肿之功。治疗水肿、小便不利，可单用玉米须大剂量煎服，或与泽泻、冬瓜皮、赤小豆等药同用；亦可治脾虚水肿，常与白术、茯苓等配伍。此药归膀胱经，利水而通淋，尤宜于膀胱湿热之小便短赤涩痛，可单味大量煎服，亦可与车前草、珍珠草等同用；用于石淋，可以此药单味煎浓汤顿服，也可与海金沙、金钱草等同用。

2. 黄疸 此药能利湿而退黄，药性平和，故阳黄、阴黄均可配伍使用。治疗湿热阳黄，可单味大剂量煎汤服，亦可与金钱草、郁金、茵陈等配伍；若治寒湿黄疸，可与附子、干姜、茵陈蒿等药同用。

（四）用法用量

煎服，15～30 g。鲜品加倍。

（五）药理分析

1. 化学成分 此药主要含有脂肪油、挥发油、树胶样物质、树脂、苦味糖苷、皂苷、生物碱及谷甾醇、苹果酸、柠檬酸等。

2. 药理作用 玉米须有较强的利尿作用，还能抑制蛋白质的排泄。玉米须制剂可促进胆汁分泌，降低其黏稠度及胆红素含量。此药有增加血中凝血酶原含量及血小板数，加速血液凝固的作用，还有降压作用。

第二节 利尿通淋药

本类药物性味多苦寒，或甘淡寒。苦能降泄，寒能清热，走下焦，尤能清利下焦湿热，以利尿通淋为主要作用，主要用于治疗热淋、血淋、石淋、膏淋。临床应针对病情选用相应的利尿通淋药，并作适当配伍，以提高药效。

一、车前子

此药为车前科植物车前，或平车前的干燥成熟种子。全国大部分地区均产。夏、秋二季种子成熟时采收果穗，晒干，搓出种子，除去杂质。此药气微，味淡。以粒大、饱满、色黑者为佳。生用或盐水炙用。

（一）药性

甘，寒。归肝、肾、肺、小肠经。

（二）功效

清热利尿通淋，渗湿止泻，明目，祛痰。

（三）功能解析

1. 热淋涩痛，水肿胀满 此药甘寒滑利，善于通利水道，清膀胱之热。治疗湿热下注于膀胱而致小便淋沥涩痛者，常与木通、滑石、瞿麦等同用，如八正散（《和剂局方》）；

对水湿停滞之水肿，小便不利，可与猪苓、茯苓、泽泻等同用；若病久肾虚，腰重脚肿，可与牛膝、熟地黄、山茱萸等同用，如济生肾气丸（《济生方》）。

2. 暑湿泄泻 此药能利水湿，分清浊而止泻，即“利小便以实大便”，尤宜于湿盛之大便水泻、小便不利者，可单用此药研末，米饮送服；若暑湿泄泻，可与香薷、茯苓、猪苓等同用；若脾虚湿胜之泄泻，可与白术、薏苡仁等同用。

3. 目赤肿痛，目暗昏花 车前子善于清肝热而明目，治目赤涩痛，多与菊花、决明子等同用；若肝肾阴亏，目暗昏花，则配伍熟地黄、菟丝子等养肝明目药，如驻景丸（《圣惠方》）。

4. 痰热咳嗽 此药入肺经，能清肺化痰止咳。治肺热咳嗽痰多，多与瓜蒌、浙贝母、枇杷叶等清肺化痰药同用。

（四）用法用量

煎服，9 ～ 15 g，宜包煎。

（五）使用注意

孕妇及肾虚精滑者慎用。

（六）药理分析

1. 化学成分 此药主要含环烯醚萜类成分：桃叶珊瑚苷，京尼平苷酸，都桷子苷酸等。其还含毛蕊花糖苷、消旋 - 车前子苷、车前子酸、琥珀酸、车前子黏多糖 A 及甾醇等。《中国药典》规定此药含京尼平苷酸不得少于 0.5%，毛蕊花糖苷不得少于 0.4%；盐车前子含京尼平苷酸不得少于 0.4%，毛蕊花糖苷不得少于 0.3%。

2. 药理作用 此药有显著利尿作用；能促进呼吸道黏液分泌，稀释痰液，故有祛痰作用；对各种杆菌和金黄色葡萄球菌均有抑制作用。车前子提取液有预防肾结石形成的作用。

二、滑石

此药为硅酸盐类矿物滑石族滑石，主含含水硅酸镁。主产于山东、辽宁、广西。采挖后，除去泥沙及杂石。此药气微，味淡。以色白、滑润者为佳。洗净，砸成碎块，粉碎成细粉用，或水飞晾干用。

（一）药性

甘、淡，寒。归膀胱、肺、胃经。

（二）功效

利尿通淋，清热解暑；外用祛湿敛疮。

（三）功能解析

1. 热淋、石淋，尿热涩痛　滑石性滑利窍，寒则清热，故能清膀胱湿热而通利水道，为治淋证常用药。若湿热下注之小便不利，热淋及尿闭，常与木通、车前子、瞿麦等同用，如八正散（《和剂局方》）；若用于石淋，可与海金沙、金钱草、木通等配伍。

2. 暑湿烦渴，湿温初起　此药甘淡而寒，既能利水湿，又能解暑热，为治暑湿、湿温之常用药。若暑热烦渴，小便短赤，可与甘草同用，即六一散（《伤寒标本》）；若湿温初起及暑温夹湿，头痛恶寒，身重胸闷，脉弦细而濡，则与薏苡仁、白蔻仁、苦杏仁等配伍，如三仁汤（《温病条辨》）。

3. 湿热水泻　此药既清热解暑，又利水分清泌浊，即所谓能“分水道，实大肠”，尤宜于湿热或暑湿水泻，小便不利，可与猪苓、车前子、薏苡仁等同用。治伏暑泄泻，《普济方》以之与藿香、丁香为末服用。

4. 湿疮、湿疹、痱子　此药外用有清热收湿敛疮作用。治疗湿疮、湿疹，可单用或与枯矾、黄柏等为末，撒布患处；治痱子，则可与薄荷、甘草等配合制成痱子粉外用。

（四）用法用量

煎服，10～20 g；滑石块先煎，滑石粉包煎。外用适量。

（五）使用注意

脾虚、热病伤津及孕妇慎用。

（六）药理分析

1. 化学成分　此药主要含含水硅酸镁，还含氧化铝、氧化镍等。《中国药典》规定此药含含水硅酸镁不得少于 88%。

2. 药理作用　此药有利水作用，还有吸附和收敛作用，内服能保护肠壁。滑石粉撒布创面形成被膜，有保护创面、吸收分泌物、促进结痂的作用。在体外，1% 滑石粉对伤寒杆菌、甲型副伤寒杆菌有抑制作用。

三、木通

此药为木通科植物木通、三叶木通或白木通的干燥藤茎。主产于江苏、湖南、湖北。秋季采收，截取茎部，除去细枝，阴干，切片。此药气微，味微苦而涩。以切面黄白色、具放射状纹者为佳。生用。

（一）药性

苦，寒。归心、小肠、膀胱经。

（二）功效

利尿通淋，清心除烦，通经下乳。

（三）功能解析

1. 淋证、水肿　此药能利尿通淋，使湿热之邪下行从小便排出。治疗膀胱湿热、小便短赤、淋沥涩痛，常与车前子、滑石、栀子等配伍，如八正散（《和剂局方》）；治疗水肿，可与猪苓、桑白皮等同用。

2. 心烦尿赤，口舌生疮　此药味苦气寒，性通利而清降，能上清心经之火、下泄小肠之热。常用治心火上炎、口舌生疮，或心火下移于小肠而致的心烦尿赤，多与生地黄、甘草、竹叶等配伍，如导赤散（《小儿药证直诀》）。

3. 经闭乳少，湿热痹痛　此药入血分，能通经下乳。用治血瘀经闭，可与红花、桃仁、丹参等同用；若用治乳汁短少或不通，可与王不留行等配伍。此药还能利血脉、通关节，与桑枝、薏苡仁等同用，治疗湿热痹痛。

（四）用法用量

煎服，3 ～ 6 g。

（五）使用注意

孕妇慎用。不宜长期或大量服用。

（六）药理分析

1. 化学成分　此药主要含三萜及其苷类成分：常春藤皂苷元、齐墩果酸、木通皂苷、白桦脂醇；苯乙醇苷类成分：木通苯乙醇苷 B。此药还含豆甾醇、3- 谷甾醇、胡萝卜苷、肌醇、蔗糖及钾盐等成分。《中国药典》规定此药含木通苯乙醇苷 B 不得少于 0.15%。

2. 药理作用　三叶木通水提物有抗炎作用，对乙型链球菌、痢疾杆菌抑菌作用明显，对大肠杆菌、金黄色葡萄球菌也有一定抑菌作用；并有利尿作用。木通提取物有抗血栓作用。

四、瞿麦

此药为石竹科植物瞿麦或石竹的干燥地上部分。主产于河北、辽宁。夏、秋二季花果期采割，除去杂质，干燥。切段。此药气微，味淡。以茎嫩、色淡绿、叶多者为佳。生用。

（一）药性

苦，寒。归心、小肠经。

（二）功效

利尿通淋，活血通经。

（三）功能解析

1. 热淋、血淋、石淋，小便不通，淋沥涩痛 此药苦寒泄降，能清心与小肠之火，导热下行，有利尿通淋之功，为治淋证之常用药。治疗热淋涩痛，常与萹蓄、木通、车前子等同用，如八正散（《和剂局方》）；治血淋涩痛，可与栀子、蒲黄等同用；治石淋，小便不通，可与石韦、滑石、冬葵子等配伍，如石韦散（《证治汇补》）。

2. 瘀阻经闭，月经不调 此药能活血通经，对于血热瘀阻之经闭或月经不调尤为适宜，常与桃仁、红花、丹参等同用。

（四）用法用量

煎服，9 ～ 15 g。

（五）使用注意

孕妇慎用。

（六）药理分析

1. 化学成分 瞿麦含花色苷、水杨酸甲酯、丁香油酚、维生素 A 样物质、皂苷、糖类。

2. 药理作用 瞿麦煎剂有利尿作用，其穗作用较茎强；有兴奋肠管、抑制心脏、降低血压、影响肾血容积作用；对杆菌和葡萄球菌均有抑制作用；对着床期、早期妊娠、中期妊娠均有较显著的致流产、致死胎的作用，且随剂量增加作用增强。

五、石韦

此药为水龙骨科植物庐山石韦、石韦或有柄石韦的干燥叶。全国大部分地区均产。全年均可采收，除去根茎及根，晒干或阴干。切段。此药气微，味微涩苦。以质厚者为佳。生用。

（一）药性

甘、苦，微寒。归肺、膀胱经。

（二）功效

利尿通淋，清肺止咳，凉血止血。

（三）功能解析

1. 热淋、血淋、石淋，小便不通，淋沥涩痛　此药药性寒凉，清利膀胱而通淋，兼可止血，尤宜于血淋。对膀胱湿热见小便淋沥涩痛诸淋者，也常应用。用于血淋，与当归、蒲黄、小蓟等同用；用于热淋，《圣惠方》以此药与滑石为末服；用于石淋，《古今录验》以之与滑石为末，用米饮或蜜冲服。

2. 肺热喘咳　石韦微寒，入肺经，清肺热，止咳喘。用于肺热咳喘气急，可与鱼腥草、黄芩、芦根等同用。

3. 血热出血　石韦微寒，功能为凉血止血。用治血热妄行之吐血、衄血、尿血、崩漏，可单用，或随证配伍侧柏叶、栀子、白茅根等药。

（四）用法用量

煎服，6 ～ 12 g。

（五）药理分析

1. 化学成分　此药主要含有机酸类成分：绿原酸；黄酮及其苷类成分：山柰酚、槲皮素、异槲皮素、三叶豆苷、紫云英苷、甘草苷、芒果苷、异芒果苷。《中国药典》规定此药含绿原酸不得少于 0.2%。

2. 药理作用　石韦煎剂对金黄色葡萄球菌、变形杆菌、大肠杆菌等有不同程度的抑制作用；还有肾保护作用，以及镇咳祛痰、降血糖及抗 I 型单纯疱疹病毒作用。

第三节 利湿退黄药

本类药物性味多苦寒，主入脾、胃、肝、胆经。苦寒则能清泄湿热，故以清利湿热、利胆退黄为主要作用，主要用于湿热黄疸，症见目黄、身黄、小便黄等。临证可根据阳黄、阴黄之湿热、寒湿偏重不同，作相应的配伍。

一、茵陈

此药为菊科植物滨蒿或茵陈蒿的干燥地上部分。主产于陕西、山西、河北。春季幼苗高 6 ～ 10 cm 时采收或秋季花蕾长成至花初开时采割，除去杂质及老茎，晒干。春季采收的习称“绵茵陈”，秋季采割的称“花茵陈”。绵茵陈气清香，味微苦；花茵陈气芳香，味微苦。以质嫩、绵软、色灰白、香气浓者为佳。生用。

（一）药性

苦、辛，微寒。归脾、胃、肝、胆经。

（二）功效

清利湿热，利胆退黄。

（三）功能解析

1. 黄疸尿少 此药苦泄下降，微寒清热，善于清利脾胃肝胆湿热，使之从小便而出，为治黄疸之要药。若身目发黄，小便短赤之阳黄证，常与栀子、大黄同用，如茵陈蒿汤（《伤寒论》）；若黄疸湿重于热者，可与茯苓、猪苓等同用，如茵陈五苓散（《金匮要略》）；若脾胃寒湿郁滞，阳气不得宣运之阴黄，多与附子、干姜等配伍，如茵陈四逆汤（《卫生宝鉴》）。

2. 湿温暑湿 此药其气清芬，清利湿热。治疗外感湿温或暑湿，身热倦怠，胸闷腹胀，小便不利，常与滑石、黄芩、木通等药同用，如甘露消毒丹（《医效秘传》）。

3. 湿疮瘙痒 此药苦而微寒，其清利湿热之功，可用于湿热内蕴之湿疮瘙痒、风痒瘾疹。可单味煎汤外洗，也可与黄柏、苦参、地肤子等同用。

（四）用法用量

煎服，6～15 g。外用适量，煎汤熏洗。

（五）使用注意

蓄血发黄者及血虚萎黄者慎用。

（六）药理分析

1. 化学成分 此药主要含香豆素类成分：滨蒿内酯、东莨菪素等；黄酮类成分：茵陈黄酮、异茵陈黄酮，蓟黄素等；有机酸类成分：绿原酸、水杨酸、香豆酸等。此药还含挥发油、烯炔、三萜、甾体等。《中国药典》规定绵茵陈含绿原酸不得少于 0.5%，花茵陈含滨蒿内酯不得少于 0.2%。

2. 药理作用 茵陈有显著利胆作用，并有解热、保肝、抗肿瘤和降压作用。其煎剂对人型结核杆菌有抑制作用。乙醇提取物对流感病毒有抑制作用。水煎剂对病毒有抑制作用。

二、金钱草

此药为报春花科植物过路黄的干燥全草。习称“大金钱草”。主产于四川。夏、秋二季采收，除去杂质，晒干。切段。此药气微，味淡。以叶多者为佳。生用。

（一）药性

甘、咸，微寒。归肝、胆、肾、膀胱经。

（二）功效

利湿退黄，利尿通淋，解毒消肿。

（三）功能解析

1. 湿热黄疸，胆胀胁痛 此药既能清肝胆之热，又能除下焦湿热，有清热利湿退黄之功。治湿热黄疸，常与茵陈、栀子、虎杖等同用。此药还能清肝胆湿热，排出结石，与茵陈、大黄、郁金等同用，治疗肝胆结石、胆胀胁痛。

2. 石淋、热淋，小便涩痛 此药利尿通淋，善排结石，尤宜于治疗石淋，可单用大剂量煎汤代茶饮，或与海金沙、鸡内金、滑石等同用；治热淋，常与车前子、萹蓄等同用。

3. 痈肿疔疮，蛇虫咬伤 此药有解毒消肿之功，可用治恶疮肿毒，蛇虫咬伤。用鲜品捣汁内服或捣烂外敷，或配蒲公英、野菊花等同用。

（四）用法用量

煎服，15 ～ 60 g。

（五）药理分析

1. 化学成分 此药主要含黄酮类成分；槲皮素、山柰素等。其还含苷类、鞣质、挥发油、氨基酸、胆碱、甾醇等。《中国药典》规定此药含槲皮素和山柰素的总量不得少于 0.1%。

2. 药理作用 金钱草水煎液能明显促进胆汁分泌，使胆管泥沙状结石易于排出，胆管阻塞和疼痛减轻，黄疸消退。此药有抑菌作用，还有抗炎作用。此药对体液免疫、细胞免疫均有抑制作用，其程度与环磷酰胺相似，金钱草与环磷酰胺合用抑制更明显，能抑制皮肤移植排斥反应出现的时间。

三、虎杖

此药为蓼科植物虎杖的干燥根茎和根。主产于华东、西南。春、秋二季采挖，除去须根，洗净，趁鲜切短段或厚片，晒干。此药气微，味微苦、涩。以切面色黄者为佳。生用。

（一）药性

苦，微寒。归肝、胆、肺经。

（二）功效

利湿退黄，清热解毒，散瘀止痛，化痰止咳。

（三）功能解析

1. 湿热黄疸，淋浊带下 此药苦微寒，有清热利湿之功。治湿热黄疸，可单用此药煎服，亦可与茵陈、黄柏、栀子等配伍；治湿热蕴结膀胱之小便涩痛、淋浊带下等，《姚僧垣集验方》以此为末，米饮送下；也可与车前子、泽泻、猪苓等药同用。

2. 痈肿疮毒，水火烫伤，毒蛇咬伤 此药入血分，有凉血清热解毒作用。治疗热毒蕴结肌肤所致痈肿疮毒，以虎杖根烧灰贴，或煎汤洗患处；若烧烫伤而致肤腠灼痛或溃后流黄水者，单用研末，香油调敷，亦可与地榆、冰片共研末，调油敷患处；若治毒蛇咬伤，可取鲜品捣烂敷患处，亦可煎浓汤内服。

3. 经闭，癥瘕，风湿痹痛，跌打损伤 此药有活血散瘀止痛之功。治瘀阻经闭、痛经，常与桃仁、延胡索、红花等配伍；治癥瘕，《千金要方》以此药与土瓜根、牛膝合用；治疗风湿痹痛，可与威灵仙、徐长卿、络石藤等药同用；治跌打损伤疼痛，可与当归、乳香、没药等配伍。

4. 肺热咳嗽 此药既能苦降泄热，又能化痰止咳。治肺热咳嗽，可单味煎服，也可与浙贝母、枇杷叶、苦杏仁等配伍。

此外，此药还有泻热通便作用，可用于热结便秘。

（四）用法用量

煎服，9 ～ 15 g。外用适量，制成煎液或油膏涂敷。

（五）使用注意

孕妇慎用。

（六）药理分析

1. 化学成分 此药主要含游离蒽醌及蒽醌苷类成分：大黄素、大黄素甲醚、大黄酚、6-羟基芦荟大黄素等；二苯乙烯苷类成分：虎杖苷等。此药还含多糖及氨基酸等。《中国药典》规定此药含大黄素不得少于 0.6%，含虎杖苷不得少于 0.15%。

2. 药理作用 此药有泻下、祛痰止咳、降压、止血、镇痛作用。煎液对金黄色葡萄球菌、绿脓杆菌等多种细菌均有抑制作用，对某些病毒亦有抑制作用。

第五章　止血药

凡以制止体内外出血为主要功效，常用以治疗各种出血病证的药物，称为止血药。

止血药入血分，因心主血、肝藏血、脾统血，故本类药物以归心、肝、脾经为主，尤以归心、肝二经者为多。止血药均具有止血作用，因其药性有寒、温、散、敛之异，故本章药物的功效分别有凉血止血、温经止血、化瘀止血、收敛止血之别。根据止血药的药性和功效不同，本章药物也相应地分为凉血止血药、化瘀止血药、收敛止血药和温经止血药四类。

止血药主要用治咳血、衄血、吐血、便血、尿血、崩漏、紫癜以及外伤出血等体内外各种出血病证。

由于出血之证病因不同、病情有异、部位有别，因此在使用止血药时，应根据出血证的病因病机和出血部位的不同，选择相应的止血药，并做必要的配伍，使药证相符，标本兼顾。如血热妄行之出血者，宜选用凉血止血药，并配伍清热泻火、清热凉血药；阴虚火旺、阴虚阳亢之出血者，宜配伍滋阴降火、滋阴潜阳之药；瘀血内阻，血不循经之出血者，宜选用化瘀止血药；虚寒性出血，宜选用温经止血药或收敛止血药，并配伍益气健脾、温阳药。根据前贤“下血必升举，吐衄必降气”之论，对于便血、崩漏等下部出血病证，应适当配伍升举之品；而对于衄血、吐血等上部出血病证，可适当配伍降气之品。

“止血不留瘀”是运用止血药必须始终注意的问题。而凉血止血药和收敛止血药，易凉遏恋邪，有止血留瘀之弊，故出血兼有瘀滞者不宜单独使用。若出血过多、气随血脱者，则当急投大补元气之药，以挽救气脱危候。

根据前人的用药经验，止血药多炒炭用。一般而言，炒炭后其味变苦、涩，可增强止血之效，但并非所有的止血药均宜炒炭用，有些止血药炒炭后，止血作用反而降低，故仍以生品或鲜用为佳。因此，止血药是否炒炭用，应视具体药物而定，不可一概而论，总以提高止血的疗效为原则。

现代药理研究表明，止血药的止血作用机制广泛：能促进凝血因子生成，增加凝血因子浓度和活力，抑制抗凝血酶活性；增加血小板数目，增强血小板的功能；收缩局部血管或改善血管功能，增强毛细血管抵抗力，降低血管通透性；促进纤维蛋白原或纤维蛋白的生成，抑制纤溶；通过物理因素促进止血等。其中，促进血液凝固和抑制纤溶是其主要机制。部分药物尚有抗炎、抗病原微生物、镇痛、调节心血管功能等作用。

第一节 凉血止血药

本类药物性属寒凉，味多甘苦，入血分，能止血兼清血热，适用于血热妄行所致的各种出血证。

本类药物以止血为主要功效，虽有凉血之功，但清热作用并不强，故在治疗血热出血病证时，常须与清热凉血药同用。若治血热夹瘀之出血，当配化瘀止血药，或配伍少量的活血化瘀药。

本类药物均为寒凉之品，原则上不宜用于虚寒性出血。其又因寒凉易于凉遏留瘀，故不宜过量久服。

一、小蓟

此药为菊科植物刺儿菜的干燥地上部分。全国大部分地区均产。夏、秋二季花开时采割。除去杂质，晒干。切段。此药气微，味微苦。以叶多，色绿者为佳。生用或炒炭用。

（一）药性

甘、苦，凉。归心、肝经。

（二）功效

凉血止血，散瘀解毒消痈。

（三）功能解析

1. 血热吐血、衄血、尿血、血淋、便血、崩漏，外伤出血　此药性凉，善清血分之热而凉血止血，凡血热妄行之吐血、衄血、便血、尿血、崩漏，皆可选用。如《卫生易简方》单用此药捣汁服，治九窍出血；《食疗本草》以此药捣烂外涂，治金疮出血；临证治疗多种出血证，常与大蓟、侧柏叶、白茅根等同用，如十灰散（《十药神书》）。此药因兼能利尿通淋，入心经而清心火，故尤善治尿血、血淋，可单味应用，也可配伍生地黄、栀子、淡竹叶等，如小蓟饮子（《济生方》）。

2. 痈肿疮毒　此药性味苦凉，能清热解毒、散瘀消肿，用治热毒疮疡初起肿痛之证。可单用鲜品捣烂敷患处，也可与蒲公英、紫花地丁等同用。

（四）用法用量

煎服，5 ～ 12 g；鲜品加倍。外用适量，捣敷患处。

（五）药理分析

1. 化学成分　此药主要含蒙花苷、原儿茶酸、绿原酸、咖啡酸、芹菜素及蒲公英甾醇等。《中国药典》中规定此药含蒙花苷不得少于 0.7%。

2. 药理作用　此药不同提取物灌胃给药，均对小鼠有凝血和止血作用。其水煎剂体外对白喉杆菌、肺炎球菌、金黄色葡萄球菌等均有不同程度的抑制作用。此药还有降脂、利胆、利尿作用。

二、大蓟

此药为菊科植物蓟的干燥地上部分。全国大部分地区均产。夏、秋二季花开时采割地上部分，除去杂质，晒干，切段。气微，味淡。以色绿、叶多者为佳。生用或炒炭用。

（一）药性

甘、苦，凉。归心、肝经。

（二）功效

凉血止血，散瘀解毒消痈。

（三）功能解析

1. 血热吐血、衄血、尿血、血淋、便血、崩漏，外伤出血　此药性凉，入血分能凉血止血，主治血热妄行之多种出血证。因其性凉降，故尤多用于吐血、咳血、衄血之上部出血及妇女肝经血热之崩漏下血。如《不居集》治九窍出血，《普济方》治内伤出血，皆用鲜大蓟根或叶捣汁内服；治血热出血，常与小蓟相须为用，如十灰散（《十药神书》）；若治外伤出血，可用此药研末外敷。

2. 痈肿疮毒　此药性味苦凉，既能凉血解毒，又能散瘀消肿。治疗痈肿疮毒，可单用鲜品捣烂外敷；亦可配伍其他清热解毒药。

（四）用法用量

煎服，9 ～ 15 g，鲜品可用 30 ～ 60 g；外用适量，捣敷患处。大蓟炭性味苦、涩、凉，作用偏于凉血止血，主治衄血、吐血、尿血、便血、崩漏、外伤出血。

（五）鉴别用药

大、小二蓟，二者性味相同，均能凉血止血、散瘀、解毒消痈，广泛用治血热出血诸证及热毒疮疡。然大蓟凉血止血、散瘀消痈力强，多用于吐血、咳血及崩漏下血；小蓟兼能利尿通淋，故以治血尿、血淋为佳，其散瘀、解毒消肿之力略逊于大蓟。

（六）药理分析

1. 化学成分 此药主要含柳穿鱼叶苷、蒙花苷、蒲公英甾醇乙酸酯、豆甾醇酯和丁香烯等。《中国药典》规定此药含柳穿鱼叶苷不得少于 0.2%。

2. 药理作用 此药具有止血、抗菌等作用。大蓟水煎剂能显著缩短凝血时间，大蓟全草汁能使凝血时间和凝血酶原时间缩短。其酒精浸剂对人型结核杆菌、金黄色葡萄球菌等有抑制作用，水提物对单纯疱疹病毒有明显的抑制作用。此药还有降血压、抗肿瘤作用。

三、地榆

此药为蔷薇科植物地榆或长叶地榆的干燥根。前者产于黑龙江、吉林、辽宁、内蒙古、山西。后者习称“绵地榆”，主产于安徽、江苏、浙江、江西。春季将发芽时或秋季植株枯萎后采挖，除去须根，洗净，切片，干燥。此药气微，味微苦涩。前者以切面粉红色者为佳，后者以皮部有绵状纤维、切面黄棕色者为佳。生用或炒炭用。

（一）药性

苦、酸、涩，微寒。归肝、大肠经。

（二）功效

凉血止血，解毒敛疮。

（三）功能解析

1. 血热便血、痔血、血痢、崩漏 此药性味苦寒，善泄血中之热而凉血止血；味兼酸涩，又能收敛止血，可用治多种血热出血之证。其又因性沉降，故尤宜于下焦血热之便血、痔血、血痢及崩漏。用治血热便血，常配伍生地黄、黄芩、槐花等；用治痔疮出血，血色鲜红者，常与槐角、防风、黄芩等配伍，如槐角丸（《和剂局方》）。此药苦寒兼酸涩，功能为清热解毒，凉血涩肠而止痢，亦常用治血痢，可与马齿苋、仙鹤草、当归等配伍；治疗崩漏下血，可与茜草、苎麻根、黄芩等药配伍。

2. 水火烫伤，痈肿疮毒，湿疹 此药苦寒能泻火解毒，味酸涩能敛疮，为治烧烫伤之要药，可单味研末麻油调敷，或与紫草、冰片同用。对于热毒疮痈，既可内服，亦可外敷，以鲜品为佳；用治湿疹及皮肤溃烂，可以此药浓煎外洗，亦可与土茯苓、白鲜皮等同用。

（四）用法用量

煎服，9 ～ 15 g。外用适量，研末涂敷患处。止血多炒炭用，解毒敛疮多生用。

（五）使用注意

此药性寒酸涩，凡虚寒性出血或有瘀者慎用。对于大面积烧烫伤病人，不宜使用地榆制剂外涂，以防其所含鞣质被大量吸收而引起中毒性肝炎。

（六）药理分析

1. 化学成分　此药主要含鞣质：地榆素 H-I ～ H- Ⅱ，1,2,6- 三没食子酰 -β-D- 葡萄糖等；黄烷 -3- 醇衍生物：右旋儿茶素等；三萜皂苷类成分：地榆糖苷、地榆皂苷 A ～ E 等。《中国药典》规定此药含鞣质不得少于 8%，没食子酸不得少于 1%；地榆炭含鞣质不得少于 2%，没食子酸地榆炭不得少于 0.6%。

2. 药理作用　此药有止血、抗烫伤、抗菌、抗炎、促进造血等作用。地榆煎剂可明显缩短出血和凝血时间，生地榆止血作用明显优于地榆炭；炒地榆粉外用，对兔及狗的Ⅱ度、Ⅲ度实验性烫伤面有显著收敛作用，能减少渗出，降低感染及死亡率。地榆水煎剂对伤寒杆菌、霍乱弧菌及人型结核杆菌均有不同程度的抑制作用。此药还有抗肿瘤、免疫调节、抗氧化、抗过敏等作用。

四、槐花

此药为豆科植物槐的干燥花及花蕾。全国大部分地区均产。夏季花开放或花蕾形成时采收，及时干燥，除去枝、梗及杂质。前者称为“槐花”，后者习称“槐米”。此药气微，味微苦。槐花以花整齐不碎，色黄者为佳；槐米以花蕾多、色黄绿者为佳。生用、炒黄或炒炭用。

（一）药性

苦，微寒。归肝、大肠经。

（二）功效

凉血止血，清肝泻火。

（三）功能解析

1. 血热便血、痔血、血痢、崩漏、吐血、衄血　此药性属寒凉，功能为凉血止血，可用治血热妄行所致的各种出血之证。其因苦降下行，善清泄大肠火热，故对大肠火盛之便血、痔血、血痢最为适宜。用治新久痔血，常配伍黄连、地榆等，如榆槐脏连丸（《成方便读》）；用治血热便血，常与荆芥穗、侧柏叶、枳壳等配伍，如槐花散（《普济本事方》）。

2. 肝热目赤，头痛眩晕　此药味苦性寒，长于清泻肝火。治疗肝火上炎之目赤肿痛、头痛眩晕，可单用此药煎汤代茶饮，或配伍夏枯草、决明子、菊花等药。

（四）用法用量

煎服，5 ～ 10 g。外用适量。止血多炒炭用，清热泻火宜生用。

（五）使用注意

脾胃虚寒及阴虚发热而无实火者慎用。

（六）鉴别用药

地榆、槐花均能凉血止血，用治血热妄行之出血诸证，因其性下行，故以治下部出血证为宜。然地榆凉血之中兼能收涩，凡下部之血热出血，诸如便血、痔血、崩漏、血痢等皆宜；槐花无收涩之性，其止血功在大肠，故以治便血、痔血为佳。

（七）药理分析

1. 化学成分 此药主要含黄酮类成分：槲皮素、芦丁、异鼠李素等；三萜皂苷类成分：赤豆皂苷Ⅰ～Ⅴ，大豆皂苷Ⅰ、Ⅲ，槐花皂苷Ⅰ、Ⅱ、Ⅲ等。《中国药典》规定，此药含总黄酮以芦丁计，槐花不得少于 8%，槐米不得少于 2%；含槐花芦丁不得少于 6%，槐米不得少于 15%。

2. 药理作用 此药具有止血、抗炎、抗菌等作用。槐花含有红细胞凝集素，对红细胞有凝集作用，能缩短凝血时间，其所含芦丁能增加毛细血管稳定性，降低其通透性和脆性，预防出血。制炭后促进凝血作用更强。槐花煎液能降低心肌收缩力、减慢心率。槐花中的云香苷及槲皮素对组胺、蛋清、5- 羟色胺、甲醛等引起的大鼠脚肿胀，以及透明质酸酶引起的足踝部浮肿有抑制作用。槲皮素能抑制病毒复制。此药还有降血糖、抗氧化等作用。

五、侧柏叶

此药为柏科植物侧柏的干燥枝梢及叶。全国大部分地区均产。多在夏、秋二季采收，阴干。此药气清香，味微苦涩、微辛。以枝嫩、色深绿者为佳。生用或炒炭用。

（一）药性

苦、涩，寒。归肺、肝、脾经。

（二）功效

凉血止血，化痰止咳，生发乌发。

（三）功能解析

1. 吐血、衄血、咳血、便血，崩漏下血 此药苦寒，善清血热，又味涩而兼能收敛止血，为治各种出血证之要药，尤以血热者为宜。治血热妄行之吐血、衄血，常与荷叶、地黄、艾叶同用，均取鲜品捣汁服之，如四生丸（《妇人良方》）；治尿血、血淋，常配伍蒲黄、小蓟、白茅根；治肠风下血、痔血或血痢，可配伍槐花、地榆；若中焦虚寒性吐血，可配伍干姜、艾叶等，如柏叶汤（《金匮要略》）。

2. 肺热咳嗽，咯痰黄稠　此药苦能降泄，寒能清热，长于清肺热，化痰止咳。适用于肺热咳喘、痰稠难咯者，可单味应用，或配伍浙贝母、瓜蒌、黄芩等药。

3. 血热脱发，须发早白　此药寒凉入血而祛风，有生发乌发之效，《日华子本草》谓其“黑润鬓发”，适用于血热脱发、须发早白。如《孙真人食忌》以此药为末，和麻油涂之，治头发不生；配伍生地黄、制首乌、黄精等药，可用治须落发焦、枯燥不荣。

（四）用法用量

煎服，6 ～ 12 g。外用适量。止血多炒炭用，化痰止咳宜生用。

（五）药理分析

1. 化学成分　此药主要含黄酮类成分：槲皮苷、槲皮素、山柰酚等；挥发油：柏木脑、乙酸松油脂。还含鞣质等。《中国药典》规定此药含槲皮苷不得少于 0.1%。

2. 药理作用　此药有止血、抗炎作用。侧柏叶煎剂能明显缩短小鼠出血时间及凝血时间，其止血有效成分为槲皮苷和鞣质。侧柏总黄酮 25 mg/kg 能抑制大鼠足肿胀，并能抑制大鼠炎症足组织 PGE2 的生物合成。此外，此药还有抑菌、祛痰、平喘等作用。

第二节　化瘀止血药

本类药物既能止血，又能化瘀，有止血而不留瘀的特点，主治瘀血内阻、血不循经之出血病证。若随证配伍，也可用于其他各种出血证。此外，部分药物尚能消肿、止痛，还可用治跌打损伤、心腹瘀阻疼痛、经闭等病证。

本类药物具行散之性，对于出血而无瘀者及孕妇宜慎用。

一、三七

此药为五加科植物三七的干燥根和根茎。主产于云南、广西。秋季花开前采挖，洗净，分开主根、支根及根茎，干燥。支根习称“筋条”，根茎习称“剪口”。此药气微，味苦回甜。以个大、体重、质坚实、断面灰绿色者为佳。切片，或捣碎，或碾细粉用。

（一）药性

甘、微苦，温。归肝、胃经。

（二）功效

散瘀止血，消肿定痛。

（三）功能解析

1. 咳血、吐血、衄血、便血、尿血、崩漏，外伤出血 此药味甘微苦性温，主入肝经血分，功善止血，又能祛瘀，有止血不留瘀、化瘀不伤正的特点，对人体内外各种出血，无论有无瘀滞均可使用，尤以有瘀滞者为宜，单味内服外用均有良效。如《濒湖集简方》治吐血、衄血、崩漏，单用此药，米汤调服；《医学衷中参西录》治咳血、吐血、衄血、尿血、便血，与花蕊石、血余炭合用；治外伤出血，可单用此药研末外掺，或与龙骨、血竭、象皮等同用。

2. 血滞胸腹刺痛，跌仆肿痛 此药活血消肿，止痛力强，为治瘀血诸证之佳品，尤为伤科要药。凡跌打损伤，或筋骨折伤，瘀血肿痛，此药皆为首选药物。可单味应用，以三七为末，黄酒或白开水送服；若皮破者，亦可用三七粉外敷。治疗血滞胸腹刺痛，配伍延胡索、川芎、郁金等活血行气药，则活血定痛之功更著。此外，用治痈疽肿痛亦有良效。如《本草纲目》治无名痈肿，疼痛不已，以此药研末，米醋调涂；治痈疽溃烂，常与乳香、没药、儿茶等同用。

此外，此药尚有补虚强壮之功，民间用治虚损劳伤，常与鸡肉、猪肉等炖服。

（四）用法用量

煎服，3 ～ 9 g；研末吞服，1 次 1 ～ 3 g。外用适量。

（五）使用注意

孕妇慎用。阴虚血热之出血不宜单用。

（六）药理分析

1. 化学成分 此药主要含四环三萜类成分：人参皂苷 Rb_1、Rd、Re、Rg_1、Rg_2、Rh_1，三七皂苷 R_1、R_2、R_3、R_4、R_6、R_7，七叶胆苷，三七皂苷 A、B、C、D、E、G、H、I、J 等。此药还含有三七素、槲皮素及多糖等。

2. 药理作用 此药能缩短出血和凝血时间，具有抗血小板聚集及溶栓作用；促进多功能造血干细胞的增殖，具有造血作用；降低血压，减慢心率，对各种药物诱发的心律失常均有保护作用；降低心肌耗氧量和氧利用率，扩张脑血管，增强脑血管流量；提高体液免疫功能。此外，此药还具有镇痛、抗炎、改善学习记忆、抗疲劳、抗衰老、抗肿瘤、调节血脂等作用。

二、茜草

此药为茜草科植物茜草的干燥根及根茎。主产于陕西、河北、山东、河南、安徽。春、秋二季采挖，除去泥沙，干燥，切厚片或段。此药气微，味微苦，久嚼刺舌。以切面色黄红者为佳。生用或炒炭用。

（一）药性

苦，寒。归肝经。

（二）功效

凉血，祛瘀，止血，通经。

（三）功能解析

1.吐血、衄血、崩漏，外伤出血　此药味苦性寒，善走血分，既能凉血止血，又能化瘀止血，故可用于血热妄行或血瘀脉络之出血证，对于血热夹瘀之出血尤为适宜。如治吐血不止，可单用此药为末煎服；治衄血，可与黄芩、侧柏叶等同用；治血热崩漏，常配生地黄、生蒲黄等；治血热尿血，常与小蓟、白茅根等同用。若与黄芪、白术、山茱萸等同用，也可用于气虚不摄的崩漏下血，如固冲汤（《医学衷中参西录》）。

2.瘀阻经闭，风湿痹痛，跌仆肿痛　此药主入肝经，能活血通经，故可用治血滞闭经、风湿痹痛、跌打损伤之证，尤为妇科调经要药。如《本草纲目》治血滞经闭，单用此药，加酒煎服，亦可与桃仁、红花、当归等同用；治风湿痹证，可单用浸酒服，或配伍鸡血藤、海风藤、延胡索等药；治跌打损伤，可单味泡酒服，或与三七、乳香、没药等同用。

（四）用法用量

煎服，6～10 g。止血炒炭用，活血通经生用或酒炒用。

（五）使用注意

孕妇慎用。

（六）药理分析

1.化学成分　此药主要含萘醌类成分：大叶茜草素、茜草萘酸、茜草双酯等；蒽醌类成分：羟基茜草素、茜草素、茜黄素等。此药还含萜类、多糖、环肽化合物等。《中国药典》规定此药含大叶茜草素不得少于 0.4%，饮片不得少于 0.2%；羟基茜草素不得少于 0.1%，饮片中不得少于 0.08%。

2. 药理作用 此药有明显的促进血液凝固和抗炎作用。其温浸液能缩短家兔复钙时间、凝血酶原时间及白陶土部分凝血活酶时间，茜草炭的作用强于茜草。茜草醇提物灌胃，可抑制角叉菜胶所致的大鼠足肿胀及小鼠醋酸炎症性渗出。另外，此药还有抗肿瘤、抗氧化、抗菌、护肝等作用。

三、蒲黄

此药为香蒲科植物水烛香蒲、东方香蒲或同属植物的干燥花粉。主产于浙江、江苏、山东、安徽、湖北。夏季采收蒲棒上部的黄色雄花序，晒干后碾轧，筛取花粉。剪取花后，晒干，成为带有雄花的花粉，即为草蒲黄。此药气微，味淡。以粉细、体轻、色鲜黄、滑腻感强者为佳。生用或炒炭用。

（一）药性

甘，平。归肝、心包经。

（二）功效

止血，化瘀，利尿通淋。

（三）功能解析

1. 吐血、衄血、咳血、崩漏，外伤出血 此药甘平，长于收敛止血，兼有活血行瘀之功，有止血不留瘀的特点，为止血行瘀之良药，对出血证无论属寒属热，有无瘀滞，均可应用，但以属实夹瘀者尤宜。用治吐血、衄血、咳血、尿血、崩漏等，可单用冲服，亦可配伍其他止血药。如《太平圣惠方》治鼻衄不止，以之与黄芩、竹茹同用；若治月经过多、漏下不止，可配伍艾叶，侧柏叶、山茱萸等药；治外伤出血，可单用外掺伤口。

2. 血滞经闭痛经，胸腹刺痛，跌仆肿痛 此药味辛，能活血通经、祛瘀止痛，凡跌打损伤、痛经、心腹疼痛等瘀血作痛者均可应用，尤为妇科所常用。如《塞上方》治跌打损伤，单用蒲黄末，温酒服；若治心腹刺痛、产后瘀阻腹痛、痛经等，常与五灵脂同用，如失笑散（《和剂局方》）。

3. 血淋涩痛 此药既能止血，又能利尿通淋，故可用治血淋涩痛，常与生地黄、冬葵子、石韦等同用。

（四）用法用量

煎服，5 ～ 10 g，包煎。外用适量，敷患处。止血多炒炭用，化瘀、利尿多生用。

（五）使用注意

孕妇慎用。

（六）药理分析

1. 化学成分　此药主要含柚皮素、异鼠李素 -3 -O- 新橙皮苷、香蒲新苷、槲皮素等，还含甾类、挥发油、多糖等。《中国药典》规定此药含异鼠李素 -3-O- 新橙皮苷和香蒲新苷的总量不得少于 0.5%。

2. 药理作用　此药有抗血栓形成、止血、抗心肌缺血、抗脑缺血等作用。生蒲黄能延长小鼠凝血时间，而炒蒲黄和蒲黄炭则能缩短小鼠凝血时间，无促纤溶酶活性。蒲黄可抑制大鼠动静脉环路血栓的形成，使血栓湿重降低。另外，此药还有调节血脂、抗炎、利胆、镇痛等作用。

第三节　收敛止血药

本类药物大多味涩性平，或为炭类，或质黏，故能收敛止血，广泛用于各种出血病证而无瘀滞者。

因其性收涩，有留瘀恋邪之弊，故临证多与化瘀止血药或活血化瘀药同用。对于出血有瘀或出血初期邪实者，当慎用之。

一、白及

此药为兰科植物白及的干燥块茎。主产于贵州、四川、湖南、湖北。夏、秋二季采挖，除去须根，洗净，置沸水中煮或蒸至无白心，晒至半干，除去外皮，晒干，切薄片。此药气微，味苦，嚼之有黏性。以切面色白、角质样者为佳。生用。

（一）药性

苦、甘、涩，微寒。归肺、胃、肝经。

（二）功效

收敛止血，消肿生肌。

（三）功能解析

1. 咳血、吐血，外伤出血　此药味涩质黏，为收敛止血之要药，可用治体内外诸出血证。治诸内出血证，《吉人集验方》单味研末，糯米汤调服。其因主入肺、胃经，故尤多用于肺胃出血之证。用治咳血，可配伍藕节、枇杷叶等药；用治吐血，可与茜草、生地、牛膝等煎服；用治外伤或金创出血，可单味研末外掺或水调外敷，或与白蔹、黄芩、龙骨等研细末，掺疮口上。

2. 疮疡肿毒，皮肤皲裂，烧烫伤　此药寒凉苦泄，能泄血中壅滞，味涩质黏，能敛疮生肌，为外疡消肿生肌的常用药。对于疮疡，无论未溃或已溃均可应用。若疮疡初起，可单用此药研末外敷，或与金银花、皂角刺、乳香等同用，如内消散（《外科正宗》）；若疮痈已溃、久不收口者，以之与黄连、浙贝母、轻粉等为末外敷，如生肌干脓散（《证治准绳》）。治手足皲裂，可以之研末，麻油调涂，能促进裂口愈合。治烧烫伤，可以此药研末，用油调敷，或以白及粉、凡士林调膏外用，能促进生肌结痂。

（四）用法用量

煎服，6 ～ 15 g；研末吞服，1 次 3 ～ 6 g。外用适量。

（五）使用注意

不宜与川乌、制川乌、草乌、制草乌、附子同用。

（六）药理分析

1. 化学成分　此药主要含联苄类、二氢类、联菲类成分，二氢菲并吡喃类化合物，苄类化合物及蒽醌类成分和酚酸类成分。《中国药典》规定此药含 1,4- 二 [4-（葡萄糖氧）苄基]-2- 异丁基苹果酸酯不得少于 2%；饮片含 1,4- 二 [4-（葡萄糖氧）苄基]-2- 异丁基苹果酸酯不得少于 1.5%。

2. 药理作用　此药有止血、促进伤口愈合、抗胃溃疡等作用。白及煎剂可明显缩短出血和凝血时间，其止血的作用与所含胶质有关。白及粉对胃黏膜损伤有明显保护作用，对实验性犬胃及十二指肠穿孔有明显治疗作用，可迅速堵塞穿孔，阻止胃及十二指肠内容物外漏并加大大网膜的遮盖；对实验性烫伤、烧伤动物模型能促进肉芽生长，促进疮面愈合。另外，此药还有抗肿瘤、抗菌、调节免疫作用。

二、棕榈炭

此药为棕榈科植物棕榈的干燥叶柄。主产于湖南、四川、江苏、浙江。采棕时割取旧叶柄下延部分和鞘片，除去纤维状的棕毛，晒干，煅炭用。此药略具焦香气，味苦涩。以表面黑褐色至黑色、有光泽、触之有黑色炭粉者为佳。

（一）药性

苦、涩，平。归肝、肺、大肠经。

（二）功效

收敛止血。

（三）功能解析

此药药性平和，味苦而涩，为收敛止血之良药，广泛用于各种出血病证，尤多用于崩漏。因其收敛性强，故以治出血而无瘀滞者为宜。可单味应用，也常与血余炭、仙鹤草、侧柏叶等同用。若属血热妄行之吐血、咳血，可与小蓟、栀子等同用，如十灰散（《十药神书》）；若虚寒性崩漏下血，常与艾叶、炮姜等同用。

此外，此药苦涩收敛，也能止泻止带，尚可用于久泻久痢、妇人带下。

（四）用法用量

煎服，3～9 g。

（五）使用注意

出血兼有瘀滞者不宜使用。

（六）药理分析

1. 化学成分　此药主要含黄酮及苷类成分：木犀草素 -7-O- 葡萄糖苷、木犀草素 -7-O- 芸香糖苷、金圣草黄素 -7-O- 芸香糖苷、芹黄素 -7-O- 芸香糖苷、特罗莫那醇 -9- 葡萄糖苷等；还含有原儿茶醛、原儿茶酸等。

2. 药理作用　此药有止血作用。陈棕皮炭、陈棕炭及陈棕的水煎剂、陈棕炭混悬剂灌胃给药，均能缩短小鼠出血、凝血时间。

三、血余炭

此药为人发制成的炭化物。全国大部分地区均产。取头发，除去杂质，碱水洗去油垢，清水漂净，晒干，焖煅成炭，放凉。此药有焦发气，味苦。以体轻、色黑、光亮者为佳。

（一）药性

苦，平。归肝、胃经。

（二）功效

收敛止血，化瘀，利尿。

（三）功能解析

1. 吐血、咳血、衄血、血淋、尿血、便血、崩漏，外伤出血 发乃血之余，善入血分，并以炭入药，故有收敛止血之功，且能化瘀，有止血而不留瘀的特点，可用于各种出血之证，无论寒热虚实皆可。可单用此药，温水调服；亦可外用，掺敷出血部位，如治鼻衄，可直接吹入鼻中。治咳血、吐血，常与花蕊石、三七等同用，如化血丹（《医学衷中参西录》）。治血淋，常以之配伍蒲黄、生地黄、甘草。若治便血，可与地榆、槐花等同用。用治崩漏，可单用此药，或与艾叶、藕节等同用。

2. 小便不利 此药苦降下行，能化瘀利窍、通利水道，故可用治小便不利。常与滑石、白鱼同用，如滑石白鱼散（《金匮要略》）。

（四）用法用量

煎服，5 ～ 10 g。外用适量。

（五）药理分析

1. 化学成分 此药主要含优角蛋白、胱氨酸、脂肪，还含有黑色素。

2. 药理作用 此药能明显缩短出血时间、凝血时间及血浆复钙时间，血余炭煎剂对金黄色葡萄球菌、伤寒杆菌、甲型副伤寒杆菌及福氏痢疾杆菌有较强的抑制作用。

第四节 温经止血药

本类药物性属温热，善于温里散寒，能温脾阳、固冲脉而统摄血液，具有温经止血之效。适用于脾不统血、冲脉失固之虚寒性出血病证。

应用时，若属脾不统血者，应配益气健脾药；属肝肾亏虚、冲脉不固者，宜配益肾暖宫补摄之品。

其因性温热，故血热妄行之出血证不宜使用。

一、艾叶

此药为菊科植物艾的干燥叶。主产于山东、安徽、湖北、河北，传统以湖北蕲州产者为佳，称“蕲艾”。夏季花未开时采摘，除去杂质，晒干。此药气清香，味苦。以叶片大，叶背灰白色、绒毛多，香气浓者为佳。生用或炒炭用。

（一）药性

辛、苦，温；有小毒。归肝、脾、肾经。

（二）功效

温经止血，散寒止痛，调经，安胎；外用祛湿止痒。

（三）功能解析

1. 虚寒性吐血、衄血、崩漏，月经过多　此药气香味辛，温可散寒，能暖气血而温经脉，为温经止血之要药，适用于虚寒性出血病证，尤宜于崩漏。治疗下元虚冷、冲任不固所致的崩漏下血，可单用此药，水煎服，或与阿胶、芍药、干地黄等同用，如胶艾汤（《金匮要略》）。若配伍生地黄、生荷叶、生柏叶等清热凉血止血药，可用治血热妄行之出血证，生艾叶既可加强止血作用，又可防大队寒凉药物而致凉遏留瘀之弊，如四生丸（《妇人良方》）。

2. 少腹冷痛，经寒不调，宫冷不孕，脘腹冷痛　此药专入三阴经而直走下焦，能温经脉、暖胞宫，散寒止痛，尤善调经，为治妇科下焦虚寒或寒客胞宫之要药。常用于下焦虚寒、月经不调、经行腹痛、宫冷不孕、带下清稀等症，每与香附、吴茱萸、当归等同用，如艾附暖宫丸（《仁斋直指方》）。用治脾胃虚寒所致的脘腹冷痛，可以单味艾叶煎服，或以之炒热熨敷脐腹，或配伍温中散寒之品。

3. 胎动不安，胎漏下血　此药为妇科安胎之要药。如《肘后方》以艾叶、酒煎服，治疗妊娠卒胎动不安。临床每多与阿胶、桑寄生等同用，治胎动不安、胎漏下血。

4. 皮肤瘙痒　此药辛香苦燥，局部煎汤外洗有祛湿止痒之功，可用治湿疹、阴痒、疥癣等皮肤瘙痒。

此外，将此药捣绒，制成艾条、艾炷等，用以熏灸体表穴位，能温煦气血，透达经络，为温灸的主要原料。

（四）用法用量

煎服，3 ～ 9 g。外用适量，供灸治或熏洗用。醋艾炭温经止血，用于虚寒性出血。其余生用。

（五）药理分析

1. 化学成分　此药主要含挥发油：桉油精、香叶烯、α 及 β- 蒎烯芳樟醇、樟脑、异龙脑、柠檬烯等；三萜类成分：奎诺酸、羊齿烯醇；黄酮类成分：异泽兰黄素等。《中国药典》规定此药含桉油精不得少于 0.05%，含龙脑不得少于 0.02%。

2. 药理作用　此药具有止血、镇痛、抗炎等作用。生艾叶水提物灌胃能缩短小鼠出血和凝血时间，增加小鼠血小板数。醋艾叶炭水提物灌胃能对醋酸所致的小鼠扭体疼痛反应有抑制作用，并能提高小鼠热板痛阈值。另外，此药还具有抗过敏、镇咳、平喘等作用。

3. 不良反应　艾叶挥发油对皮肤有轻度刺激作用，可引起发热、潮红等。其挥发油对中枢神经系统有兴奋、致惊厥作用。口服过量对胃肠道有刺激。中毒后先出现咽喉部干燥、胃肠不适、疼痛、恶心、呕吐等刺激症状，继而全身无力、头晕、耳鸣、四肢震颤，随后局部乃至全身痉挛、肌肉弛缓，多次发作后导致谵妄、惊厥、瘫痪，数日后出现肝大、黄疸、胆红素尿、尿胆原增多等现象。慢性中毒表现为感觉过敏、共济失调、神经炎、癫痫样惊厥等。孕妇可发生子宫出血及流产。

二、炮姜

此药为姜科植物姜的干燥根茎的炮制加工品。取干姜砂烫至鼓起，表面棕褐色。全国大部分地区均可加工炮制。此药气香、特异，味微辛辣。以表面鼓起、棕褐色，内部色棕黄、质疏松者为佳。

（一）药性

辛，热。归脾、胃、肾经。

（二）功效

温经止血，温中止痛。

（三）功能解析

1. 阳虚失血，吐衄崩漏　此药性温，主入脾经，能温经止血，主治脾胃虚寒、脾不统血之出血病证。可单味应用，如《姚氏集验方》以此药为末，米饮下，治血痢不止。治疗虚寒性吐血、便血，常与人参、黄芪、附子等同用。若治冲任虚寒、崩漏下血，可与艾叶、乌梅、棕榈炭等同用。

2. 脾胃虚寒，腹痛吐泻　此药辛热，善暖脾胃，能温中止痛止泻，为治虚寒性腹痛、腹泻之佳品。如《千金要方》以此药研末饮服，治中寒水泻；《世医得效方》以之与厚朴、附子同用，治脾虚冷泻不止。若治寒凝脘腹冷痛，常配高良姜，如二姜丸（《和剂局方》）；治产后血虚寒凝、小腹疼痛者，可与当归、川芎、桃仁等同用，如生化汤（《傅青主女科》）。

（四）用法用量

煎服，3～9 g。

（五）鉴别用药

生姜、干姜与炮姜同出一物，均能温中散寒，适用于脾胃寒证。由于鲜干质地不同与炮制不同，其性能亦有差异。生姜长于散表寒，又为呕家之圣药；干姜偏于祛里寒，为温中散寒之要药；炮姜善走血分，长于温经止血。

（六）药理分析

1. 化学成分 此药主要含挥发油：姜烯、水芹烯、莰烯、6- 姜辣素、姜酮、姜醇等；还含树脂、淀粉等。《中国药典》规定此药含 6- 姜辣素不得少于 0.3%。

2. 药理作用 此药能显著缩短出血和凝血时间，对应激性及幽门结扎型胃溃疡、醋酸诱发的胃溃疡均有抑制作用。此外，此药还具有抗肿瘤作用。

三、灶心土

此药为烧木柴或杂草的土灶内底部中心的焦黄土块。又名“伏龙肝”。全国农村均有。在拆修柴火灶或烧柴火的窑时，将烧结的土块取下，用刀削去焦黑部分及杂质即可。此药具烟熏气，味淡。以块大整齐、色红褐，断面具蜂窝状小孔，质细软者为佳。

（一）药性

辛，温。归脾、胃经。

（二）功效

温中止血，止呕，止泻。

（三）功能解析

1. 虚寒性出血 此药性温，专入中焦，温暖脾阳而止血，为温经止血之要药。凡脾气虚寒、不能统血之出血病证，皆可应用，尤善治吐血、便血。如《广利方》治吐血、衄血，单以此药用水淘汁，和蜜服；治疗中焦虚寒之便血、吐血、衄血、崩漏，可与附子、白术、地黄等同用，如黄土汤（《金匮要略》）。

2. 胃寒呕吐 此药质重而温，长于温中和胃、降逆止呕。主治脾胃虚寒，胃气不降之呕吐，可与干姜、半夏、白术等同用。也可用治反胃、妊娠呕吐。如《百一选方》治反胃呕吐，用此药研细，米饮送服；《本草蒙筌》治妊娠呕吐，以此药捣细，调水服。

3. 脾虚久泻 此药既能温脾暖胃，又能涩肠止泻，主治脾虚久泻，常配伍附子、干姜、白术等。若治胎前下痢、产后不止者，《张氏医通》以山楂、黑糖为丸，用此药煎汤代水送服。

（四）用法用量

煎服，15 ～ 30 g，布包先煎；或 60 ～ 120 g，煎汤代水。

（五）药理分析

1. 化学成分 此药主要含硅酸、氧化铝、氧化铁，还含有氧化钠、氧化钾、氧化镁等。

2. 药理作用 此药有缩短凝血时间、抑制纤溶酶及增加血小板第三因子活性等作用。水煎剂能减轻洋地黄酊引起的呕吐，有止呕作用。

第六章 补虚药

凡以补虚扶弱，纠正人体气血阴阳的不足为主要功效，常用以治疗虚证的药物，称为补虚药，也称补益药或补养药。

本类药物能够扶助正气、补益精微，根据“甘能补”的理论，故一般具有甘味。各类补虚药的药性和归经等性能互有差异，其具体内容将分别在各节概述中介绍。

补虚药具有补虚扶弱功效，可以主治人体正气虚弱、精微物质亏耗引起的精神萎靡、体倦乏力、面色淡白或萎黄、心悸气短、脉象虚弱等症。具体地讲，补虚药的补虚作用又有补气、补阳、补血、补阴的不同，分别主治气虚证、阳虚证、血虚证、阴虚证。此外，有的药物还分别兼有祛寒、润燥、生津、清热等作用，故又有其相应的主治病证。

根据补虚药在性能、功效及主治方面的不同，一般分为补气药、补阳药、补血药、补阴药四类。

使用补虚药，首先应因证选药，必须根据气虚、阳虚、血虚、阴虚的证候不同，选择相应的对证药物。一般来说，气虚证主要选用补气药，阳虚证主要选用补阳药，血虚证主要选用补血药，阴虚证主要选用补阴药。其次，应考虑到人体气血阴阳之间，在生理上相互联系、相互依存，在病理上也常常相互影响，故临床治疗时常须将两类或两类以上的补虚药配伍使用。如气虚可发展为阳虚，阳虚者其气必虚，故补气药常与补阳药同用。有形之血生于无形之气，气虚生化无力，可致血虚；血为气之母，血虚则气无所依，血虚亦可导致气虚，故补气药常与补血药同用。气能生津，津能载气，气虚可影响津液的生成，而致津液不足；津液大量亏耗，亦可导致气随津脱。热病不仅容易伤阴，而且“壮火食气”，以致气阴两虚，故补气药亦常与补阴药同用。津血同源，津液是血液的重要组成部分，血亦属于阴的范畴；失血血虚可导致阴虚，阴津大量耗损又可导致津枯血燥，血虚与阴亏并呈之证颇为常见，故补血药常与补阴药同用。阴阳互根互用，无阴则阳无由生，无阳则阴无由长，故阴或阳虚损到一定程度，可出现阴损及阳或阳损及阴的情况，以致最后形成阴阳两虚的证候，则需要滋阴药与补阳药同用。

补虚药在临床上除用于虚证以补虚扶弱外，还常常与其他药物配伍以扶正祛邪，或与容易损伤正气的药物配伍应用，以保护正气，顾护其虚。

使用补虚药还应注意：一要防止不当补而误补。若邪实而正不虚者，误用补虚药有“误补益疾”之弊。补虚药是以补虚扶弱为主要作用，其作用主要在于以其偏性纠正人体气血阴阳虚衰的病理偏向。如不恰当地依赖补虚药强身健体、延年益寿，则可能会破坏机体阴阳之间的相对平衡，导致新的病理变化。二要避免当补而补之不当。如不分气血，不别阴阳，不辨脏腑，不明寒热，盲目使用补虚药，不仅不能收到预期的疗效，而且还有可能导致不良后果。如阴虚有热者误用温热的补阳药，会助热伤阴；阳虚有寒者误用寒凉的补阴药，会助寒伤阳。三是补虚药用于扶正祛邪，不仅要分清主次，处理好祛邪与扶正的关系，而且应避免使用可能妨碍祛邪的补虚药，使祛邪不伤正，补虚不留邪。四是应注意补而兼行，使补而不滞。部分补虚药药性滋腻，不易消化，过用或用于脾运不健者可能妨碍脾胃运化功能，应掌握好用药分寸，或适当配伍健脾消食药以顾护脾胃。五是补虚药如作汤剂，一般宜文火久煎，使药味尽出。虚弱证一般病程较长，补虚药宜采用蜜丸、煎膏（膏滋）、口服液等便于保存、服用并可增效的剂型。

现代药理研究表明，补虚药可增强机体的非特异性免疫功能和细胞免疫、体液免疫功能，产生扶正祛邪的作用。在物质代谢方面，补虚药能促进核酸代谢和蛋白质合成，调节脂质代谢，降血糖。对神经系统的作用，主要是提高学习记忆能力。对内分泌系统的作用，主要表现在可增强下丘脑 - 垂体 - 肾上腺皮质轴和下丘脑 - 垂体 - 性腺轴的功能，调节下丘脑 - 垂体 - 甲状腺轴的功能，改善虚证患者的内分泌功能。本类药还有延缓衰老、强心、升压、抗休克、抗心肌缺血、抗心律失常、促进和改善造血功能、改善消化功能、抗应激及抗肿瘤等多方面的作用。

第一节 补气药

本类药物性味多属甘温或甘平，主归脾、肺经，部分药物又归心、肾经，以补气为主要功效，能补益脏气以纠正脏气的虚衰。补气又包括补脾气、补肺气、补心气、补肾气、补元气等具体功效。因此，补气药的主治有以下方面：①脾气虚证，症见食欲不振，脘腹胀满，食后胀甚，大便溏薄，肢体倦怠，神疲乏力，面色萎黄，形体消瘦或一身虚浮，甚或脏器下垂，血失统摄，舌淡，脉缓或弱等；②肺气虚证，症见咳嗽无力，气短而喘，动则尤甚，声低懒言，咳痰清稀，或有自汗、畏风，易于感冒，神疲体倦，舌淡，脉弱等；③心气虚证，症见心悸怔忡，胸闷气短，活动后加剧，脉虚等；④肾气虚证，症见腰膝酸软，尿频或尿后余沥不尽，或遗尿，或夜尿频多，或小便失禁，或男子遗精早泄，或女子月经淋沥不尽、带下清稀量多，甚或短气虚喘，呼多吸少，动则喘甚汗出等；⑤元气藏于肾，赖三焦而通达全身，周身脏腑器官组织得到元气的激发和推动，才能发挥各自的功能，脏腑之气的产生有赖元气的资助，故元气虚之轻者，常表现为某些脏气虚，若元气虚极欲脱者，可见气息微弱，汗出不止，目开口合，全身瘫软，意识蒙眬，二便失禁，脉微欲绝等。此外，某些药物分别兼有养阴、生津、养血等不同功效，还可用治阴虚津亏证或血虚证，尤宜于气阴（津）两伤或气血俱虚之证。

使用本类药物治疗各种气虚证时，除应结合其兼有功效综合考虑外，补益脾气之品用于脾虚食滞证，还常与消食药同用，以消除消化功能减弱而停滞的宿食；用于脾虚湿滞证，多配伍化湿、燥湿或利水渗湿的药物，以消除脾虚不运而停滞的水湿；用于脾虚中气下陷证，多配伍能升阳的药物，以升举下陷的清阳之气；用于脾虚久泻证，还常与涩肠止泻药同用；用于脾不统血证，则常与止血药同用；补肺气之品用于肺虚喘咳有痰之证，多配伍化痰、止咳平喘药；用于脾肺气虚自汗证，多配伍能固表止汗的药物；用于心气不足、心神不安证，多配伍宁心安神的药物；若气虚兼见阳虚里寒、血虚或阴虚证者，又须分别与补阳药、温里药、补血药或补阴药同用。补气药用于扶正祛邪时，还需分别与解表药、清热药或泻下药等同用。

部分补气药味甘壅中，碍气助湿，故对湿盛中满者应慎用，必要时应辅以理气除湿之药。

一、人参

此药为五加科植物人参的干燥根和根茎。主产于吉林、辽宁、黑龙江，传统以吉林省白山市抚松县产量最大、质量最好，称“吉林参”。野生者名“山参”；栽培者俗称“园参”。播种在山林野生状态下自然生长的称“林下山参”，习称“籽海”。多于秋季采挖，洗净经晒干或烘干，润透，切薄片，干燥，或用时粉碎、捣碎。此药有特异香气，味微苦而甘。以切面色淡黄白、点状树脂道多者为佳。生用。

（一）药性

甘、微苦，微温。归脾、肺、心、肾经。

（二）功效

大补元气，复脉固脱，补脾益肺，生津养血，安神益智。

（三）功能解析

1. 气虚欲脱，肢冷脉微 此药甘温补虚，能大补元气，复脉固脱，为拯危救脱之要药。凡大汗、大吐、大泻、大失血或大病、久病所致元气虚极欲脱，气息微弱、汗出不止、脉微欲绝的危重证候，单用人参大量浓煎服，如独参汤（《景岳全书》）。若气虚欲脱兼见汗出、四肢逆冷等亡阳征象者，常与回阳救逆的附子同用，以补气固脱、回阳救逆，如参附汤（《正体类要》）。若气虚欲脱兼见汗出身暖、渴喜冷饮、舌红干燥等亡阴征象者，此药兼能生津，常与麦冬、五味子配伍，以补气养阴、敛汗固脱，如生脉散（《内外伤辨惑论》）。

2. 脾虚食少，肺虚喘咳，阳痿宫冷 此药归脾经，为补脾气之要药。凡脾气虚弱、倦怠乏力、食少便溏者，常与白术、茯苓、甘草配伍，如四君子汤（《和剂局方》）。若脾气虚弱，不能统血导致失血者，此药又能补气以摄血，常与黄芪、白术等益气健脾药同用，如归脾汤（《济生方》）。此药归肺经，亦长于补肺气。凡肺气虚弱、咳嗽无力、气短喘促、声低懒言、咳痰清稀、自汗脉弱者，常与黄芪、五味子、紫菀等同用，如补肺汤（《千金要方》）。此药亦归肾经，又有益肾气、助肾阳之功。若肾不纳气的短气虚喘或喘促日久、肺肾两虚者，常配伍蛤蚧、胡桃仁等药，如人参蛤蚧散（《卫生宝鉴》）、人参胡桃汤（《济生方》）。若治肾阳虚衰、肾精亏虚、阳痿宫冷，多与鹿茸、肉苁蓉等补肾阳、益肾精之品同用。

3. 气虚津伤口渴，内热消渴 此药既能补气，又能生津。适用于气津两伤、短气、口渴者。若用治热病气津两伤、身热烦渴、口舌干燥、汗多、脉大无力者，常与石膏、知母同用，如白虎加人参汤（《伤寒论》）。至于消渴病气阴两伤者，人参既能补益肺脾肾之气，又能生津止渴，故治消渴的方剂中亦较常用。

4. 气血亏虚，久病虚羸 此药味甘，能补气以生血、养血，治脾气虚衰。气虚不能生血，以致气血两虚、久病虚羸者，可与白术、当归、熟地黄等配伍，如八珍汤（《瑞竹堂经验方》）。

5. 心气不足，惊悸失眠 此药归心经，能补益心气、安神益智。适用于心气虚弱、心悸怔忡、胸闷气短、失眠多梦、健忘等，常与黄芪、茯苓、酸枣仁等配伍。若心脾两虚、气血不足、心悸失眠、体倦食少者，常配伍黄芪、当归、龙眼肉等补气养血安神药，如归脾汤（《济生方》）。若心肾不交、阴亏血少、虚烦不眠、心悸健忘者，则配伍生地黄、当归、酸枣仁等滋阴养血安神之品，如天王补心丹（《摄生秘剖》）。

此外，此药还常与解表药、攻下药等祛邪药配伍，用于气虚外感或里实热结而正气亏虚之证，有扶正祛邪之效，如人参败毒散（《和剂局方》）、新加黄龙汤（《温病条辨》）。

（四）用法用量

煎服，3 ～ 9g；挽救虚脱可用 15 ～ 30g，文火另煎兑服。也可研粉吞服，1 次 2g，1 日 2 次。

（五）使用注意

不宜与藜芦、五灵脂同用。

（六）药理分析

1. 化学成分 此药主要含人参皂苷 Ro、Ra_1、Rb_1、Re、Rg_1 等多种三萜皂苷类成分，以及多糖、挥发油、氨基酸、有机酸、黄酮类、维生素类和微量元素等。《中国药典》规

定此药含人参皂苷 Rg_1 和人参皂苷 Re 的总量不得少于 0.3%，饮片不得少于 0.27%；人参皂苷 Rb_1 不得少于 0.2%，饮片不得少于 0.18%。

2. 药理作用 人参皂苷及注射液具有抗休克作用。人参皂苷能增强消化、吸收功能，提高胃蛋白酶活性，保护胃肠细胞，改善脾虚症状；能促进组织对糖的利用，加速糖的氧化分解以供给能量；能促进大脑对能量物质的利用，增强学习记忆力；能促进造血功能；还能抗疲劳、抗衰老、抗心肌缺血、抗脑缺血、抗心律失常。人参浸膏、人参皂苷 Rb 可使正常或贫血动物红细胞、白细胞和血红蛋白含量增加。人参多糖和注射液具有提升白细胞作用。人参皂苷 Rg_2 具有强心作用。此外，人参有调节中枢神经兴奋与抑制过程的平衡、增强免疫功能、抗肿瘤、抗辐射、抗应激、降血脂、降血糖和抗利尿等作用。

二、西洋参

此药为五加科植物西洋参的干燥根。主产于美国、加拿大，我国亦有栽培。秋季采挖，洗净，晒干或低温干燥，切薄片，或用时打碎。此药气清香而味浓，味微苦而甘。以表面横纹紧密、气清香、味浓者为佳。生用。

（一）药性

甘、微苦，凉。归心、肺、肾经。

（二）功效

补气养阴，清热生津。

（三）功能解析

1. 气阴两脱证 此药具有与人参相似的益气救脱功效，而药力较逊，因其药性偏凉，兼能清热养阴生津，故适用于热病或大汗、大吐、大泻、大失血等，耗伤元气及阴津所致的神疲乏力、气短息促、汗出不止、心烦口渴、尿短赤涩、大便干结、舌燥、脉细数无力等气阴两脱证，常与麦冬、五味子等同用。

2. 气虚阴亏，虚热烦倦，咳喘痰血 此药长于补肺气，兼能养肺阴、清肺热，适用于火热耗伤肺之气阴所致的短气喘促、咳嗽痰少、或痰中带血等症，可与玉竹、麦冬、川贝母等同用。此药亦能补心气，兼养心阴，可用于心之气阴两虚的心悸心痛、失眠多梦等症，宜与炙甘草、麦冬、生地黄等同用。此药还略能益脾气，兼养脾阴，又可用于脾之气阴两虚、纳呆食滞、口渴思饮，可与太子参、山药、神曲等同用。

3. 气虚津伤，口燥咽干，内热消渴 此药既能补气，又能生津，还能清热，适用于热伤气津所致的身热汗多、口渴心烦、体倦少气、脉虚数等症，常与西瓜翠衣、竹叶、麦冬等品同用，如清暑益气汤（《温热经纬》）。若用治消渴病气阴两伤之证，可配伍黄芪、山药、天花粉等益气养阴生津之品。

（四）用法用量

煎服，3～6g，另煎兑服；入丸散剂，每次0.5～1g。

（五）使用注意

此药性寒凉，能伤阳助湿，故中阳衰微、胃有寒湿者不宜服用。不宜与藜芦同用。

（六）鉴别用药

人参与西洋参均有补益元气之功，可用于气虚欲脱的气短神疲、脉细无力等症。但人参益气救脱之力较强，单用即可收效；西洋参性凉，兼能补阴，具有补气养阴而不助热的特点，较宜于气阴两伤而有热者。二药又皆能补脾肺之气，可用治脾肺气虚之证。其中也以人参作用较强，但西洋参多用于脾肺气阴两虚之证。两药还有益气生津作用，均可用于津伤口渴和消渴病。此外，人参尚能补益心肾之气、安神益智，还常用于失眠、健忘、心悸怔忡及肾不纳气的虚喘气短等。

（七）药理分析

1. 化学成分 此药主要含人参皂苷 Rg_1、Re、Rb_1 等多种三萜皂苷类成分，以及多糖、黄酮类、挥发油、蛋白质、氨基酸、核酸、肽类、甾醇类、淀粉、维生素、脂肪酸、有机酸、矿物质等。《中国药典》规定此药药材和饮片含人参皂苷 Rg_1、Re 和 Rb_1 的总量均不得少于2%。

2. 药理作用 西洋参含片、胶囊、水煎液及皂苷均具有抗缺氧、抗疲劳、改善和增强记忆的作用。西洋参多糖能升高白细胞、提高免疫力、抗肿瘤。西洋参皂苷具有中枢抑制、抗心律失常、抗应激、降血脂、降血糖和镇静等作用。

三、党参

此药为桔梗科植物党参、素花党参或川党参的干燥根。前二者主产于甘肃、四川；后者主产于四川、湖北、陕西。秋季采挖，洗净，晒干，切厚片。此药有特殊香气，气味浓，味微甜。以质柔润、味甜者为佳。生用或米炒用。

（一）药性

甘，平。归脾、肺经。

（二）功效

补脾益肺，养血生津。

（三）功能解析

1. 脾肺气虚，食少倦怠，咳嗽虚喘 此药味甘性平，主归脾、肺二经，有与人参类似的补益脾肺之气作用而药力较弱，为补中益气之良药。治脾气虚弱、倦怠乏力、食少便溏等症，常与补气健脾除湿的白术、茯苓等同用。治肺气亏虚、咳嗽气短、声低懒言等症，可与黄芪、蛤蚧等同用，以补益肺气、定喘止咳。现代临床治疗脾肺气虚的轻症，常用此药以代替古方中的人参。

2. 气血不足，面色萎黄，头晕乏力，心悸气短 此药有气血双补之功，故适用于气虚不能生血，或血虚无以化气，而见面色苍白或萎黄、乏力、头晕、心悸等症的气血两虚证，常配伍黄芪、当归、熟地黄等，以增强补益气血之功。

3. 气津两伤，气短口渴，内热消渴 此药有补气生津作用，适用于气津两伤、气短口渴以及内热消渴等症，可与麦冬、五味子、黄芪等同用。

（四）用法用量

煎服，9 ～ 30g。

（五）使用注意

不宜与藜芦同用。

（六）鉴别用药

党参与人参均具有补益脾肺、益气生津、益气生血之功，均可用于脾气虚、肺气虚、津伤口渴、消渴、血虚及气虚邪实之证。但党参味甘性平，作用缓和，药力薄弱，古方治以上轻症和慢性疾病患者，可用党参加大用量代替人参，而对于急症、重症则仍以人参为宜。由于党参不具有益气救脱之功，故凡元气虚脱之证，应以人参急救虚脱，不能以党参代替。此外，人参还长于益气助阳、安神益智，而党参类似作用不明显。

（七）药理分析

1. 化学成分 此药主要含党参多糖、党参苷、植物甾醇、党参内酯、黄酮类、酚酸类、生物碱、香豆素类、无机元素、氨基酸、微量元素等。

2. 药理作用 党参水煎醇沉液能调节胃肠运动、抗溃疡。党参水煎液能刺激胃泌素释放。党参多糖能促进双歧杆菌的生长，调节肠道菌群比例失调；能升高外周血血红蛋白，促进脾脏代偿造血功能；还能增强免疫功能。党参皂苷能兴奋呼吸中枢。党参水、醇提液和党参多糖均能改善学习记忆能力，具有益智、抗痴呆作用。此外，党参有延缓衰老、抗缺氧、抗辐射、降低血糖、调节血脂和抗心肌缺血等作用。

四、太子参

此药为石竹科植物孩儿参的干燥块根。主产于江苏、山东。夏季茎叶大部分枯萎时采挖，洗净，除去须根，置沸水中略烫后晒干或直接晒干。此药气微，味甘、微苦。以肥厚、黄白色、无须根者为佳。生用。

（一）药性

甘、微苦，平。归脾、肺经。

（二）功效

益气健脾，生津润肺。

（三）功能解析

1. 脾虚体倦，食欲不振 此药既能补脾气，又兼能养胃阴。治脾气虚弱、胃阴不足的食少倦怠、口干舌燥者，可与山药、石斛等益脾气、养胃阴之品同用。

2. 病后虚弱，气阴不足，自汗口渴 此药补气之力较为薄弱，然兼能养阴生津，且其性平偏凉，属补气药中的清补之品，临床适用于小儿及热病之后气阴不足、倦怠自汗、口干口渴而不宜温补者。其因作用平和，多入复方作病后调补之药，常配伍黄芪、五味子、麦冬等益气固表、养阴生津药。

3. 肺燥干咳 此药能补肺气、润肺燥。治肺脏气阴不足、燥咳痰少、舌红少苔者，可配伍南沙参、麦冬、知母等补肺气、养肺阴药。

（四）用法用量

煎服，9 ～ 30g。

（五）鉴别用药

西洋参与太子参均为气阴双补之品，均具有益脾肺之气、补脾肺之阴、生津止渴之功。但太子参性平力薄，其补气、养阴、生津与清热之力俱不及西洋参。凡气阴不足之轻症、热不盛者及小儿，宜用太子参；气阴两伤而热较盛者，当用西洋参。

（六）药理分析

1. 化学成分 此药主要含氨基酸、多糖、皂苷、黄酮、鞣质、香豆素、甾醇、三萜及多种微量元素等多种成分。

2. 药理作用 太子参水煎液、多糖、醇提物、皂苷能够增强免疫功能。太子参水提物、75% 醇提物、多糖及皂苷具有抗应激、抗疲劳的作用。太子参多糖具有改善记忆、延长寿命作用。太子参水、醇提取物能提高小肠吸收功能，并对脾虚模型有治疗作用。此外，太子参有降血糖、降血脂、止咳、祛痰、抗菌、抗病毒、抗炎等作用。

五、黄芪

此药为豆科植物蒙古黄芪或膜荚黄芪的干燥根。主产于山西、甘肃、黑龙江、内蒙古。春、秋二季采挖，除去须根和根头，晒干，切片。此药气微而味微甜。以切面色淡黄、粉性足、味甜者为佳。生用或蜜炙用。

（一）药性

甘，微温。归脾、肺经。

（二）功效

补气升阳，益卫固表，利水消肿，生津养血，行滞通痹，托毒排脓，敛疮生肌。

（三）功能解析

1. 气虚乏力，食少便溏，水肿尿少，中气下陷，久泻脱肛，便血崩漏 此药甘温，入脾经，为补益脾气之要药。治脾气虚弱、倦怠乏力、食少便溏者，可单用熬膏服，或与人参、白术等补气健脾药同用。其因善能升阳举陷，故尤长于治疗脾虚中气下陷的久泻脱肛、内脏下垂，常配伍人参、升麻、柴胡等补中益气、升阳举陷药，如补中益气汤（《脾胃论》）。此药既能补脾益气治本，又能利尿消肿治标，故亦为气虚水肿之要药。治脾虚水湿失运，浮肿尿少者，常与白术、茯苓等健脾利水药同用。此药还可补气以摄血，治脾虚不能统血所致的失血证，常与人参、白术等补气摄血药同用，如归脾汤（《济生方》）。

2. 肺气虚弱，咳喘气短 此药入肺经，又能补益肺气。治肺气虚弱、咳嗽无力、气短喘促、咳痰清稀、声低懒言者，常配伍人参、紫菀、五味子等，如补肺汤（《永类钤方》）。

3. 表虚自汗 此药能补肺脾之气，益卫固表以止汗。治脾肺气虚所致卫气不固、表虚自汗者，常与牡蛎、麻黄根等收敛止汗药配伍，如牡蛎散（《和剂局方》）。若因卫气不固，表虚自汗而易感风邪者，又当配伍白术、防风等补气固表、祛风散邪药，如玉屏风散（《丹溪心法》）。此药也可用治阴虚盗汗，但须与生地黄、黄柏等滋阴降火药同用，如当归六黄汤（《兰室秘藏》）。

4. 内热消渴 此药具有健脾益气、生津止渴之功。治气虚津亏、内热消渴，常与天花粉、葛根等生津止渴药同用，如玉液汤（《医学衷中参西录》）。

5. 血虚萎黄，气血两虚 此药具有养血之功，且通过补气又有助于生血，故也常用治血虚或气血两虚、面色萎黄、神倦脉虚。常与当归同用，如当归补血汤（《兰室秘藏》）。

6. 气虚血滞，半身不遂，痹痛麻木 此药能补气以行血，补气以通痹。对于卒中后遗症、痹证，因气虚血滞，肌肤、筋脉失养，症见半身不遂或痹痛、肌肤麻木者，常用此药治疗。如治卒中后遗症，常配伍当归、川芎、地龙等活血通络药，如补阳还五汤（《医林改错》）。若气虚血滞不行的痹痛、肌肤麻木者，常配伍桂枝、芍药等，如黄芪桂枝五物汤（《金匮要略》）。此外，现代临床治疗气虚血滞的胸痹心痛，常用此药配伍红花、丹参、三七等活血止痛药。

7. 气血亏虚，痈疽难溃，久溃不敛 此药以其补气养血之功，使正气旺盛，可收托毒排脓、生肌敛疮之效。治疮疡中期，正虚毒盛不能托毒外达，疮形平塌、根盘散漫、难溃难腐者，常配伍人参、当归、升麻、白芷等补益气血、解毒排脓药，如托里透脓散（《医宗金鉴》）。治疮疡后期，因气血亏虚，脓水清稀、疮口难敛者，常与人参、当归、肉桂等补益气血、温通经脉药配伍，如十全大补汤（《和剂局方》）。

（四）用法用量

煎服，9～30g。益气补中宜蜜炙用，其他方面多生用。

（五）使用注意

凡表实邪盛、内有积滞、阴虚阳亢、疮疡初起或溃后热毒尚盛等证，均不宜用。

（六）鉴别用药

人参、党参、黄芪三药皆有补气、生津、生血之功，且常相须为用以增强疗效。但人参作用较强，被誉为补气第一要药，并具有益气固脱、安神增智、补气助阳之功。党参补气之力较为平和，专于补益脾肺之气。黄芪补益元气之力不及人参，但长于补气升阳、益卫固表、托毒生肌、利水消肿，尤宜于脾虚气陷及表虚自汗等症。

（七）药理分析

1. 化学成分 此药主要含三萜皂苷类成分：黄芪皂苷Ⅰ、Ⅱ、Ⅲ、Ⅳ（黄芪甲苷），荚膜黄芪苷Ⅰ、Ⅱ等；黄酮类成分：芒柄花素、毛蕊异黄酮葡萄糖苷等；还含多糖、氨基酸等。《中国药典》规定此药含毛蕊异黄酮葡萄糖苷不得少于0.02%，饮片不得少于0.02%；黄芪甲苷不得少于0.08%，饮片不得少于0.08%；炙黄芪含黄芪甲苷不得少于0.06%，毛蕊异黄酮葡萄糖苷不得少于0.02%。

2. 药理作用 黄芪多糖能促进RNA和蛋白质合成，使细胞生长旺盛，寿命延长，并能抗疲劳、耐低温、抗流感病毒。黄芪水煎液、多糖、皂苷对造血功能有保护和促进作用。黄芪总皂苷具有正性肌力作用，黄芪总黄酮和总皂苷能保护缺血缺氧心肌。黄芪水煎液有保护肾脏、消除尿蛋白和利尿作用，并对血压有双向调节作用。此外，黄芪有抗衰老、抗辐射、抗炎、降血脂、降血糖、增强免疫、抗肿瘤和保肝等作用。

六、白术

此药为菊科植物白术的干燥根茎。主产于浙江、安徽，传统以浙江於潜产者最佳，称为“於术”。冬季下部叶枯黄、上部叶变脆时采挖，除去泥沙，烘干或晒干，再除去须根，切厚片。此药气清香，香气浓，味甘、苦。以切面黄白色、香味浓者为佳。生用或麸炒用。

（一）药性

甘、苦，温。归脾、胃经。

（二）功效

补气健脾，燥湿利水，止汗，安胎。

（三）功能解析

1. 脾气虚弱，食少倦怠，腹胀泄泻，痰饮病眩晕心悸，水肿，带下 此药甘温补虚，苦温燥湿，主归脾、胃经，既能补气以健脾，又能燥湿、利尿。临床可广泛用于脾气虚弱，运化失职，水湿内生的食少、便溏或泄泻、痰饮、水肿、带下诸证，对于脾虚湿滞证有标本兼顾之效，被前人誉为“脾脏补气健脾第一要药”。治脾虚有湿、食少便溏或泄泻者，常配伍人参、茯苓、甘草等药，如四君子汤（《和剂局方》）。治脾虚中阳不振、痰饮内停者，常与桂枝、茯苓、甘草等药配伍，如苓桂术甘汤（《金匮要略》）。治脾虚水肿者，可与黄芪、茯苓、猪苓等药同用。治脾虚湿浊下注、带下清稀者，又可配伍山药、苍术、车前子等药，如完带汤（《傅青主女科》）。此外，取其健脾益气之功，通过配伍还常用于脾虚中气下陷、脾不统血及气血两虚等证。

2. 气虚自汗 此药能益气健脾、固表止汗，其作用与黄芪相似而力稍弱。《千金要方》单用此药治汗出不止。若脾肺气虚、卫气不固、表虚自汗、易感风邪者，常与黄芪、防风等补益脾肺、祛风散邪药配伍，如玉屏风散（《丹溪心法》）。

3. 脾虚胎动不安 此药能益气健脾，脾健气旺，胎儿得养而自安，故有安胎之功。适用于妇女妊娠脾虚气弱、生化无源、胎动不安之证。如气虚兼内热者，可配伍黄芩以清热安胎；兼有气滞胸腹胀满者，可配伍苏梗、砂仁等以理气安胎；若气血亏虚，胎动不安或滑胎者，宜配伍人参、黄芪、当归等以益气养血安胎，如泰山磐石散（《景岳全书》）；若肾虚胎元不固，可与杜仲、川断、阿胶等同用以补肾安胎。

（四）用法用量

煎服，6～12g。燥湿利水宜生用，补气健脾宜炒用，健脾止泻宜炒焦用。

（五）使用注意

此药燥湿伤阴，故阴虚内热、津液亏耗者不宜使用。

（六）药理分析

1. 化学成分 此药主要含苍术酮、苍术醇、苍术醚、杜松脑、苍术内酯等挥发油，白术内酯Ⅰ～Ⅳ，双白术内酯等内酯类化合物。此药还含有果糖、菊糖、白术多糖、多种氨基酸、白术三醇及维生素A等多种成分。

2. 药理作用 白术水煎液能促进小鼠胃排空及小肠推进功能，并能防治实验性胃溃疡。白术内酯Ⅰ具有增强唾液淀粉酶活性、促进营养物质吸收、调节胃肠道功能的作用。白术水煎液和流浸膏均有明显而持久的利尿作用。白术多糖、白术挥发油能增强细胞免疫功能。白术水煎液具有抗衰老作用。白术醇提物与石油醚提取物能抑制实验动物子宫平滑肌收缩。此外，白术有保肝、利胆、降血糖、抗菌、抗肿瘤、镇静、镇咳、祛痰等作用。

七、山药

此药为薯蓣科植物薯蓣的干燥根茎。主产于河南、河北，传统认为河南古怀庆府（今河南焦作所辖的温县、武陟、博爱、沁阳等地）所产者品质最佳，故有“怀山药”之称。冬季茎叶枯萎后采挖，切去根头，洗净，除去外皮和须根，干燥，习称“毛山药”；或趁鲜切厚片，干燥，称为“山药片”；也有选择肥大顺直的干燥山药，置清水中，浸至无干芯，闷透，切齐两端，用木板搓成圆柱状，晒干，打光，习称“光山药”。此药味甘，嚼之发黏。以粉性足、色白者为佳。生用或麸炒用。

（一）药性

甘，平。归脾、肺、肾经。

（二）功效

益气养阴，补脾肺肾，涩精止带。

（三）功能解析

1. 脾虚食少，大便溏泻，白带过多 此药甘平，能补脾气、益脾阴，又兼涩性，能止泻、止带。适用于脾气虚弱或气阴两虚，消瘦乏力，食少便溏或泄泻，以及妇女带下等。唯其“气轻性缓，非堪专任”，对气虚重症，多入复方使用，用作人参、白术等的辅助药。如治脾虚食少便溏的参苓白术散（《和剂局方》）和治带下的完带汤（《傅青主女科》）。其因富含营养成分，又容易消化，可作为食品长期服用，对慢性久病或病后，虚弱羸瘦，需营养调补而脾运不健者，此药不失为一味调补佳品。

2. 肺虚喘咳 此药能补肺气，兼能滋肺阴。治肺虚久咳或虚喘，可与太子参、南沙参等药同用。

3. 肾虚遗精，带下，尿频 此药能补肾气，兼能滋肾阴，并兼收涩之性。适用于肾气虚的腰膝酸软、夜尿频多或遗尿、滑精早泄、女子带下清稀，肾阴虚的形体消瘦、腰膝酸软、遗精等症。如补肾名方肾气丸（《金匮要略》）、六味地黄丸（《小儿药证直诀》）中均配伍此药。

4. 虚热消渴 此药既补脾肺肾之气，又补脾肺肾之阴。治疗消渴病气阴两虚者，常配伍黄芪、天花粉、知母等补气养阴生津之品，如玉液汤（《医学衷中参西录》）。

（四）用法用量

煎服，15 ～ 30g。麸炒山药补脾健胃，用于脾虚食少，泄泻便溏，白带过多。

（五）使用注意

此药养阴能助湿，故湿盛中满或有积滞者不宜使用。

（六）药理分析

1. 化学成分 此药主要含皂苷、黏液质、糖蛋白、甘露聚糖、尿囊素、山药素、胆碱、多巴胺、粗纤维、果胶、淀粉酶及微量元素等多种成分。

2. 药理作用 山药水煎液对脾虚动物模型有预防和治疗作用，能抑制胃排空运动及肠管推进运动，拮抗离体回肠的强直性收缩，增强小肠吸收功能，帮助消化，保护胃黏膜损伤。山药水煎液、山药多糖能降血糖。山药多糖能提高非特异性免疫功能、特异性细胞免疫和体液免疫功能。山药多糖、总黄酮和山药烯醇提取物具有抗衰老作用。山药中的尿囊素具有抗刺激、麻醉镇痛和消炎抑菌等作用。此外，山药有降血脂、抗肿瘤等作用。

八、甘草

此药为豆科植物甘草、胀果甘草或光果甘草的干燥根和根茎。主产于内蒙古、甘肃、黑龙江。春、秋二季采挖，除去须根，晒干，切厚片。此药气微，味甜而特殊。以皮细而紧、外皮色红棕、粉性足、味甜者为佳。生用或蜜炙用。

（一）药性

甘，平。归心、肺、脾、胃经。

（二）功效

补脾益气，清热解毒，祛痰止咳，缓急止痛，调和诸药。

（三）功能解析

1. 脾胃虚弱，倦怠乏力 此药甘能补虚，归脾胃经，能补脾胃不足而益中气。其因作用和缓，故多作辅助药用。治脾胃虚弱，中气不足，体倦乏力，食少便溏等症，常与人参、白术、茯苓同用共成补脾益气之剂，如四君子汤（《和剂局方》）。

2. 心气不足，心悸气短，脉结代 此药归心经，能补益心气、益气复脉。适用于心气不足所致的脉结代、心悸、气短，如《伤寒类要》单用此药治伤寒心悸、脉结代者。若属气血两虚所致者，常与人参、阿胶、生地黄等补气养血药配伍，如炙甘草汤（《伤寒论》）。

3. 痈肿疮毒，咽喉肿痛 此药还长于解毒，临床应用十分广泛。生用药性偏凉，能清热解毒，可用于多种热毒证。治热毒疮疡，可单用煎汤浸渍，或熬膏内服；临床更多与金银花、连翘、紫花地丁等清热解毒药配伍。治热毒上攻、咽喉肿痛，若红肿不甚者，可单用，或与桔梗同用，如桔梗汤（《金匮要略》）；红肿较甚者，宜与射干、山豆根、牛蒡子等解毒利咽之品配伍。

4. 咳嗽痰多 此药甘润平和，归肺经，能祛痰止咳。随证配伍，可用于寒热虚实多种咳喘，有痰无痰均宜。如治风寒咳喘，可配伍麻黄、苦杏仁，如三拗汤（《和剂局方》）；治肺热咳喘，可配伍石膏、麻黄、苦杏仁，如麻杏甘石汤（《伤寒论》）；治寒痰咳喘，可配伍干姜、细辛等药，如苓甘五味姜辛汤（《金匮要略》）；治湿痰咳嗽，常配伍半夏、茯苓等，如二陈汤（《和剂局方》）；治肺虚咳嗽，可配伍黄芪、太子参等药。

5. 脘腹、四肢挛急疼痛 此药味甘能缓，又善于缓急止痛，对脾虚肝旺的脘腹挛急作痛或阴血不足的四肢挛急作痛，均常与白芍相须为用，如芍药甘草汤（《伤寒论》）。临床常以芍药甘草汤为基础，随证配伍用于血虚、血瘀、寒凝等多种原因所致的脘腹、四肢挛急作痛。

6. 缓解药物毒性、烈性 此药甘平，药性和缓，与寒热补泻各类药物同用，能缓和烈性或减轻毒副作用，有调和百药之功，故有“国老”之称。如白虎汤（《伤寒论》）中与石膏、知母同用，以防寒凉伤胃；四逆汤（《伤寒论》）中与附子、干姜同用，以防温燥伤阴，并可降低附子的毒性；调胃承气汤（《伤寒论》）中与大黄、芒硝同用，以缓其峻下之势，使泻不伤正，并缓解大黄、芒硝刺激胃肠引起的腹痛；十全大补汤（《和剂局方》）中与人参、黄芪、熟地黄等同用，以调和脾胃，使补虚药效缓慢持久；半夏泻心汤（《伤寒论》）中与黄芩、黄连、干姜、半夏等同用，又能协调寒热，平调升降。此外，此药对药物或食物所致中毒，有一定的解毒作用。对于药物或食物中毒的患者，在积极送医院抢救的同时，可用此药辅助解毒救急。

（四）用法用量

煎服，2 ～ 10g。清热解毒宜生用，补中缓急、益气复脉宜蜜炙用。

（五）使用注意

不宜与海藻、京大戟、红大戟、甘遂、芫花同用。此药有助湿壅气之弊，湿盛胀满、水肿者不宜用。大剂量久服可导致水钠潴留，引起浮肿。

（六）药理分析

1. 化学成分 此药主要含甘草皂苷、甘草酸、甘草次酸等三萜类，甘草黄酮、异甘草黄酮、甘草素、异甘草素等黄酮类；还含有生物碱、多糖、香豆素、氨基酸及少量的挥发性成分等。《中国药典》规定此药含甘草皂苷不得少于 0.5%，炙甘草不得少于 0.5%；含甘草酸不得少于 2%，炙甘草不得少于 1%。

2. 药理作用 甘草次酸和黄酮类成分具有抗心律失常作用。甘草酸类和黄酮类物质是甘草抗溃疡的两大主要活性成分。甘草水提物、甘草次酸、甘草的黄酮部位具有抗幽门螺杆菌作用。甘草水煎液、甘草浸膏、甘草素、异甘草素、甘草总黄酮等均可降低肠管紧张度，减小收缩幅度，具有解痉作用。甘草酸、甘草次酸及甘草的黄酮类化合物具有镇咳、祛痰、平喘作用。此外，甘草有抗利尿、降血脂、保肝和类似肾上腺皮质激素样作用。

第二节 补阳药

一、鹿茸

此药为鹿科动物梅花鹿或马鹿的雄鹿未骨化密生茸毛的幼角。前者习称“花鹿茸”，后者习称“马鹿茸”。主产于吉林、辽宁、黑龙江。夏、秋二季锯取鹿茸，经加工后，阴干或烘干。花鹿茸气微腥，味微咸；马鹿茸气腥臭，味咸。以质嫩、油润者为佳。切薄片或研成细粉用。

（一）药性

甘、咸，温。归肾、肝经。

（二）功效

补肾壮阳，益精血，强筋骨，调冲任，托疮毒。

（三）功能解析

1. 肾阳不足，精血亏虚，阳痿遗精，宫冷不孕，羸瘦，神疲，畏寒，眩晕，耳鸣耳聋 此药甘咸性温，入肾经，禀纯阳之性，具生发之气，故能峻补肾阳、益精血，宜用于肾阳亏虚，精血不足，症见阳痿遗精、宫冷不孕、羸瘦、神疲、畏寒、眩晕、耳鸣、耳聋等，可此药单用或配伍入复方。如治阳痿不举、小便频数，《普济方》用此药与山药浸酒服；治精血耗竭、面色黧黑、耳聋目昏等，可与当归、熟地黄、枸杞子等配伍；治疗诸虚百损、五劳七伤、元气不足，见畏寒肢冷、阳痿早泄、宫冷不孕、小便频数等症，亦常与人参、黄芪、当归同用，如参茸固本丸（《中国医学大辞典》）。

2. 肾虚腰脊冷痛，筋骨痿软 此药入肝、肾经，既补肾阳，又强筋骨，常用于肾虚骨弱，症见筋骨痿软，或小儿发育迟缓，齿迟、行迟、囟门闭合迟等，可与五加皮、熟地黄、山茱萸等同用，如加味地黄丸（《医宗金鉴》）。若与骨碎补、续断、自然铜等同用，可治骨折后期，愈合不良。

3. 冲任虚寒，崩漏带下 此药补肾阳、益精血而兼能固冲止带，用治冲任虚寒、崩漏不止、虚损羸瘦，常与山茱萸、龙骨、续断等同用。若配桑螵蛸、菟丝子、沙苑子等，可治白带量多清稀，如内补丸（《妇科切要》）。

4. 阴疽内陷不起，疮疡久溃不敛 此药补阳气、益精血而有托毒生肌之效，用治阴疽疮肿内陷不起或疮疡久溃不敛，常与熟地黄、肉桂、白芥子等配伍。

（四）用法用量

1～2g，研末冲服。

（五）使用注意

服用此药宜从小量开始，缓缓增加，不可骤用大量，以免阳升风动，头晕目赤，或伤阴动血。凡热证、阴虚阳亢者均当忌服。

（六）药理分析

1. 化学成分 此药主要含蛋白质类成分：胶原蛋白、角蛋白等；多肽类成分：表皮生长因子、神经生长因子等；氨基酸类成分：甘氨酸、色氨酸、赖氨酸等；甾体化合物类成分：雌二醇、雌三醇、雌酮等。此药还含矿物质、生物碱、生物胺、多糖、脂肪酸、磷脂、胆固醇等。

2. 药理作用 鹿茸具性激素样作用，能促进幼龄动物体重增长和子宫发育，显著增加未成年雄性动物（大、小鼠）的睾丸、前列腺、贮精囊等性腺重量；能增强机体细胞免疫和体液免疫；对老年小鼠具有抗衰老作用；能促进造血功能；增强再生过程，促进伤口、骨折的愈合，有明显抗溃疡作用；可减轻心肌细胞损伤，扩张冠状动脉，增加心肌能量供应及保护心肌细胞膜完整性并促进心肌功能恢复，抗心肌缺血，提高耐缺氧能力，加快急性失血性低血压的恢复。此药还有抗诱变、抗炎、保肝、酶抑制、抗肿瘤等作用。

二、紫河车

此药为健康人的干燥胎盘。将新鲜胎盘除去羊膜及脐带，反复冲洗至去净血液，蒸或置沸水中略煮后，干燥。此药有腥气。以整齐、色黄、血管内无残血者为佳。砸成小块或研成细粉用。

（一）药性

甘、咸，温。归肺、肝、肾经。

（二）功效

温肾补精，益气养血。

（三）功能解析

1. 肾阳不足，精血亏虚，虚劳羸瘦，阳痿遗精，宫冷不孕 此药补肾阳、益精血，可用于肾阳不足，精血衰少，症见阳痿遗精、腰酸、头晕耳鸣，单用即可，亦可与补肾阳、益精血药同用。若与龟甲、杜仲、牛膝等同用，可治肾阳虚衰，精血不足之足膝无力、目昏耳鸣、男子遗精、女子不孕等症，如大造丸（《诸证辨疑》）。

2. 肺肾两虚，久咳虚喘，骨蒸劳嗽 此药入肺、肾经，能补肺气、益肾精、纳气平喘，单用，或与人参、蛤蚧、冬虫夏草等同用，可治肺肾两虚、久咳虚喘、骨蒸劳嗽。

3. 气血两虚，产后乳少，面色萎黄，食少气短 此药能益气养血，治产后乳汁缺少、面色萎黄、食少气短等，可单用此药，或与人参、黄芪、当归等同用。

（四）用法用量

2～3g，研末吞服。

（五）使用注意

阴虚火旺者不宜单独应用。

（六）鉴别用药

鹿茸与紫河车皆能补肾阳，益精血。鹿茸补阳力强，为峻补之品，用于肾阳虚之重症，且使阳生阴长，而用于精血亏虚诸证；紫河车养阴力强，而使阴长阳生，兼能大补气血，用于气血不足、虚损劳伤诸证。

（七）药理分析

1. 化学成分 此药主要含激素类成分：促性腺激素、促肾上腺激素释放激素、促肾上腺皮质激素释放激素、促甲状腺激素、催乳素、红细胞生成素等；酶类成分：溶菌酶、激肽酶、组胺酶等；细胞因子类成分：干扰素、胎盘免疫调节因子等。此药还含氨基酸、微量元素、维生素等。

2. 药理作用 此药有激素样作用，主要表现为雌激素样作用，能促进乳腺、子宫、阴道、卵巢以及睾丸等发育；有提高免疫功能的作用，可增强机体抗病能力；能减轻疲劳，改善睡眠，改善阳虚状态时能量代谢低下的病理变化；能增强红细胞、血红蛋白和网织红细胞的新生，升高白细胞计数；能增强再生过程，促进伤口、骨折的愈合。此外，此药还具有延缓衰老、提高耐缺氧能力、强心、抗过敏、抗溃疡等作用。

三、淫羊藿

此药为小檗科植物淫羊藿、箭叶淫羊藿、柔毛淫羊藿或朝鲜淫羊藿的干燥叶。主产于山西、四川、湖北、吉林。夏、秋季茎叶茂盛时采收，晒干或阴干。此药气微，味辛、甘。以叶多、色黄绿者为佳。生用或以羊脂油炙用。

（一）药性

辛、甘，温。归肝、肾经。

（二）功效

补肾壮阳，强筋骨，祛风湿。

（三）功能解析

1. 肾阳虚衰，阳痿遗精，筋骨痿软 此药辛甘性温燥烈，有补肾阳之功，长于壮阳起痿，宜于肾阳虚衰之男子阳痿不育，可单用或与其他补肾壮阳药同用。如《食医心镜》单用此药浸酒服，以益丈夫兴阳，理腰膝冷痛；治肾虚阳痿遗精，常与肉苁蓉、巴戟天、杜仲等同用。

2. 风寒湿痹，麻木拘挛 此药辛温散寒、祛风湿，入肝肾强筋骨，治风寒湿痹，尤宜于久病累及肝肾，筋骨不健，或素体肾阳不足，筋骨不健而患风湿痹证者，可与威灵仙、巴戟天、附子等同用。

（四）用法用量

煎服，6～10g。

（五）使用注意

阴虚火旺者不宜使用。

（六）药理分析

1. 化学成分 此药主要含黄酮类成分：淫羊藿苷，宝藿苷Ⅰ、Ⅱ，淫羊藿次苷Ⅰ、Ⅱ，大花淫羊藿苷A，鼠李糖基淫羊藿次苷Ⅱ，箭藿苷A、B、C，金丝桃苷等。此药还含多糖等。《中国药典》规定此药叶片含总黄酮以淫羊藿苷计，不得少于5%。此药按干燥品计算，叶片含朝藿定A、朝藿定B、朝藿定C和淫羊藿苷的总量，朝鲜淫羊藿不得少于0.5%；淫羊藿、柔毛淫羊藿、箭叶淫羊藿均不得少于1.5%；饮片炙淫羊藿含宝藿苷Ⅰ不得少于0.03%；含朝藿定A、朝藿定B、朝藿定C和淫羊藿苷的总量，朝鲜淫羊藿不得少于0.4%，淫羊藿、柔毛淫羊藿、箭叶淫羊藿均不得少于1.2%。

2. 药理作用 淫羊藿具有雄激素样及植物雌激素样活性，能增强动物的性功能。淫羊藿多糖可在刺激外周T细胞功能的同时，引起胸腺缩小。淫羊藿总黄酮对免疫功能有调节作用。淫羊藿苷可提高血清SOD活性和雄激素水平，减少生殖细胞凋亡，改善睾丸组织的退行性变化及通过抑制生殖细胞衰老基因P16蛋白表达这一途径延缓性腺衰老。此外，淫羊藿还具有影响心血管系统、骨髓和造血系统功能，抗骨质疏松，改善学习记忆力，抗辐射，抗肿瘤等作用。

四、巴戟天

此药为茜草科植物巴戟天的干燥根。主产于广东、广西。全年均可采挖，洗净，除去须根，晒至六七成干，轻轻捶扁，晒干。此药气微，味甘而微涩。以条大、肥壮、连珠状、肉厚、色紫者为佳。生用，或除去木心，分别加工炮制成巴戟肉、盐巴戟天、制巴戟天用。

（一）药性

甘、辛，微温。归肾、肝经。

（二）功效

补肾阳，强筋骨，祛风湿。

（三）应用

1. 肾阳不足，阳痿遗精，宫冷不孕，月经不调，少腹冷痛 此药甘润不燥，入肾经，补肾助阳，并能强筋骨。治虚羸阳道不举，《千金要方》以此药与牛膝浸酒服；治肾阳虚弱、命门火衰之阳痿不育，可与淫羊藿、仙茅、枸杞子等配伍，如赞育丸（《景岳全书》）；治下元虚冷、宫冷不孕、月经不调、少腹冷痛，可配伍肉桂、吴茱萸、艾叶等。

2. 风湿痹痛，筋骨痿软 此药辛温能散，有补肾阳、强筋骨、祛风湿之功。治肾虚骨痿、腰膝酸软，可与肉苁蓉、杜仲、菟丝子等同用；治风冷腰胯疼痛、行步不利，可配伍羌活、杜仲、五加皮等。

（四）用法用量

煎服，3 ～ 10g。

（五）使用注意

阴虚火旺者不宜使用。

（六）药理分析

1. 化学成分 此药主要含蒽醌类成分：甲基异茜草素、甲基异茜草素 -1- 甲醚、大黄素甲醚等；环烯醚萜类成分：水晶兰苷、四乙酰车叶草苷；低聚糖类成分：耐斯糖、1F- 果呋喃糖基耐斯糖等。《中国药典》规定此药含耐斯糖不得少于 2%。

2. 药理作用 巴戟天对精子的膜结构和功能具有明显的保护作用，并改善精子的运动功能和穿透功能。巴戟天水提物、醇提物能诱导骨髓基质细胞向成骨细胞分化。巴戟多糖能增加幼年小鼠胸腺重量，能明显提高巨噬细胞吞噬百分率，并能明显促进小鼠免疫特异性玫瑰花结形成细胞的形成。其水溶性提取物具有抗抑郁活性。此外，巴戟天还具有延缓衰老、抗肿瘤等作用。

五、杜仲

此药为杜仲科植物杜仲的干燥树皮。主产于陕西、四川、云南、贵州、湖北。4～6月剥取，刮去粗皮，堆置“发汗”至内皮呈紫褐色，晒干。此药气微，味甘。以皮厚、块大、去净粗皮、断面丝多、内表面暗紫色者为佳。生用或盐水炙用。

（一）药性

甘，温。归肝、肾经。

（二）功效

补肝肾，强筋骨，安胎。

（三）功能解析

1. 肝肾不足，腰膝酸痛，筋骨无力，头晕目眩 此药甘温，入肝、肾经，以补肝肾、强筋骨见长，治肾虚腰痛有标本兼治之功，常与胡桃肉、补骨脂等配伍，如青娥丸（《和剂局方》）；治风湿腰痛冷重，与独活、桑寄生、细辛等同用，如独活寄生汤（《千金要方》）；治外伤腰痛，可与川芎、苏木、丹参等同用；治疗妇女经期腰痛，可与当归、川芎、白芍等配伍；治疗肾虚阳痿、精冷不固、小便频数，可与鹿茸、山茱萸、菟丝子等配伍；治疗肝肾不足、头晕目眩，可与牛膝、枸杞子、女贞子等同用。

2. 肝肾亏虚，妊娠漏血，胎动不安 此药补肝肾、固冲任而安胎，治肝肾亏虚、胎动不安、胎漏下血或滑胎，单用或与续断、桑寄生、山药等配伍。

（四）用法用量

煎服，6～10g。炒用破坏其胶质有利于有效成分煎出，故比生用效果好。

（五）使用注意

此药为温补之品，阴虚火旺者慎用。

（六）药理分析

1. 化学成分 此药主要含木脂素类成分：松脂醇二葡萄糖苷、杜仲树脂醇双吡喃葡萄糖苷、杜仲树脂醇双吡喃葡萄糖苷甲醚、橄榄树脂素等；环烯醚萜类成分：京尼平、京尼平苷、京尼平苷酸、桃叶珊瑚苷、筋骨草苷等。《中国药典》规定此药含松脂醇二葡萄糖苷不少于0.1%。

2. 药理作用 杜仲能促进骨髓基质细胞增殖及向成骨细胞分化，利于骨折愈合，对去卵巢大鼠的骨质疏松症有预防或延缓发生的作用；生、炒杜仲及其醇沉物对小鼠均有明显的镇静及镇痛作用；杜仲水提取物能提高肾阳虚小鼠肛温、游泳时间、自主活动、睾丸和精囊腺指数等；水煎剂及醇提物均具有降压作用。此外，杜仲还具有保肝、延缓衰老、抗应激、抗肿瘤、抗病毒、抗紫外线损伤等作用。

参考文献

［1］陈忠，杜俊蓉 . 药理学［M］.9 版 . 北京：人民卫生出版社，2022.

［2］国家药典委员会 . 中华人民共和国药典［M］. 北京：中国医药科技出版社，2020.

［3］秦旭华 . 中医药学概论［M］.9 版 . 北京：人民卫生出版社，2022.

［4］尹莉芳，张娜 . 生物药剂学与药物动力学［M］.6 版 . 北京：人民卫生出版社，2022.

［5］靳洪涛，宋海波，王海学 . 药物毒理学研究进展［M］. 北京：中国协和医科大学出版社，2020.

［6］钟赣生，杨柏灿 . 中药学［M］. 北京：中国中医药出版社，2021.

［7］韩峰 . 药物毒理学［M］.5 版 . 北京：人民卫生出版社，2022.

［8］杨明 . 中药药剂学［M］.5 版 . 北京：中国中医药出版社，2021.

［9］姜远英 . 临床药物治疗学［M］.5 版 . 北京：人民卫生出版社，2022.

［10］马莉，饶志，武新安 . 药物转运体在药物排泄中的作用［J］. 中国药学杂志，2013，48（8）：582-586.